［新版］
精神科治療の覚書

中井久夫
Nakai Hisao
［著］

NBS
Nippyo
Basic Series
日評ベーシック・シリーズ

日本評論社

〔協力〕

滝川一廣・中里　均・向井　巧

［新版］精神科治療の覚書　目次

目次

［新版］精神科治療の覚書

1　精神病院とダムの話

1

ダムとは、水力発電や灌漑に使うダムのことである。

かつて日本の発電は水主火従といわれた。重油による火力発電が主体の現状と正反対であるが、遠い話ではない。

高度成長は、日本の資源の乏しさを積極的に利用する「発想の逆転」によって行なわれた。つまり、長い海岸線の各所に工業コンビナート——これ自体はソビエトの発想——をつくり、そこに世界の各地から船で資源を運ぶ。資源のある国は、イギリスの石炭、ドイツの鉄鋼・石炭のように、その国の第一次産業を無視できないために産業構造を歪《ゆが》めざるを得ない。需要の変動やコストの上下などに迅速柔軟に対応できない。船で世界の涯《はて》から運んでも、たとえばソ連が自国の資源をシベリア鉄道で運ぶより必ずしもコストは高くない——。一九五〇年代後期に経済企画に当たる若い友人が熱っぽく語ったことばである。それは、正しかった。「資源のないことがわが国の最大の資源なのだ。」ただ、他のいろいろな有利な条件は別としても、世界が気前よく資源を供給してくれるうちの話だった。

しかし、資源のないことが、それまではわが国の持病と長く考えられていた。もっとも日本列島は鉱物標本箱のようにほとんどすべての資源を産出する――プラチナまでも。これは今でも真実である。そして十七世紀の日本は世界最大の産金国だったが、近代になると日本の資源産出はすべて少量だった。石炭は良質でなく、日露戦争はイギリスの輸入炭で戦われた。資源の乏しさは第二次大戦の正当化にも使われた。（「持てる国」対「持たざる国」の闘争の理論は元共産党員ムッソリーニからの借用だったが。）しかし、水力発電は、惜しみなく降り注ぐ雨と急勾配の河川のために、例外的にわが国にめぐまれている資源と思われていた。スウェーデンやスイスがすでに着手していたことであった。そして勾配はゆるやかでも厖大な水量をもって第二次大戦前のソビエトはドニエプルやドンの巨大な水力発電所を誇示していた。（一九三〇年代は資本主義諸国が大恐慌後の不況にあえぎ、ソビエトが相つぐ五か年計画で光り輝くようにみえたらしい。）わが国も次々にダムをつくった。自国にも、のちに朝鮮戦争で爆撃の是非が云々される運命となる鴨緑江にも。わが国の河川の景観はすっかり変った。

戦後もしばらくこの傾向はつづいた。「新幹線」がわが国の技術の誇りとなる前は、黒部第四ダムが、その前は天龍川の佐久間ダムが、わが国の誇りとして学校でも教えられ観光の名所となっていた。世界銀行の融資と米国製の巨大土木機械を用いてであったけれども――。利用できるほどの河川は高山に発するその源流近くまで巨大ダムがつくられ、今日ではもうダムをつくる余地がほとんどないほどになった。

ただ、急流は利点ばかりではなかった。ダムは次第に土砂で埋没しはじめた。ダムの寿命に限りがあることが次第にはっきりと判りはじめた。イタリアで――たしかフランスでも――起こった土砂流によるダム決潰と下流の大被害こそ起こらなかったが、わが国の、極限近くまで開発されつくした河川のダム群は、急流の水に混る土砂で次第に、しかし着実に浅くなりはじめた。ダムの推定寿命は、一つ一つのダムについて計算されている。なお千年を残すものもあるけれども、すでに埋没しつくされたダムもある。

2

この話は縁者の土木技師から聞いた。その世界では常識なのだろう。一度『文藝春秋』でも読んだ記憶がある。

私は、これは精神病院にとても似ている話だと思った。一九六〇年代の話だが、たとえば一、一〇〇床を有していた公立M病院の年間入退院者数が一〇〇名そこそこだった。勤務の医師の語るところでは、この一〇〇名は十数病棟ある中でもほとんどもっぱら一、二の病棟に限られていたという。これはまさに埋没寸前のダム以外の何ものでもない。(この病院についてはその後事情はかわりつつある。あくまで例である。)

何も新しい発想ではないのだろう。「沈澱患者」ということばは古くからある。しかし、沈澱という現象をそのことばの縁によってダム・モデルでとらえてもよいではないか。

考えれば考えるほど精神病院はダムに似ている。上流から患者が流れ込む。どんな患者が流れ込むかは、その地域(より正確には病院の診療圏——catchment area)によって違うだろう。患者はある期間病院に滞在して退院してゆく。いちおう社会復帰という。これを決定する因子はいろいろあるだろう。社会の受け入れ体制は、ダムがある単位期間にどういう質の、そしてどれだけの量の水の放流が許されるかに似ている。これは下流のコミュニティーの状態によって決まるだろう。退院者を受け入れる物質的、機構的、心理的準備によっても決まるだろう。個々の退院決定が経済的見地からなされることもある。一九六三年以降のアメリカの「大解放」は当時の入院患者数を一挙に半減させるものだったが主に医療費節減のためだったことが今では判りだしている。そうでなくても、社会の好不況は巨視的には放流量を微妙に左右するだろう。たとえば、足ならし的なアルバイトがいくらでもある時代と、そんな準備期間ぬきでただちに本職に戻らなければ職をやめなければならない時代と。

ダムの構造も埋没速度に関係しているのだろう。これは病院の設計に当る。ピネルより以前、フランス大革命より早く、十八世紀にすでに、精神病院こそ最大の治療用具であるという認識があった（一般にはピネルの弟子エスキロールのことばとして流布している）。一流の建築家が精神病院の設計で腕比べをした時代があったのである。以後今日まで、そういうことはなくなった。この古くからの認識は、今日なお精神病院の隅々まで滲透しているとはまだとうていいえない。

ダムについては、実際に埋没をおそくする手段がどのように講じられているか、私は知らない。ダムに入る水の質をみて敬遠し、ダムを迂回する水路に流すようなこともあるかも知れない。これは、患者を病院側が選ぶことに相当するだろう。実際、そういうことは陰に陽に行なわれているだろう。優良病院はどこの選択を行なう自由が大きそうである。不備な病院ほど、水質を選べない。保健所や警察その他を経出して送られてくる患者を拒めるのは、監査されてもよいと自信のある病院、これらの関係官庁から治療の実績を認められ、信用されている病院である。逆に、どこか自信のない病院は患者の質を選べない。『そういう患者はうちの病院に合いませんから』とはいえないのである。*

*おそらく患者（家族）の方も、病院を選んでいるかもしれない。いろいろな選択のパターンがあるだろうけれど、結局、病院の性格と、そこに集りやすい患者の性質とは相互規定的に働き合って、ますますその病院を――よくも悪くも――その病院らしく特徴づけてゆくように思われる。〔滝川〕

患者を選んで病院の質を維持することがまったくの偽善とはいえない。すでに入院している患者たちへの影響を考えなければならないからである。「破瓜病者の一群の中に騒々しい躁病者を一人入れること、これほど最悪のことは考えられない」（サリヴァン）。けれども結果的には〝良い〟病院とそうでない病院との差はひらくばかりとなる。経済学者ならば鋏状較差《シェーレ》というだろう。ダムにひきなおせば、早く埋没するダムとゆっくり埋没するダムの差は大きくなる。

一般に、満床になるまでは、比較的、患者の質を選ばないのが人情である。開院当初は安易に入院をすすめがちかも知れない。周知のように、健康保険の支払いは三か月も遅れるし、たいていの精神病院は借入れ金で建てられていて、その利子も、むろん職員の人件費も開院の月から払いはじめなければならない。

開院当初の入院治療に対する構え、患者集団の如何は、その影響が予想外に長く尾を引くようである。職員の意識をも大幅に規定する。適正な入院治療を行なう病院であろうとするためには、最初が肝腎なのだ。私立病院に歯をくいしばって低収入のまま数か月がんばれということはやさしいが、実質的な支援なしではことばだけのはげましに終るだろう。実際にがんばった例もないではない。しかし全体からみるとごく少数なので、日本の入院期間の長さは戦後の再建初期から運命づけられていたのだ。

治療努力は、ダムの中の水をかきまわして土砂の沈澱を防ぐことに相当するだろう。実際のダムにそういう装置がつけられているかどうかは知らない。しかし、理論的には考えられる装置だ。

しかし、総合的な治療努力ほど測りにくいものはない。そこで、一種、沈澱指数のようなものを想定してそれから逆に考える方がよさそうである。一見、たいへん難しそうだが、実際には非常に簡単である。

ある病院のベッド数を一定としよう。つまり、増床や減床はないものとする。また、いつも満床になっているとしよう。これは、現在たいていの病院について実状に近い。

すると、年間入院者数と退院者数は当然のことながら一致する。年間入退院者数と一括していうことができるだろう。一〇〇人退院すれば一〇〇人入院することができる。つまり精神病院ダムはいつも満水である。

ある年の年間入退院者数と前年の入退院者数を比較する。差がなければ、この病院は永久に沈澱患者によって埋没しない。ある年の年間入退院者数が前年度より少なければ、この病院はいつか事実上埋没する。事実上、というのは、死亡者や何かによって、年間入退院者が完全にゼロになることはありにくい事態だからである。

3

実際にはどうか。実際には年間入退院者数は年とともにゆるやかに減少するのが普通である。大都市のいくつかの病院について調べた結果では大体直線的に減少する。図1、図2のようにである。大体どれくらいの率だろうか。aが病床数を現わす。大体三〇〇床くらいの病院についていえば〝良い病院〟と一般にみられている病院で一年の減少数はほぼ一〇人から一五人くらいである。この際年間入退院者数は病床数aを一・五倍くらい上廻っている。四五〇人くらいである。したがって、年間入退院者数（延人数である。一年に二回以上同一人が入院する場合もある）のわずか二―三％である。精神病院は意外に退院者が多いという印象をまず持たれるであろう。しかし、次に逆の驚きが来る。精神病院の寿命は有限で短い。この程度の直線的減少がつづくだけで、わずか二〇年から三〇年でこの病院は埋没してしまうのである。

実際はこの直線性は中途で鈍る。そして、一、二年で退院する患者と、入院をくり返す患者と、退院の見込みの乏しい患者とに分かれる。第一のグループと第二のグループの一部とがそれぞれほぼ一定数となって、年間入退院数の減少は鈍化し、ほぼ停止する。図2のとおりである。

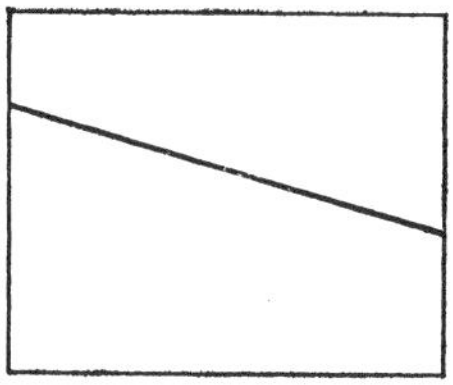

図1

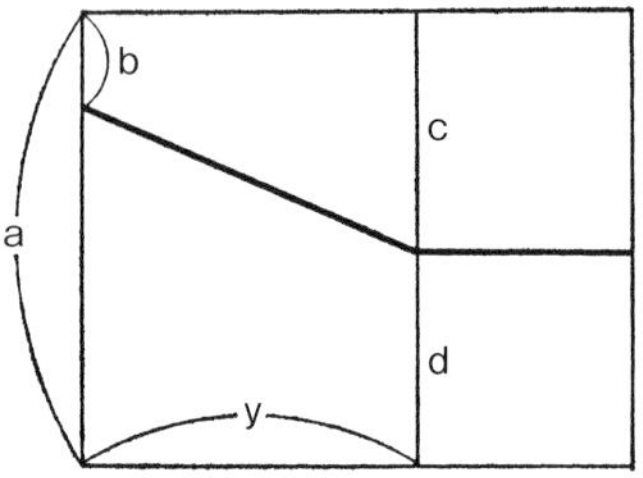

図2

bは開院当初に入院してそのまま沈澱した患者。dは減少がほぼ停止した時の年間入退院数である。これが開院の時と同じ意味で使える病床数であるから「有効病床数」と呼ぼう。ある意味では病院はy年たつ間にcだけ病床数が減少したのと同じである。これは地域社会の精神衛生に果す役割の減少を意味する。たとえば一見三〇〇床の病院だが、一〇〇床の病院としてしか対応性がなくなっている。つまり、地域社会における機能は大幅に減少している。

年間入退院数と病床数との比は、多ければ多いほどよいだろうか。必ずしもそうといえない。退院が早きにすぎて、すぐ再入院してくるという、いわゆる「回転ドア式治療」というものがある。農村部では猫の手も借りたい農繁期だけ退院する〝農繁期退院〟というものがある。逆に重症の患者を進んで引き受けている病院もある。いちがいに多ければ多いほどよいとはいえない。しかし、開院後十年の病院で年間入退院者数が病床数より少なくならないのが、大体常識的ではなかろうか。また定常化に二〇年以上を要し、定常化後も二〇％以上、のぞむらくは三〇％以上の〝有効病床数〟を残していることが、特殊な事情があれば別だが、二つの最低要求水準ではないかと私は思う。

というのは、数年ではやくも定常状態に達する病院、年間入退院者数がわずか数人そこそこの病院もないとはいえないからである。こういう場合は、問題が伏在していることが多いのではなかろうか。むろん、逆は真ならずで、とくにアルコール中毒患者は回転ドア式治療になりやすいが、そういう病院は、年間入退院者数が多くても、またその減少がゆるやかでも、せいぜい止むを得ないとしかいえなくて、よいとはいえない。

日本の精神病院の病床数は、戦後四分の一世紀で五万から三十万以上、つまり六倍余になった。開設と並んで増床も行なわれた結果である。既存の病棟がある程度〝埋没〟すると、それを〝慢性病棟〟にして新しく一つ病棟を新設する場合が少なくなかったと思う。こうする場合、これまで述べた関係は、表面上粉飾されてしまう（図3）。有効病床数がある限界線Bに近づくとさまざまな圧力が働いて、増床が話題になり、計画され、実現する。こうなると、沈澱率はA_1、A_2……の平均勾配でなく、それよりゆるやかなBの勾配にみえてくる。実際、経済的理由（沈澱患者治療からの利益は新鮮患者より少ない）から入院希望圧力（家族、地域社会、官庁）あるいは内部圧力（人集めのためから病院経営、管理者の威信増大のためまで）によって増床圧力は強弱の差は区々《まちまち》だがつねに存在する。公立病院でも同じで、公務員社会では、新築は関与した人の功績になるが、改装は特に功績にならない。（だから官公立施設も――精神病院にかぎらず――つねに増床圧力の下にある。）

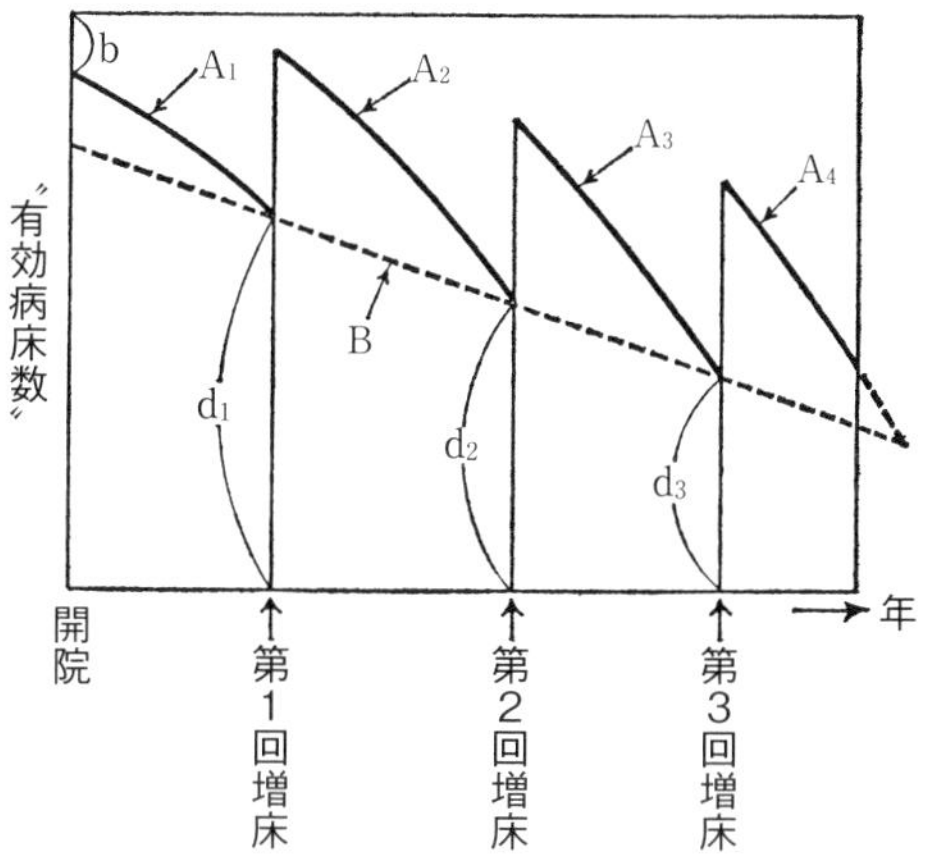

図3

しかし、よくみれば、こういう場合も年間入退院者数減少は実際の姿を曝露反映する。BでなくAの勾配をみればよいのである。また、統計上、ある月数たとえば三か月以内に再入院している場合は、退院判断がまちがっているとするのが実状に近いと思われる。これは「過早退院」として、そもそも退院しなかったことにすれば、回転ドア式治療の場合も実状に近づけることもできる。そうしなければ、この指数を粉飾する場合もでてくるだろう――かりに一般に問題にされるようになれば、である。そうすれば、もっと手の込んだ指数を考えねばならぬことになる。実は、いろいろ考えられはするが、しかし、病床数と年間入退院者数は、簡単に把握できる数字なので、粗くとも捨て難い良さがある。それ以上の統計を得るには病院当局の協力が必要だし、問題のある病院ほど協力が得られない。

私はひそかに、もし、日本の精神病院のすべてについて、さきの二図が得られるならば、随分多くのことが判るだろうと思っている。机上では判らなかった多くのことも読み取れるのではあるまいか。

しかし、私は、かりにそういう図が得られても、病院のランクづけに用いるのは必ずしも本意ではない。それらを価値自由的に、病院という治療システムの特性曲線と考えてよいのである。

(病院がこれだけ多いのだからもっと分化性があってよいだろう。ブリティッシュ・コロンビア大学の林宗義教授によると、日本の精神病院はおどろくほど同じだそうである。――施設から日程からレクリエーションのやり方から患者の顔まで。私はむしろ病院の差の方を意識していて、この指摘におどろいた。国際人と国内人の眼の差だろうが、日本精神病院のモノクローム性ということは多分そのとおりだろう。考えてみればわれわれは一生のうちごくわずかの病院しか内陣までみず、病院とはそういうものだ、と思ってゆくのだろう。)

さてこの指数のもっとも有効な使い方だと私が考えるのは、病院のスタッフが、これをその病院の治療努力の自己モニターに用いることである。この場合、直線性からの偏りが重要である。

十年くらいの年間入退院者数を縦軸に、時間を横軸にとってみる。むろん直線には実際はならないが、一般に直線に近い、かなり恒常的な傾向を持った線となる。ある年、ある期間、この線からのかなり明瞭な逸脱が起こるならば、あるいは、ある時点から線の低下率に変化が起こるならば、それが何によるかを分析してみる価値がある。

多くの病院において、おそらく、朝日新聞のキャンペーン（『精神病棟』――大熊記者）と金沢学会にはじまる精神科医の闘争による変化がみられたと推定される。いくつかの病院においては、それは減少率の鈍化、時には一時的にせよ入退院者数の増大を来した。しかしまた、ある種の病院においては減少率の加速を来した。それは、大学医局から患者を紹介するシステムの消滅や変化――〝よい〟病院にもっぱら紹介する――のためであろうと推定される。

4

私の知る範囲において、病院のダム的埋没の傾向の変化は、戦後に創設された病院においては看護力その他が一定ならば――これは法的により強く規制されて大きな動揺をみない――、かなり単純に実働医師数の変動に左右されているようにみえる。（これは実働医師数であって、むろん登録医師数でなく、官庁の側から把握しにくい。しかし、保健所等の現場は、電話をかけて連絡しうる医師が何人かを日々の活動からほぼ知るであろう。）つまり、一般に、ダムの中の水をかきまわしているのに相当する治療努力は、その病院の医師密度に対応している。ということは、そもそも医師の質が問題にならないのでなく、現状は質よりもまず量というほど、精神病院における医師数が不飽和状態であることを示唆する。だから、これは看護をはじめとする職員の努力そのものを軽視するものではない。要するに、いちばん内実の貧弱なのが医師という部分だということだ。もっとも、医師不在に近い病院だと看護は消極的保身的になって自然である。むろん、かりに実質医師数を増大してゆくと、どの病院でもこの対応性は、ある点で停止するであろうが、まだ数的飽和点の出し方は知られていないといった方がよいであろう。

「治療努力」と医師数とのかなり単純な相関性は、「治療努力」をより端的に表現する――しかしより把握しがたい――年間自殺者数にも現われる。約二五〇床の病院で創立十年以前、実働常勤医八名前後（パート医なし――これも重要な因子だったであろう。パート医の患者への責任性はぐっと減る、患者の側から医師への責任期待も）の状態において約一三〇〇日間自殺者なしの状態が維持されたことがあった。病院の開放化においては五倍になった（逆に減ったという人もいる）というイギリスにみるごとく、自殺者の増大が一般に起こりうるが、自殺者数（日本では一九六〇年代に年間一〇〇床当り一人以下が望ましいめやすとされていた。現在は知らない）の増大は必ずしも開放化につきものではないと思う。ただし、開放化とは「人は石垣、人は城」（「人は格子」ではないが）ということであるから、「治療努力」指数が不十分なところで急激に開放化を実施するならば、自殺者数は当然増大してもふしぎではないだろう。これに限らず、開放化は無条件に善なのではなく、いくつかの重要な条件が満されてはじめて善である。それはこれから少しずつ述べるつもりである。

ある年数以上たった病院――埋没の進んだ病院――においても医師数の増加が埋没の鈍化を来しうるであろうが、この場合必要なのはもう、埋没率の鈍化というような生やさしいものではない。おそらく、大きな構造改革が必要であろう。医師スタッフの入れ替えなどがこのような病院の雰囲気を一度に明るくすることはみられているが、それが埋没傾向の逆転にまで至りうるか否かは単純に言えないだろう。

ここで、大学病院などでは医師数は過飽和状態ではないか、と反問されるかも知れない。それはある意味でそうであろう。むろん、医師数が実働医師数でなければならないことはいうまでもないが、医師数が患者数を上廻る状態は好ましくなく、病棟で主治医となる数を四分の一に削減することによって好結果をみた例がある。医師数がナースの数を上廻るとナースは患者よりも医者の把握に力を割かれてしまう。これは現在の日本の医者の活動パターンにも問題はあることだが――。

おそらく、至適な数値はおよそ七床に一人の医師であろう。(五〇床に一人という現基準の不飽和性の高さを知るべきだろう。)精神病院で主体をなす分裂症は難症である。そして機械による治療の全体に占める割合がゼロに近い病気である。また非常にきめ細かな、個人個人に即した治療を必要とする。粗雑に集団で扱ってよいものではない。(グループ療法も患者個人の尊重と個人へのきめ細かな対応とを必要とする。)そして、治療努力が随分予後を左右するといってよいと思う。ところが分裂病者は、その数の多さのゆえに、このような意味での難症患者としての扱いを、医療費の上でも、現実の医療の上でも受けられない点で二重三重に不幸である。

私の挙げた理想値が空論でないことは、精神病院における漸増の場合と大学病院における漸減との場合という両方の経験から推定されることからもいいうることである。かつて都立松沢病院でも担当患者が一〇名をこすと患者個々人への医師の注意力がにわかに低下するとしている。一般に人間の個人的顧慮の限界については、子供が六名以上になると急激に両親の影響力が低下し同胞間の相互作用の方が主力を占めるという経験的事実を思い合わせるべきだろう。

さしあたり、この理想と現実との間を埋めようとすれば、受持患者に注意を払いつつ、つねに、治療努力を最大限に払う患者を七、八人にしておくことだろう。「最大限の治療努力」の持続期間は三、四〇日から一〇〇日であるから(それ以上は患者も疲労し治療者も導きの糸を失う)、受持患者を順にこの「七人」に入れてゆくことができる。しかし、このことが可能なのは担当患者三五人程度までであろう。ここで、教師の受持児童数の理想が三五人といわれ、四〇人をいく人か出ると急激に個々の児童の把握が至難となり教育効果が低下する、といわれていることを思い合わせたい。

ただし、この主治医制は「複数の医師が同一日に勤務し患者の治療について意見を交換しあうこと」がなければ生きてこない。X線写真の判読において一人の医師の判断力向上による正解率の向上には限界があり、それは約七割であるが、二人の医師の合議による判読によって九割に向上しうる、という事実と相通じることであろう。また、実際、一人勤務では、管理中心の勤務しかできないであろう。とうてい一人の患者に主治医として治療的に関与していられないであろう。また、病棟管理だけをするとしても、「いざ」という時の行動には一人では実に大きな制約が加わる。一人勤務の心理的緊張は二人に比してはるかに大きい。仕事への張りも少なく、勉強の意欲は次第にかれてくるだろう。これは病床数対医師の単なる比より一歩つっこんだ問題である。

五人から七人が気を合わせ力を合わせた時に（とくに日本人は）すごい力を発揮するという。たしかに病院治療の質的向上の実現が、そういう自然的チームによる場合はただちにいくつか思いつく。反対に一人だけがんばって改革や向上に成功した例はごく少ない。逆に「玉砕」した例ばかりが思い出される。一人だけがんばると抵抗が何だかいっそう増大するみたいである。どうも孤立すると、参ってしまうかどこかズレてくるおそれがあるようだ。「医局」という部屋は日本にしかないそうだが——元来は「薬局」に対応してつくられたものとしても——日本の精神科医の精神衛生にかなり貢献していると思う。アメリカの医者の自殺率は精神科医が最高である。日本では不明だが（統計がないし一般に医者の自殺は粉飾されがちである）、こういう〝溜り場〟の存在でかなり救われているのではあるまいか。この辺は国民性に即して、うまく活かす方向を考えるのが賢明だろう。

以上の話は大体一〇〇床以上の精神病院が対象である。三〇床ないし六〇床の病棟は、大学付属病院にあり、中には一五床などという付属病院もある（分院だが）。この種の病院はダムモデルでは尽くせない問題点が多々ある。精神疾患にまず流行病はないから大きな精神病院というダムへの流入量はほぼ一定である。そして個々の患者の激症性などはダムの水量の巨大さの中に吸収しうるものである。しかし、小病棟はせせらぎにつくられた小さなせきに比べられる。せせらぎでは流れの量や速度は刻々と変り、大きな石がたまたま一つ転がり込むならば、せきの機能そのものに大きな影響が起こる。

それと同じことが小病棟には起こる。小病棟は一種の微分回路的予見感覚なしには運営しにくい。初歩的な制御回路の比喩であるが、小病棟の不利は、微分回路の不利と同じく、〝ノイズ〟の吸収力が弱く、些細な変動にふりまわされることである。逆に大病棟は積分回路の不利と同じく、ノイズの吸収力は抜群でも、すべてが後手後手にまわりやすいことである、といいうるかも知れない。

5

この試論は、具体的なデータをぼかしたために説得力が乏しくなっているかも知れない。しかし、一人の精神科医が全国の精神病院に勤務して廻ることも不可能であるが、病院外にいれば、たとえ官庁のしかるべき位置にあっても、真に必要な数値が得られ、考えの基礎となる見聞を持てることもおそらく不可能である。われわれはみな「自分の穴の中」にいる。もし、精神病院の関係者が、この一章から思い当たるフシを、一つでも発見されるならば大きな喜びである。めざすところは、病院をよりよいものにしようとする関係者の努力をもっと効率のよいものにたえず軌道修正するような自己モニター・システムの構想だからである。一般に組織の自己認識はむつかしいが、精神病院はなかでもその内部で働くものが状態も変化も認識するのがむつかしい組織だと思う。

2　身体のリズムと睡眠のリズム

1

バイオリズムというものが一時流行したことがあった。私はその理論の信奉者ではないし、はたして誕生日から何十年あとまで、時計以上の正確さで生体の潮の満ち引きが予定されているものかどうか、という気がする。

しかし、あるタクシー会社の役員で、企画力に富んだ友人から聞いたところでは、一時その社でバイオリズムを採用したところ、確実に事故が減ったそうである。バイオリズムには懐疑的な人でも、多分、これだけは認めるだろう——一か月の少なくとも三分の一は、自分が事故を起こしやすい状態かも知れないことを考えながら慎重に仕事をし、夜遊びなどを控えることだけでも、当然、事故の減少をみちびくだろう、と。その説では、ほんとうに好調の日は少ないことになっている。その日はその日で、すこし改まった気持で仕事にかかるだろうし、他の日はいくぶん体調に気をつけるだろう。では、その社が長くバイオリズムによる運航をつづけられなかったのはどうしてだろう。どうやら、バイオリズムを休む口実にする人たちが目につきはじめたかららしい。むつかしいものである。

しかし、身体のリズムに自然な意識をむけることは一般に、身体だけでなく、精神の健康にもよい効果があるらしい。

このことが、あまり注意されないのは、一つにはモリエールの『気で病む男』以来、身体にはさしたる病気がないらしいのに病気だと思い込み、他人にも語ってやまない人たち――心気症者――の方が注意されてきたからであろう。たしかにこういう人を家族や知人に持つのはわずらわしい。

もう一つは、「生まれてから、頭痛とはどんなものか、肩こりとはどんなものか、知りません」という、一種の超健康を謳歌している人がいて、そういう人はたいてい、いかにも精力に溢れ、積極的そうで、羨むべき理想像と自他ともに認める存在になっているからであろう。

ところが、前者、つまり、心気症その他の「気で病む人たち」が、実は、身体のリズムに自然な意識を向けているとはとうていいえないのである。心気症の人は、身体の一部分の健康を大いに気にし、実際救い難いほど病んでいるのだと主張するけれども、身体の他の部分はおかまいなしで、ひどく不摂生・不衛生だったり、時にはほんとうはそちらの方が病気だったりする。

心気症の人の身体をていねいに診察したりすると、いっそう、身体へのこだわりが増すだろうと思われがちで、精神科医も身体をさわりたがらない。これは、もっともらしい考えだけれども、その人のいう部分ばかりを診察していればなるほどそういうこともあろう。実は一時しのぎにそうすることは間々あるのだが、ふしぎに患者はその時あまりうれしそうにみえない。ところが逆に患者の頭の先から足の先までをきちんと診てゆくことは、どちらかといえば心気症を軽くする。身体の一部分への注意集中を和らげる力があるわけだ。

もっとも、心気症をはじめ、気で病む人たちは、それはそれで深い心理的な根があって、そこにメスを入れないでは、一時しのぎ以上のものを期待できない。何も気で病む人に限らない。ひどく簡単な例だが、病人であることがまだしも幸せで、病気が治ればもっと苛酷な運命が待っている人はたくさんいる。そういう人が積極的に治ろうという気を起こさないからといって責めることはできない。いわゆる「二次的疾病利得」と真向から戦って勝ち味はない。それは人間の本性そのものと戦うことであろう。病気は不幸だが、世の中には病気以上の不幸も多いことを医者は忘れがちである。だから「安心して病気が治れる」*条件をつくるように、本人と話し合い、周囲に働きかけ、理解を求めることは、身体病の治癒を早めることが少なくない。

＊とくに精神科の患者が悪化以前に医師の前に現われないのも、まさに「安心して病気になれる条件がない」からであろう。社会的にもそうだし、精神医療システムも早期対応に欠落がある。〔向井〕

いつもこう簡単に行くとは限らないけれども、患者のおかれている事情をじっくり聞いてから、思わず、「なるほど、それではあなたが安心して治れないのも無理はありませんねえ」とつぶやいたあと、逆説的に聞えるだろうが、症状が消失し、健康にむかっての歩みがはじまったことがある。〝理解される〟ということが人間の心身の健康に、いかに力のあるものかを示す一例だろう。

逆に、「頭痛とはどんなものかを知らない人たち」は最高に健康なのだろうか。そういう人もあるとは思う。しかし、そういう人も年はとる。どうしても少し前から前駆症状――前ぶれ――があったとしか思えないのに突然卒中で倒れる人の中には、そういう人がある。どうも、身体の〝メーター〟が長年作動しないままにさびついてしまったらしいとしか、言いようがない。軽く躁的な活動性を生涯にわたって示す人がいて、社会の指導層に結構多いのだが、その中に往々このタイプの人がある。

といっても、ちょっと突っ込んで話をきくと、病気や死への不安がおのずと聞えてくることが少なくない。

軽躁的な活動性は、その不安を押しころすために恰好のものである。

2

実は、身体の状態がほとんど意識にのぼらない人たちにはもう一つ別のグループがいる。それは、分裂病といわれる人たち、それもどちらかといえば重症の人たちである。

私は、精神科医になったころ、分裂病といわれる人たちの苦しい話を聞いて、どうしてそれが身体に現われないのか、せめて苦悩の表情になって現われないのはなぜだろう、と思った。例外はあるけれども、たしかに表情も口調も平板で単調なのだ。だから分裂病の人の訴えは深刻味がないのさ、と片付ける人も――少なくともそのころは――多かったと思う。

しかし、もう少し注意して耳を傾けると、患者も――むろん――結構、深い感情のこもったことばを語り、喜びや悲しみの表情をする。時には、こちらがことばに苦しむほどの暗さが見えてしまう。ふしぎなのは、妄想を語るときに、かえって抑揚が消え、平板な語調になることで、語調から妄想なのだなと逆に推定できることさえ多い。どんな平板さかといえば、表現に窮するが、数式を読み上げたり、教科書の内容を語るような平板さに近いといえば、少しは当たっているだろうか。

また、朝起きてから眠るまで、幻聴や妄想にさいなまれていると訴える人たちは、さぞや、そのことを夢にみてうなされるだろう、と思うのが人情であろう。ところが、「全然、夢をみません」「夢にだけは出て来ません」というのが、彼らの答えなのだ。「ふしぎだね――。」「ふしぎなんですが……ねている時だけが楽なんです。」

私は、分裂病の人の眠りがそんなに楽だという実感がしない。朝の目ざめに「たっぷり眠ったぞ」という満ち足りた感じがないからである。逆に、熟睡感が出てくれれば、ずい分よくなったことである。感じが大事なのである。ついでにいえば、目ざめた時の感覚で治り方をみれば「全然ねてないみたいな感じがする」「十分ねた感じがしないのにさめてしまう」から始まり「いくらでもねむっていたい」「めざめ心地はイヤーな感じがなくなって、いい気持だが、おふとんがあたたかくて、もう少しねていたい」という順になる。めざめた時フトンがあたたかい（身体になじむということだ）という感じは「身体の眠り」も十分だということを示唆している。この間に時々「何だか一晩中夢をみていた」がはさまる。こういう時は「ねどこのあたたかさ」を感じないはずだが、午前中に夢の内容を忘れてしまうぐらいだと問題がない。

分裂病の人の脳波をみながら、今夢をみていると判る時期に叩き起して、夢の内容をきいた仕事が現東北大学教授の大熊輝雄氏らにあって、それは、淋しい夢が多い。しかし、私の知る限り、妄想や幻聴がそのまま登場するわけではなさそうである。

ところが例外があって、夢の中でも幻聴がきこえた、あるいは妄想の内容の夢をみたと告げてくれることがある。これは必ずといってよいほど一時的——たいてい一日——で、その時「ところで昼間は？」ときくと「そういえば弱くなりました」「時々になりました」という答えがかえってくる。昼間弱まっていることは、本人は聞かれてはじめて気付くことが多いのだが、たしかにこの時点で格段に弱まるようなのだ。

だから、妄想や幻覚は夢が白昼の意識に溢れてきたもので、回復の兆《きざし》は、妄想（や幻覚）がまた夜の世界に還ってゆくのだ、とは、すぐ思いつくところである。たしかに、昔から、妄想と夢とは並べて論じられてきた。しかし、ことはそんなに単純ではないようである。妄想や幻覚は夢の貯水池が溢れ出たのとは違う。夢はなるほど奇妙なものだが、妄想に比べると（多分現実と比べても）どこか甘さがあり、逃げ道がある。一般に飛躍をともなった場面転換がある（これに対して妄想は基本的には〝くり返し〟である）。そして夢の中の自分は登場人物の一人で、せいぜい主役であるにすぎない。世界対自分というぬきさしならぬ構造の夢は――ありえないとはいわないが――ごく少ないと思う。夢で済むなら妄想にならぬといおうか。逆に妄想の支配している期間、夜毎に夢は無いといわないが、問題解決のチャンネルとしては無力である。

時に、患者が妄想のはじまる前の夢を教えてくれることがあるが、その内容と妄想の内容とを比べると両者の間には断絶がある。たとえば発病直前の夢では、手の届きそうで届かない理想は、「とても登れそうにない高山」であった。しかも夜毎にそれは高くなってゆき、遂に雲霧に掩われてしまう。しかし発病すれば、彼はすでに不眠の中で、世界の中心――世界のすべての力が彼に作用し、彼のすべての動きが世界を動かす二重の意味での中心――である。回復の時もほぼ同じで、妄想の夢をみても、それは一夜かせいぜい二、三夜で、あとはたとえば血みどろの殺し合いの跡、死屍累々たる中にたたずんでいる悪夢を経て、次第に、夜毎にかわる夢となる。

一般に、妄想や幻覚は、ひどいくり返しが特徴である。日々に新しい妄想や幻覚というものはない。あるとしても、急速に単調な反復に、堂々めぐりに、陥ち込んでしまう。(例外はむしろ身体病やそれに近い状態で意識混濁がある場合である。)

夢がそれほどの反復を示すことはごく稀である。具体的で鮮明な夢で、しかも夜な夜な同じ夢をみるとしたら、その人はよほど解決のできない問題に直面し、しかも道徳意識と欲求とがはげしい葛藤を起こして、しかもそのことを意識していない時であろう。そして、その具体的な葛藤を具体的なままにとどめて、宇宙的な大問題にまで拡げてしまわないだけの成熟した人格の場合だろう。

分裂病の場合、夜な夜な同じ夢をみる人はあるが、それは妄想を持てないタイプの分裂病の場合である。このタイプの人たちの見る夢は、茫漠としていて、つかみどころのない場合が多い。何かうす暗いものが押しせまってくる、とか、ぼんやりと黒いものが通りすぎる、とか、黒っぽい霧のようなものが次第にひろがって自分を包む、とか。こういう夢を一年も二年もみつづけている人が結構いる。*

*こういうことが中間覚醒や早期覚醒を生んでいるかも知れなくて、これを変えてゆくことが重要かもしれない。〔向井〕　たしかにそうだが、実際には薬物ではなかなか効かない。比較的新鮮例では絵画がかけるようになってから変った例がある。もう少し妙手がありそうに思うが。〔中井〕

非妄想型の人がみる夢にはもう一種類あって、これはごく日常的な夢である。しかし、日常的な夢も、この人たちには前者に劣らず苦しい夢らしい。日常が日常のままで、すでにこの人たちには脅威であるようなのだ。

この二種類以外の夢を、もし、非妄想型の人が見たら、何か大きな転換点である、といってもよい位だ、と私は思う。好ましい方へか苦しい方へか、は何ともいえないけれども。

3

少し夢の話に深入りしたようであるが、夢作業といわれているものが、私の考えでは、妄想型では妄想や幻覚が支配している時期には停止、麻痺しているようであり、非妄想型では、そもそも夢作業の効力が弱いらしい。

夢作業ということばは、精神分析で使われることばだが、実はフロイト以前に、古典的な夢研究者たちがすでに用いていたことばである。要するに、昼間の意識では解決できなかった問題や意識にのぼせられない葛藤を、夜の、よりルースな象徴的変換によってそれなりに解決することである。昼間のことをその晩夢にみることはすくなくないが、昼間起こった事件そのままのようでも、どこか自分に、都合のよいように細部が変っているはずだ。試験の夢はよく話題になるが、何か難関にぶつかっている時にみる夢であることも知られていると思う。そして、夢の中で解決してしまった場合は、夢も忘れ去られる。生理学的には毎夜夢をみているはずなのに、「夢をみない夜」があったりずっと夢をみたことなどありません、という人がいるのはそのためであろう。睡眠のグラフをみていると、一・五時間から二時間がワンセットなのに、明け方になると、周期が大変短くなっていかにもあわただしい感じである。これは、どうも、目の覚めないうちに、夢作業を終えてしまおうと、頭の中の何かがあせっているかのようだ。

　それでもどうしても残ってしまったものだけが、覚醒した時につなぎ合わされ、まとめられる。それがわれわれの語る夢である。このまとめがあわただしく行なわれ、細部が単純化されるために、夢がいっそうわけのわからないものになるのではないか、と思われる。単純化は、白昼の意識と両立できるものだけが残るからでもあろう。とくに言語化ができるものだけが残る。書きとめておかないと、それも急速にうすれる。大体二時間以内に消えるようだ。この二時間というのは、ちょうど一セット分であり、覚醒につづくこの二時間は、あるタイプのてんかん発作がもっぱらここで起こることで有名な二時間である。遠藤四郎氏らの「ひるね」の研究では、午前中の睡眠は生理学でいうＲＥＭ期、つまり夢をみているらしい時期の割合が多く、午後の睡眠は逆に非ＲＥＭ期が多い。午前中、とくに覚醒後二時間は、『不思議の国のアリス』に出てくるチャシー猫のニヤニヤ笑いのように「猫」は消えて、「笑い」だけが残っている状態ともいえよう。

　遠藤氏の話をきいたことがあって、臨床の人間である私にもたいへん考えさせられた。すこし大胆に結論するなら、たとえば午前中には、患者のファンタジーの世界を話題に

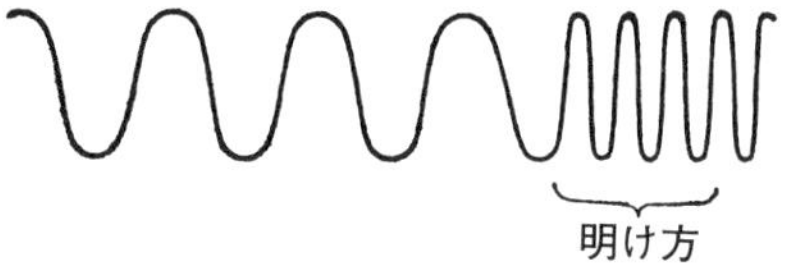

図４

するほうがやさしく、午後はリアルな生活相談のほうが適しているだろうということになるのではあるまいか。患者もそうだろうが、治療者の方も、その方が患者に同調（チューン・イン）しやすいのではあるまいか。もしそうなら、午前は一般外来で、比較的浅い話が多く、午後はアポイントメントを行なって比較的深い話をしている現状は、再考されなければならないかも知れない。

また、朝の、あわただしいサイクルの時期をもっと大切にするべきではなかろうか。目覚し時計やベルやチャイムで目が覚めると一日中うっすらと不愉快であっても不思議ではない。REM期にたまたまベルが鳴ったらなおさらである。「帝王切開」よりも「自然分娩」の方がよいのに決まっていはしないだろうか。そもそも精神病院は、少し朝が早すぎないだろうか。私は、分裂病の人は、夢作業がうまく働いていない人たちでなかろうか、という臆説を述べた。これは臆説だとしても、妄想と夢との異同を論じているような昔の臆説よりも一歩は進んだ臆説ではなかろうか、とひそかに思っている。臨床的意味があるからである。すくなくとも夢作業が円滑にゆけば分裂病の人にとって事態はかなりよくなるのではなかろうか。それで万事よしとはいえないだろうにしても、である。それなのに夢作業の「総決算期」ともいうべき時期を奪うのは、やわらかくいっても、もったいないことではないだろうか。*

*急性精神病の人を家で安心して休息できる条件を整えて外来治療した場合には、必ず「朝起きられない」時期を経過するように思われる。この過眠・朝寝の時期は、いろいろな意味があるだろうが、いずれにせよ大切な時期に違いない。入院治療は、患者にこの時期を与えていない（奪っている）わけである。

統計をとってみたわけではないけれど、そもそも、分裂病親和性の人は、人間を「早寝早起」タイプと「遅寝遅起」タイプに分類すると、大概は後者の人のような印象を受けている。だが、前者に人間改造すれば分裂病から遠ざかるであろうか？（そういう治療観に立つ家族や医者も案外多いのではあるまいか。）本当はそれだけもともと人一倍「朝の眠り」を必要としている人とみるべきなのだろう。

やや水準の異なった問題であるかもしれぬが、たとえば登校拒否の子どもも朝起きられない。これもまた、朝の眠り、あるいは朝寝坊の生理的・心理的重要性を示唆していると思われる。しかし、朝起きられないことは往々にして周囲の不安を招きやすい。朝寝は、怠惰とか安逸とか、精神的不健康の現われとみなされやすいのである。まず、ここから「たたき直さねば！」と周囲は考える。これは登校拒否に限らない。精神病院が早起きなのも、この発想のあずかっている部分が大きいかもしれない。〔滝川〕

夢作業をはじめ、われわれの心の傷やその他の記憶を和らげ、われわれに都合のよいものにする加工作業は、分裂病の人にはきわだって乏しいように思う。臨床家ならたいていは知っていることだが、非妄想型分裂病の人は、なかなか幼い時の体験を語らないけれども、いったん語ってくれると、十数年前のことが昨日のことのように新しいのである。新しいといっても、ビニールの包装を今破ったような新しさで、時間の風化作用が全然感じられない。われわれはみな、むき出しの真実、大いなる現実には耐えられない——human being cannot endure very much reality（T. S. Eliot）——と私は思うが、われわれが何とかふつうの現実には耐えていられるのも、この時間の風化作用が心の傷や——心の傷を持たない者がどこにいるだろう——その他のことどもを、われわれに都合よく変え、遠くのものを時間の霧の中にほどよく霞ませてくれるためではないだろうか。このような加工作業が働いていれば、病気にならない人が多いかも知れないとさえ思う。

それでも、分裂病はある時期から始まる病気である。生れつき分裂病の人はいない。そして分裂病発病の前には必ずといってよいほど不眠をはじめとする睡眠障害がある。病気になって回復した人が、不眠に気をつけて、その結果、再発せずに済んでいる場合も少なくない。逆に健やかな睡眠をとりながら突然——平地に噴火が起こるように——分裂病が発病したという例を私は知らないし、あっても例外中の例外で、たいていは医者が不眠をききおとしているのではないかという疑いを私は持つ。

不眠は、分裂病の前駆症状に限らない。むしろ、不眠という一般的な事態があって、その人の脆さのあり方にしたがって、うつ病が出てきたり、てんかん発作が起こったりするのだろう。うつ病の前駆期も次第に深まる睡眠障害である。てんかんも何かの事情で眠りを奪われた人に起こりやすい。不眠に至るまでのいきさつにはまたいろいろあろうが、病気については——少なくとも初発の時は——共通経路（コモン・パスウェイ）と考えた方がよいかも知れない。

睡眠についてフランスの詩人ヴァレリーがいっているのは、実にその通りだと思う。「君は昼間散らかしたものを夜、自分の中の何ものかがひそかにまとめていると感じはしないか」という意味のことである。ただし、こういう発想は何も二十世紀を待つ必要はないので、「夜になると出てきて部屋をすっかり整頓してくれ、必要な仕事をしておいてくれる小人たち」というグリム童話の登場人物は、睡眠のなす作業をよく表わしている。もっと遡れば紀元前六世紀だったか、ギリシァの女流詩人サッポーの「夕星《ゆうずつ》の詩」は上田敏の名訳以来日本にも馴染みのものだが、「夕星はかがやく昼が散らしたものをもとにかえす。山羊をかえし、羊をかえし、母の手に幼な子をかえす」というこの詩は、「結婚を祝う歌」（花婿をそのように花嫁のもとに導く）だそうであるが、やはり眠りへのいざないに通じるところがあるように思う。遠藤氏の同僚の諸治氏は生化学者だが、興味ある話を教えてくれた。「われわれは、人間は覚めている時が常態なのか、眠っている時が常態なのかと考えているんです。」「眠っている時なんですね？」「そうなんです、あるホルモンの出方一つをみても……。」

一般化するのは私の責任においてだが、眠っている時が常態というのはいろいろな点でうなずけるように思う。若いころでも私には二晩目の徹夜実験はつらかったし、つまらぬミスをしがちだった。結局、二晩徹夜しなくてよい実験を組むことが「正解」だった。フランスの実験で、昼夜のわからない洞窟の中で一五八日間だったかを過してもらい、人間に最後に残るリズムはどんなリズムかを調べたところ、四八時間という答えが出たそうである。「一日の苦労は一日にして足れり」というが、それを現実に破らざるを得ない時は四八時間で〝収支〟の合うようにと、やりすぎた翌日は控え目にするのが、分裂病はもちろん、やはり不眠と深い関係のあるうつ病から回復した人が再発しない心得の一つであるように思う。むろん健康者にも望ましいことであり、てんかん発作のある人にも大切だろうと思う。実際、たいていの人は知らず識らずにそうしているのであるまいか。アルコール飲用でも、翌日二日酔いで苦しむのが限度で、〝三日酔い〟はアルコール中毒への直通路といえないだろうか。

4

人間とは何かといえば、それこそいろいろな定義の山だろうが、無理をする唯一の動物、限界をこえようとする唯一の動物ともいえるだろう。それは人間を人間らしくしたが、いろいろ代価を支払ってもきた。疲れ病んだ時はただちに体を横たえる動物のような感受性は、しかし人間も失っていない、と私は思う。サリヴァンが、「患者に協力を期待できること」の第一として、「患者の身体に起こる縁辺的な感覚を意識にのぼせてもらうこと」を挙げているが、これは実に臨床的意義があり、彼が第一に挙げただけのことはある。

分裂病の知覚研究が盛んとなって、彼らは超覚醒的状態にあるといわれるようになった。たしかに、非常にかすかな徴候、相手の表情の動きに敏感であり、足の裏をハンマーの柄でこするテストを「足の裏をナイフで切られる」と観念した患者もいた。しかし、私は、超覚醒的というのでは不十分であると思う。微分回路的という方が当たっていると思うが、それは別のところで述べたし（『分裂病と人類』東京大学出版会、一九八二年、二〇一三年復刊)、本論の主旨ではない。

ここでいいたいのは、「足の裏をナイフで切られるように感じる」人、つまりアンデルセン童話の二十枚だったかの羽根ぶとんの下の一粒の豆を感じるお姫様のような人が同時に、自分の身体からの信号はまったく感受しないことである。それは、いわばスイッチを切られてしまったような奇妙な無音の静寂である。妄想状態にある人も非妄想型の人も、どうやら似た状態であるらしい。回復期に入ると、にわかに身体の乱れを訴えるようになるのは病気になって間もない患者だが、相当たった人でも、サリヴァンのいうような協力は次第に可能となる。つまり自己身体感覚は、一般にそれほどつよい抵抗なしに、意識にのぼせるようになる。そして、そうなると、次第に患者の行動は安定にむかう。これは必ずしも〝条件反射〟とはいえないだろうが、「分裂病は条件反射ができない」という臺弘氏の提言が、もし患者が一般に「経験から学ぶ」(profit from experiences) ことができないと解されているとしたら、これはそのテーゼの例外の第一であろうと思う。作業療法もこのアプローチを経てすることが望ましいだろう。

ストレスをまず身体で受け止めるという段階が跳びこえられていることが、分裂病を苦しいものにし、同時に、もっとも驚くべきことだが分裂病者における悪性腫瘍の少なさと関連しているのであろうか。精神科医以外の人はなかなか信じないが、最近の信頼できる統計でも、一般人集団との間に罹病率の有意の差があるのは悪性腫瘍なのである(最近の長崎大学の報告だけが逆に多いという結果を出している。こういうものも時代とともに変ってゆくのだろうか——追記)。別に、悪性腫瘍の進行に関して、余裕のある健康人と重症の分裂病者はゆるやかで、中間の、努力によって精神健康を保っている人の場合の進行が速いというデータもある。

3　回復のリズムと治療のリズム

1

サイバネティックスの創始者ウィーナーはその数学者として第一歩を踏み出そうとした時、マサチューセッツ工科大学の自分の研究室から、眼前を流れるチャールズ河の川波をみつめて思いにふけった、という。「波はある時は高くうねって泡のまだらをのせ、またある時はほとんど目に見えぬさざ波となる。時々、波の波長はインチで測れる位になったかと思うと、再び幾ヤードにもなるのであった。いったいどういう言葉を使ったら水面をすっかり記述するという手におえない複雑さにおちいらずに、これらのはっさり目に見える事実を描き出すことができるだろうか。……」(『サイバネティックスはいかにして生まれたか』鎮目恭夫訳、みすず書房、一九五六年)。

人間の心身は、おそらくチャールズ河よりもさらに複雑であろう。外からも内からもリズムや乱流が発生し干渉し合う。しかも結局、ある狭い幅しか認められない、きびしい条件の平衡状態がたえず〝その都度〟取り戻されている。

それは決して単調にくり返す機構ではない。もしさまざまな領域変化を同時に目で見えるように映し出すことができれば、しゃがんでいる人が急に立ち上るといった単純な動作でも、目もくらむような万華鏡的変化の爆発となるだろう。

生理的レベルのリズムについては前章で少し述べた。心理的リズムがこれに加わり、さらに社会的リズムが巨大な力を行使する。また三者の境界に発生するリズムは、三者それぞれの内部のリズムに劣らず重要である。たとえば、仕事の日程表は純粋に社会的リズムだろうが、これが習慣と化すれば、心理的リズムとも生理的リズムともなる。

しかし、リズムやパターン（リズムの空間的対応物といってよいだろう）は非常に厄介なものである。「チャールズ河の川波」がすでに、ウィーナーのたどった途のごとく、ルベーク積分に出発する、複雑きわまりない数学的取り扱いを要する。リズムはまったくのでたらめ（ランダム）な雑音でもなくまったく単調な規則的くり返しでもない。同じようにパターンもまったく形をなさないものでもなく単なる幾何学的図形やそのくり返しでもない。ところでまったくランダムなものはまったく規則的にくり返すものと同じく、数学的認識に適している。問題はその中間である。しかし、科学者がいかにこの中間地帯に閉口しようとも、この中間領域に生の豊かさのすべてがある。そして、逆にこの中間領域に対する直観的認識力をわれわれは持ち合わせている。（この力がなければ実は科学そのものが誕生しなかっただろう。）「序破急」といい「起承転結」ということばを考え合わせてみるとよい。

2

人間はリズムやパターンを求める存在ということもできる。古代から伝えられている「星座」はその傑作の一つだろう。星座を構成する星々の圧倒的大多数は何の相互関係もなく、Aが数光年の近さならBは数百光年の彼方にある。（東洋の星座である「昴」＝「すばる」のような、実際にも星団であるものもまれにはあるが――。）地球という視点からみてのみ「星座」はあの形で在る。それだけでなく、いくつかの星を一つのパターンとして把握するものは人間のいとなみである。星座は、星が客観的存在であるとしても、それと同じ意味では客観的とはいえないだろう。しかし、では星座がそれぞれの名で呼ばれるわけは？　現代ドイツの言語学者レオ・ヴァイスゲルバーは「星座」を代表例としてこれらを「精神的中間体」と呼び、言語の対象は一般論的にこれであってそれ以外ではないとした。別に生理学の教えるところでは、絶対暗室の中の単一光点はその中の人間にとって浮動して位置の定まらぬものであり、私の記憶に誤りがなければ二光点をまってはじめて光点の定位が起こるという。きわめて要素的な知覚がすでに「星座的把握」であるということもできよう。

精神医学で、「星座」にあたるものはまず「気質」であろう。ヒポクラテスの四気質はおそらく流行病に対する身体反応の差にもとづいている。ヒポクラテス学団の医師たちは何よりもまず、おそらくキリシァの東方貿易の反対給付としてアジアから季節的にギリシァを襲う流行病への対処に忙殺されねばならなかった。その流行病が何であったかを今日知ることはできない。ただ、医神としても格の低かったアスクレピオスが盛大に祭られる契機はギリシァはもとよりのちのローマでも流行病のさ中であり、ヒポクラテス学団はアスクレピオス神殿付属医師団から生じ、長く付属医師団のままであったことをいえば足りるだろう。その流行病に対して出血で反応するもの、胆汁を吐くもの、吐血するもの（これが黒胆汁か）、粘液をさかんに分泌するもの、がいたのだろう。とにかく、ヒポクラテス学団の人たちは流行病という眼鏡をとおして人間の気質をみたのである。それがまったく荒唐無稽でもないらしいことはパヴロフが犬に対して条件反射の条件を微妙にしていわば犬を困惑させ「実験神経症」状態にした時、パヴロフはヒポクラテスの四体液説による気質分類をもっとも適切なものと再認識して、いささか世を驚かせたという事実がある。

分裂気質、循環気質、粘着気質は、一昔前の、いわゆる三大精神病という眼鏡を通して眺められた体質であり気質である。精神医学が精妙になれば、病気をとおしての眼鏡も精妙になる。現に躁鬱病親和性の気質と単相性鬱病親和性の気質が分かれつつあり、覚醒時てんかん発作を起こす人の気質と睡眠中てんかん発作を起こす人の気質との区別も立てられつつある。これらはやがて病気との直接関連性を離れて一人歩きするだろう。精神科医内部のサロン談義ではとうにそうなっている。しかし、それが主に精神病に対する古典精神医学をとおして眺められた「精神的中間体」であることは変らないだろう。力動精神医学は別に神経症の眼鏡による「ヒステリー性格」「強迫性格」等々の一組を準備している。レンズを今よりも精妙にすればおそらく神経症からも完全な一組の性格分類が得られるだろう。

ABO血液型による分類もこれとさほど択ぶところのないものかも知れない。これは、細胞間物質や体液にひろく分布するムコ多糖類による生化学的分類かも知れないが、ひょっとするとこの遺伝子の座がある第九染色体による分類かも知れない。A型の胃ガン、O型の胃潰瘍の多さは統計学的にいえるそうだが、精神医学では統計学的に有意なのはO型と（躁）鬱病の正の相関だけらしい。あるいは将来、行動の微妙な差が明らかにされてくるかも知れず、またその方がたとえばO型と（躁）鬱病の正の相関などよりはるかに臨床への参考になるだろう。精神医学の現状では「猫の手」どころか治療の参考になるものなら悪魔の手でも借りたいところである。

気質論は精妙化するほど、どうしても一種の不毛性が生じるのはやむをえない。類型性がその宿命だからであろう。パターン認識は精度を上げれば上げるほど良いわけでないことは、顕微鏡で生物を観察したことのある人なら誰でも知っている*。

＊ABO性格学が、従来の精神医学の気質論をぬいている点は、なにより対人相互関係におけるパターンに着目した点であろう。したがって、ダイナミックであり、かつ、人間の性格や行動がどう認識されるかは、実はきわめて相互規定的なものであることをよく教えてくれている。精神医学の生んできた性格学、気質論が、所詮、（その出自のしからしめるところか）スタティックな性格「診断学」であるのに対し、ABO性格学は、はるかにヴィヴィッドな対人関係論になりえている――そして、その点で人々をひきつけてやまない――と思う。そして、その分だけ、一種の処世哲学というか、世間智としての現実有効性を持ちえていると思う（裏がえせば、この意味でABO性格学は、通俗的である。しかし、性格学、気質論というのは、ひっきょう、何に依拠しようとも、通俗の学だと思う）。〔滝川〕

3

一方、時間的パターンともいえるリズムについては、精神科臨床ではあまり開拓されていないのが実状であろう。これは、ひとつには、現在の医学教育や医師の訓練が発病や回復のリズムの会得を軽視しているせいでもある。回復過程の中には加速できない過程、加速してはならない過程もある。回復の最適の進度というものがあって、それ以下でもそれ以上でも結局慢性化したり再発したりする。こういう会得は、肺炎や結核などの感染症への対処が重要であった時代――抗生物質以前の時代――には医師の、おそらく中核的技術であった。

患者にとってもおそらく事情は同じだったので、回復のリズムを巧みにとらえ、いわばその波長に生活を波長合わせできた人がもっともよく治癒したにちがいない。たとえば、経済的な理由にせよ青春期の心性によるにせよ、自らの焦りあるいは焦らせる周囲からの要請にまきこまれた結核患者が数年の療養の成果を一夜で空しくしてしまうことは少なくなかった。落ちついて待ち、タイミングをはかって次第に積極的な生き方に出て行った人がいちばん良い治り方をした。強迫的に規則を守っても、内心の焦りに身を任せていた人がそれ以上良く治ったわけではないと思う。* こういう意味で結核の療養はきわめてメンタルなものであった。結核の発病もおそらくメンタルな要素が少なくなかったのだろう。感染だけならば、大部分の人が感染していたのだから。最良の事情の下では青春期に必要な、成熟をひそかに準備する猶予期間を療養の時期が与えてくれた場合もあったと思う。

*個人的体験に即して語れば、病気から回復するには、自分の病気が多少好きになった方がよいと思う。自分の病んだ臓器が親しい隣人のように、なつかしく感じられるようになったとき、彼の方からそっと離れてゆくようだ。「また近づいてきたら、いつでもおつき合いをしましょう」という気持でいると、彼はかえってやって来ない。――ただ、この感覚は身体病だからかもしれない。分裂病の人に、自分の病気を少し好きになれ、とはとてもいえない気がする。自分の病気とまったく折り合えないところに、精神病の最大の辛さがあるのかもしれない。また、ことほどさように辛い病気だから、とても折り合い点が見出されないといいかえてもよいかもしれない。分裂病の治療者は、患者に肩代りして、どこかで分裂病者を「好き」になり、どこかに病気との「折り合い点」を捜し出してゆく役目を果たす者といおうか。〔滝川〕

今日、結核がすっかり影をひそめたわけではないが、青春期における結核の位置は精神的危機あるいは端的に精神病といわれる状態に置き換ったと思う。そして、精神病の予後を決める上で、結核の予後を決めるのと同じメンタルな要因が重要な決め手になっていると私は考えている。

結核も端的に「宣告」される病気だったのであり、この宣告に抵抗して疾病否認を行なう人も少なくなかった。それは差別を伴うレッテルであり、伝染性のあらわなだけに、かつては精神病に比して決して軽いといえないスティグマ（烙印）であった。就職の困難も、第二級の人間として生涯を送らされる見込みも――。結核もまた、病職のもちにくいものであった。しかも奇妙な疲れやすさと同時にふしぎな頭の冴《さ》えの訪れる病気であった。知的高揚と無力感が共存し、不眠と焦躁の夜々訪れる疾患であった。再発のない保証はなく、それは分裂病と同じく増悪《シューブ》と呼ばれた。情緒的にも充足感と欲求不満との落差が大きくなり、周囲の人々は自分に奉仕する限りにおいて重要視され感謝さるべき存在とされがちであり、患者と患者の（たとえば）母親はファウストとメフィストフェレス、ドンキホーテとサンチョ・パンサのごとき関係になることが多かった。これはマイクル・バリントならば「基底欠損《ベイシック・フォールト》」患者と呼ぶ状態であろう。バリントはこの型の患者をエディプス水準の患者と対立させつつ抽出して、精神疾患だけでなく身体疾患の領域にも及んでいるとしているが、これを認めるなら、まず挙げられる一つとして結核があると思う。そして、そこに、結核だけが他のほとんどあらゆる疾患と異なって分裂病親和的であるという、結核全盛時に確認された事実のもつ秘密があるだろう。ともに焦慮に身を任せれば、それはほとんど確実に負の結果を生むのであり、そして、分裂病あるいは結核ほどはげしい焦りと深く結びついた病的状態はあまりないだろうと思われる。しかしそれは宿命的にそうなのではない。病も一つの経験である。そして精神科の病の場合も、その経験から学ぶ人は決して少なくはないように思う。*

＊結核と分裂病は、文学的ないし哲学的関心をしばしばそそるという点でも共通している。梶井基次郎は、結核にならないと文学者として一人前になれぬような気がして、わざとあらゆる不養生をして結核をよびよせようとしたという伝説がある。これが事実とすれば、やはり、痛ましいとしか思えない。『髪の花』の書評で磯田光一という文芸評論家――結核で肺のかなりの部分を失ったときいている――は、次のように書いている。「『創造的狂気』などという語を気軽に口走る人々にとっては、ニーチェやカフカの狂気も〝金の卵を生む鶏〟以上のもので

はありえない。彼らは金の卵が欲しいのであって、鶏の苦痛の方はどちらでもよいのである。」これが、最良の言葉であると思う。〔滝川〕

4

かつて病理学者のアショッフは結核の病理発生をみごとに描き出し、あの複雑な病像を一つの展望のもとに収めた。それは医学生の私をもっとも感動させたものの一つである。（二十余年の昔だが医学生時代に目からウロコの落ちた思いをした本はそう多くはなかった。あとはラボリのショックに関する仕事とロバート・ワーテンバーグの『反射の検査』くらいだった。）

後に回復過程に注目しつつ分裂病患者を診た時、私には、段階的発展にかなりの規則性があるように思えた。結核も、もし結核菌がなく特有の病理所見がなく、症状と患者の行動だけしか知りえなければ、だれもあの多様な病像を統一的に考えることは至難であろうと思った。それに比べれば、まだしも分裂病といわれるものの方が解きやすいのではあるまいか。私は、慢性の病像は、それぞれの段階が次の寛解にむかう過程を阻止されて、長く同じ状態を反復した結果生じるものと考えた。そのごく簡単化した図式を図５に示しておこう。私が一九六九年に最初に提出し、一九七二年に比較的人目に触れる形となった回復過程の跡づけは、その後熊本大学の清田氏や順天堂大学の永田氏によって補強拡充された。

しかし、私が明言しなかったことがあった。少なくとも私は消極的な形でしか表現しなかった。それは、回復過程が二つの相互作用する過程、すなわち発病にはじまる比較的自然史的過程と治療開始にはじまる過程の重ね合わせであるという事実である。この、いわば〝連立方程式〟を一つの〝方程式〟に還元することは私の能力をこえていたし、今もおそらくこえている。しかし、この事実は動かしがたいものであって、少

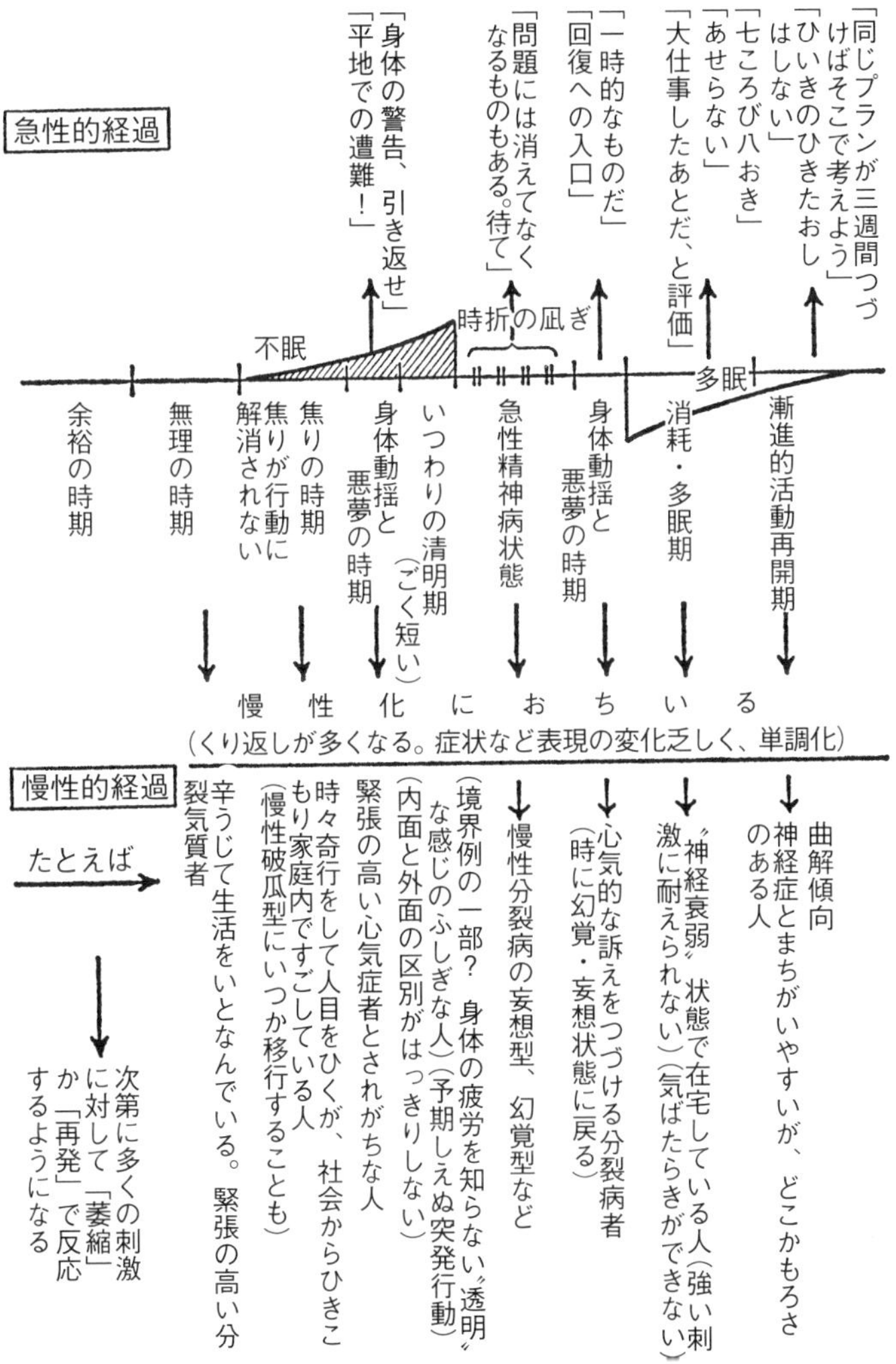
「同じプランが三週間つづけばそこで考えよう」
「ひいきのひきたおしはしない」
「七ころび八おき」
「あせらない」
「大仕事したあとだ、と評価」
「一時的なものだ」
「回復への入口」
「問題には消えてなくなるものもある。待て」
「身体の警告、引き返せ」
「平地での遭難！」
急性的経過
時折の凪ぎ
不眠
多眠
漸進的活動再開期
消耗・多眠期
身体動揺と悪夢の時期
急性精神病状態
いつわりの清明期（ごく短い）
身体動揺と悪夢の時期
焦りの時期
焦りが行動に解消されない
無理の時期
余裕の時期
慢性化におちいる
（くり返しが多くなる。症状など表現の変化乏しく、単調化）
慢性的経過
曲解傾向
神経症とまちがいやすいが、どこかもろさのある人
“神経衰弱”状態で在宅している人（強い刺激に耐えられない）（気ばたらきができない）
心気的な訴えをつづける分裂病者（時に幻覚・妄想状態に戻る）
慢性分裂病の妄想型、幻覚型など
（境界例の一部？ 身体の疲労を知らない“透明”な感じのふしぎな人）（予期しえぬ突発行動）（内面と外面の区別がはっきりしない）
緊張の高い心気症者とされがちな人
時々奇行をして人目をひくが、社会からひきこもり家庭内ですごしている人（慢性破瓜型にいつか移行することも）
辛うじて生活をいとなんでいる。緊張の高い分裂気質者
たとえば
次第に多くの刺激に対して「萎縮」か「再発」で反応するようになる

図5

なくとも、いくつかの媒介変数《パラメーター》を列挙することは現時点でも可能であり、意義なしとしないだろう。

たとえば、入院治療の場合、入院第一日が重要であることはいうまでもない。医師の判断で入院するということが通じるように努めねばならない。これがいうまでもないのは、親の意志で入院させられると患者が思ったとすれば親が魔術的な力を持っていて医師もその手下にすぎないということであり、この一事だけでも予後はぐっと悪くなりかねないが、しかし、それだけではなく、第一日でなければ話し合えないこと、聞きそびれることが存外多い。そして、第一日の内容は、ふり返ってみれば、その後の治療の成行きを縮図的に表わしていたと分ることがすくなくない。

第一日には患者の疲労のために大した話し合いができない場合もある。そういう時には次の面接の時日を確実に告げておく必要がある。しかし、第一日の話し合いを経てはじめて、患者も治療者もすることをし終えたというくつろぎを持てるのがむしろ通例であろう。病理の構造《ストラクチャー》どころかおおよその勘どころも判っていない患者が担当患者の中に加わっていることは治療者にとっても「重さの分からない荷」であり、一日の力の配分がむつかしい。

第一日に家族と医師が会っておくことは欠かせない。当然家族は患者の予後に不安を持つが「本人と家族と医師の呼吸が合うか合わないかで予後が大幅に違う」主旨を告げるべきだろう。これは美辞麗句ではない。呼吸合わせの上手下手は人によって異なるが、その重要性の認識の合意は少なくとも有害でないだろう。バリントは「分裂病原性の母親」とはどういうものかよく判らないが、子供に「波長を合わせる」ことの下手だった母親ではあるまいかという感想を述べている。

入院第一夜の重要性はサリヴァンがとくに強調している。彼自身が加わることもあったというが、とにかく二人の看護士がつきそって不安の軽減につとめたという。そして患者との対話よりも、治療者同士の対話を患者がきくという形をとったらしい。おそらく入院第一夜の独特な不安と緊張は、精神科に限らないだろう。これは大体入院後一週間はつづくとみてよい＊。

＊高茶屋病院の人たちの中国の精神病院訪問記を読んだ覚えがある。「熱烈歓迎！」といったことばかり書いてあって、大事なことはあまり書かれていなかったけれど、ただ、中国のシステムでは、入院第一夜は看護者たちがとにかく本人のそばにいて、本人につき合うことになっているらしいことと、これがかなりの治療性をもつことが読みとれた。そのあとどうなるかは、何も書かれていなかったけれど――。〔滝川〕

入院後一週間は、しかし、往々、検査が患者に殺到する時期となってしまう。緊急性の順に、しかしまた、侵襲性の少ないものから順に、必要不可欠なものに限るべきだろうと思う。豊富な経験からする守山荘病院の岩瀬正次氏の主張のごとく、有熱性緊張病の場合、とくに検査は少なければ少ないほどよい。明るくおだやかな病室ともの静かでやさしい介護を決め手とし、薬物として脳代謝改善剤（氏はチトクロームCを用いる）と抗精神病薬を用い、脳波検査すら時に致命的でありうるので通常行なわない。安全保障感を与える「雰囲気」が何よりも必要なことは私の乏しい経験からも確かなことである。全身状態が問題になるような時さえ、この病気に限っていえば、絶対に必要な検査は予想外に少ない（残余窒素と血糖値か）。その代りに肉眼観察が精緻でなければならず、医師の現存が必要なのは、そのためでもあり、それ自体の不安鎮静的価値のためでもある。高熱に対しては物理的冷却が重要であり、副腎皮質ホルモンは熱計表を刻々みながらヤマ場において時を移さず使用する。漫然たる使用をしないのは、使用二年後もなお手術などの際に慎重を要するというこのホルモンの残余効果を考えてのことだが、他方、精神科医は有熱性緊張病やいわゆる悪性症候群に対する副腎皮質ホルモンの投薬をためらって機を失する傾向がなくもなさそうなこともわきまえておくべきだろう。タイミングを得た投薬の場合、一、二回で十分なことも少なくないのである。

序でにいっておくが、筋骨隆々たる青年患者の一般状態がとくに要注意である。患者は一見元気で「威勢よく」さえ見える。しかし、こういう患者はその力に任せた心身彷徨の果てに入院してくることが少なくなく、しかもなお、脱水や心不全の徴候に気がつきにくい。一般に入院患者は不眠と疲労の何日間かののちにわれわれの前に立つのだということを忘れてはならない。

入院後の少なくとも一、二週間は家族との面会を差し止める必要が生じることが多いが、その旨を家族に告げるだけでなく、その代りに主治医が家族とあうことを保証しなければ片手落であり、家族の不安はしずまらないだろう。この点で、〝家族面接〟の時間をとってある病院があることは好ましい傾向で、普及がのぞまれる。家族は「権利として」主治医にあう時間を保証されるべきであるし、結局そうした方が医師もその他の時間を患者に専念できる。

面会を最初のある期間行なわないのは、ひとつには家族の統合《まとまり》の回復期をとるためでもある。患者の入院までのかなりの期間、家族の主な成員は奔命に疲れており、各種の不安に苛《さいな》まれていることが通常と考えられる。最低限の修復——家族が余裕をとりもどすにもおおよそ三週間以上かかると私は判断している。これは患者が入院後急性期を脱するのに要する時間とほぼ一致している。この三週間に家族に余裕をとりもどしてもらうことは、非常に大事なことなのだ。この三週間という期間は延長できても大体短縮はできない重要な時間的パラメーターである。

最初の面会は、「一族再会《ファミリー・レユニオン》」の可能性を大きく規定する重要事件である。早すぎても遅すぎてもその好ましい力は弱まる。患者がそれまでに静穏化し、弱々しくても新しい一歩を踏み出していることが必要である。患者に、家族があいたいといっているが、会うかことわるか、とたずね、ことわる自由があって、しかも、それを医師の責任による決定として伝えることを告げた上で、いずれ面会するという確約を得た場合でなければならない。すこし早いかなと思う時は、面会の始りと終りに医者が立ち会うべきである。最初の面会は短時間の方がよい。しばしば間《ま》が持たないことが多く、そんな雰囲気で長時間をすごすより、少し心残りがあって再会を期する方がよいからでもある。大切なのは、再会したという事実そのものである。機械的にでも時間を支払わねば愛情の証《あかし》が立たないという雰囲気を生み出さない方がよいが、そのために、治療者が時間を限ると、患者・家族双方の心理的負担が軽くなる。一五分でもしばしば長すぎるのが初回の面会である。

見舞いづかれはしばしば身体病患者にみられ、回復のはかばかしくない患者でその理由が不明の時は、面会制限を家族を介して実行すると意外な好転のみられることが少なくないようである。こういう時に、真実を話してもあまり動揺せず治療者が表裏なしに事情を打ち明けて協力を求められるだけの安定した人が一族の中に一人でもいることはきわめて重要で、この人の動きの如何が予後を決めるパラメーターになることが少なくない。慢性患者でもそのような人の出現によって見通しががらりと明るくなる。しばしば意外なところにそういう人がみつかる。お嫁さんであったり、母方のオジオバであったりすることが少なくないのは、患者を生んだ家族的伝統からある距離を置いた存在だからであろうか。そういう人を発見するのも治療者の重要な仕事である。逆に、どうしてもそういう人がみつからない場合、治療は患者を抱えて二人でさまよう彷徨的なコースをたどる覚悟が必要かも知れないくらいである。

4　治療の滑り出しと治療的合意

1

私は登山家ではむろんないし、書斎の登山家というか、その方の本を蒐めている者でもない。だから、そのつもりで読んでほしいけれども、登山の遭難は下山の時の方が多いようだ。病気の方も同じことがいえるのではあるまいか。

なぜ、山を降りる時の方が遭難が多いのだろう。

むろん登る時よりも体力を消耗している。それが第一に挙げられるだろう。当然のことだ。しかしこの当然のことが治療でも忘れられがちである。

山頂をきわめたにせよ、途中で引き返したにせよ、山頂寸前で登頂を断念したにせよ、山を登る時の心理よりも降りる時の心理の方が複雑である。

登る時は山頂をみつめて登る。たとえ前山に遮られている時も、垂直の岩場をよじている時も、心の中で山頂はみつめられている。降りるための時間や食糧の計算は誰でもするだろう。（それでもエヴェレストを麓から単独登頂せんとした人がヒラリーらのイギリス隊の初登頂――それは〝極地法〟による大がかりなものだった

——以前に少なくとも三人はいると、メイスンの『ヒマラヤ』は伝える。むろんいずれも霧の彼方に去ったままだった。）しかし、降りる時の心理まで勘定に入れる人はヴェテラン中のヴェテランだろう。

山頂をきわめた者にも虚脱感はある。まず、きわめたことそれ自体に。そして、長年月夢みてきた山頂は、小さな岩の集りであったり、ささやかな雪の円頂であったりする。「これなのか、自分たちが長年夢に見、計画し、資金を集め、無理に無理を重ねて到達したものは」との思いを記さない登山記の方が少ない。「やった、やった」と手放しで喜ぶのは踏みならしのきいている道をたどって名山に登るふつうの人だけだろう。

そして山頂には長くとどまれない。実際、旗をかかげ、記念写真をとり、周囲を三六〇度撮影してしまうともうあまりすることはない。今から、これまで登ってきた分を降りねばならぬという思いが重く心にのしかかる。そういう意味では途中で引き返したり、寸前で断念した方が、口惜しさが残るだけ、山頂をきわめた者の——放心状態とまではいわずとも——虚脱感から救われるくらいだ。

心の片隅には、「俺はもうここへくることはないだろうな」との思いもかすめる。登頂隊に加われなかった誰彼の心にも気持は走る。

最近、ヒマラヤでは地元政府の要請で最後の一歩を残すことも多いようだ。信仰の対象だからであるが、登頂者に一挙に起こる目的喪失感をわずかなりともひそかに救っているという機微がありはしないか。

また、こういうこともある。ウィンパーのマッターホルン登頂の折のように、悪天候に見舞われる下山もあり、登山中なら引き返せても、下山はとにかく体力を保存して平地まで降りねばならないのだから、悪天候の意味は下山の方が重い。しかも、登りの時よりも、むろん、下りの時の方が体力も気力も消耗している。二重にきびしい意味を下山の際の悪天候との遭遇は持っている。

道に迷いやすいのも下山の折が多い。こういう話をきいた。初心者は「道に迷った！」と思った途端、頭に血がのぼり、正しい道を求めてさまよい歩いたあげく眠り込んでふたたび醒めない。しかし、ヴェテランは、「迷った」と思った時、まず、雪洞を掘るなり、岩かげにビヴァークするなりして、よく眠り、好天を待って、はっきりした頭であたりを見廻すという。すると実際に道がすぐそこにあったり、山小屋が目の前だったりする。

最初の八〇〇〇メートル峰アンナプルナに登頂したエルゾーグらのフランス隊の下山は悲惨だった。ほとんど朦朧状態で、手袋を落し、靴下はだしで、消耗し切って、ついにクレヴァス（だったと思う）の底に落ち込むようにして休息の場を見出す。朝が訪れた時、前進キャンプはほとんど眼前だった。どんなヴェテランも十分ヴェテランというわけではない。病気でも同じことがいえるだろう。

また別の危険もある。好天にめぐまれた時も、それなりの危険がある。けわしい山ほど平地が手に取るように見える。奥穂高の山頂から上高地が、八ケ岳最高峰の赤岳から降りる道から佐久平が、いかに近くに見えることか。低いがけわしく、関西の谷川岳といわれる比良山からは琵琶湖とその西岸の森や田はまさに眼下にみえる。アルプスの三大北壁からは牧場の平和な営みが克明にミニチュアのようにみえるらしい。

それは、好天の時、ほとんど一気に飛び降りられる錯覚を抱かせるほど近く、その美しさと平和はわれわれを誘惑する。実際には長い長い下りの道程を経なければ、そこに到達できない。まず、荒れたガレ場を一歩一歩踏みしめながら降り、お花畑を歩きとおし、小暗い森の七曲り道を何時間もつかれた足をひきずりながら行かなければならないのだが、そのことをわれわれは一瞬忘れる。ここに一種のディスメトリー——距離測定錯誤——が生じうるので、一刻も早く平地に到達しようとする焦りは、かりに途中で疲弊し尽さずとも、あとあとの健康破壊につながりうる。

このディスメトリーは、島にむかって泳ごうとする人間のディスメトリーに似ている。中間にもののない海面は島をひどく近寄せてみせる。実際に泳ぐと、島はなかなか近づこうとしないことが仕々にある。一気に健常な生活に戻りたい誘惑、現に戻りうる状態にあるという錯覚は珍しくない。

下山はまた、次第に眺望を失ってゆくことでもある。下山のはじめほど、美しく全的な眺望を享受できる時はない。下るにしたがってそれはなくなる。暗く湿った森の長い道のりに入り込んでゆくのがふつうなのだ。これは回復期の初期に、これまでの体験を（最近の常ならぬ体験から幼時の体験まで）一望の下に収めることができ、非常に明晰に言語表現ができきフワリとした誇大感すら生れるのに、しばらく経つと抑うつと消耗の中に入り込んでゆくのに通じるものが感じられる。*

＊向井はこのあと、家族に甘える時期があることに注目している。〔中里〕

病気からの回復期は一日一日が前の日と違った味わいのある、独自な時期である。ここに一粒の快い回復期感覚が生れうる。（健康人はそんなに日々進歩しない。）これは結核にいちじるしいが、しかし、また一種の失望感もある。眺望を失ってゆく失望から、引き返したい誘惑さえありうるのだ。

また、下山は、同行者の呼吸が合いにくい時期でもある。登る時すでに合わなければ、登頂けそもそも不可能だろう。しかし、下山の場合、体力の差は拡大され、体力の残る者、あるいは無理に重力に身を任せておりてゆく者（これはヒザを痛めるが）がどんどん先に行ってしまうことがしばしば起こる。病気の場合、発病過程は単独行だが、回復過程は通常治療者という同行者がいる。家族もいるだろう。しかし、この同行者が患者の歩調に合わせずにどんどん先へ行ってしまうことがある。観念だけ先へ行って、過早に外泊や退院を決めることもあるが、いっしょに速足でゆかせようとすることもあって、患者を弱らせる。（家族も、患者の発病過程で消耗するが、患者より回復が速いのがふつうだ。*）

＊家族が心身の疲労は回復しても、発病によって受けた心の傷手は長く尾を引いて、防衛的な構えをとりつづける

ことがある。〔向井〕

2

フロイトは分裂病についてあまり語らなかったが、「分裂病の発病とは治療過程の開始である」は、彼が分裂病について語ったうちでもっとも透徹した見解ではないかと思う。

実は、私は分裂病の〝純粋状態〟は、人々が、医師もふくめて発病と考えている時点の前夜、私が「いつわりの静穏期」として記載した時期（木村敏編『分裂病の精神病理3』東京大学出版会、一九七四年に収められた「分裂病の発病過程とその転導」）にあるのではないかと思っている（さらに詳しくは『分裂病の精神病理8』中井編、東京大学出版会にのせた小論を参照のこと）。

とにかく治療者は〝山頂〟で患者と出会う。そうでないことは例外である。治療者は家族とともに下山の同行者である。（何科の病気でも同じだろう。）そういう者としてなにが要求されるか。

私は前章で治癒過程を連立方程式にたとえた。自然治癒力にもとづく過程と治療的介入の過程である。この連立方程式を一つの方程式に還元するのは、紙の上ではたとえ行ないえたとしても実践的にはかない。実は治療実践とは、実践において連立方程式を解くことである。そのためにこそ、治癒過程を構成するパラメーターをできるだけ明らかにしようとする努力自体が臨床的意味を持ちうるのである。

しかし、このパラメーターは無数であろう。すべてを枚挙しようとすることは科学者らしい壮挙にみえるが、実は患者の仕事である。「機会《カイロス》は束の間に去る」（ヒポクラテス）。重要なことは、本人と家族と治療者の三者の呼吸が合うかどうかである。この呼吸合わせのための労力はいくら払っても払い過ぎということはない。それが予後の最大決定因子であり、それを怠ると、最初の外泊時に両親がマラソンを強いたり、本人が職をさがしに出たりして、もっとわるいことに治療者がそれを知らないということさえ起こりうる。

この呼吸合わせに治療者はイニシアティヴをとらなければならない。本人も家族もあまりに深く病気という事態に巻き込まれているからである。しかし、イニシアティヴとは、なにも独裁者、専制者として医師が臨むべきだということではない。患者や家族の鼻面をつかんで引き廻す医師に対しては「医師にかからないのは中くらいの医師にかかったと同じことだ」という中国の古諺を引いておけばよかろう。医師はスペシャリストとして依頼をうけて事に当たるのであるが、必要なのは、絶対に加速してはならない過程と加速可能な過程とを見分けることである。加速してはならない過程を加速しようとして、本人を焦らせ、家族を焦らせ、そして医師当人が焦りの中に巻きこまれて、結局、焦りの塊りが三つ渦を巻いてまわっているだけという場合は残念ながら皆無ではない。

このために必要なのは、なによりもまず、治療的合意である。滝川のことばを藉りれば、それは「メリハリのきいた治療的合意」でなければならない。

これが必要なのは、〝山頂〟で治療者は患者と顔を合わせるからである。患者からみればこちらはヘリコプターできた人間ならまだしも、宇宙人かも知れない。こちらが、相手にどう映っているか分からないと思う時は、たいていむこうも同じことを考えているものだ。

患者としては、「敵か味方かただの人か妖術師か」と思って自然である。したがって、合意ぬきではじめられた治療はすべて彷徨的な治療になるといって差支えない。いかなる医師の「ヒューマニズム」を以てしても、それはカバーし切れない。その場合には患者を背負っての彷徨になるが、こういう時は、医師は、真実にもとづかない一種の万能感を患者に与えるので、医師が万能であるとみえればみえるほど、患者は小さく卑小で無能となる。これが憎悪となって爆発するか、萎縮におわるか、無限に医師にむかってねだり、難題を要求する存在となるかは予言できない。

ありうる合意としては、まず三者をまとめて医師が自己紹介を行ない（案外過去の主治医の名も知らない患者とその家族がいるものである。これは一体どういうことだろうか）、そして「本人と家族と患者の呼吸が合わなければ治るものも治らない」という表裏のない事実を述べるべきだろう。実際この〝呼吸合わせ〟が成功し持続するかどうかで治療の九割は決まるといって差支えないだろう。「何か月で治りますか」と家族や本人がたずねても、医師はこの前提をくり返したのちに、もし見通しを述べる方が望ましければ、述べるがよい。そして「この呼吸が合わない限り何回でも仕切り直しになりかねません」と告げるべきだろう。むろん、本人もその家族も、入院後何十年にわたる症例の存在することを先刻承知だからである。

しかしこういう症例の記録を再吟味してみると、何度も良い方への、私のいうベース・チェンジ（少し寛解の兆しがあってもまた病的状態へ戻る状態から多少病的状態が出現してもまた寛解状態へ戻る状態への比較的急激な変化および方向が逆だが同じ性質の変化）が起こっているのに、その機会を逸していることが推定されてくる。むろん、あとからの戦史批判が容易なことは、一九一六年の「ジュトランド海戦」や一九四四年の「レイテ沖海戦」の後にそれぞれおびただしくものされた、こうすればよかった、ああすべきでなかったたぐいの戦術批判をみれば判るだろう。あとからの批判が安易とされるのは当然だが、それでも、治療の記録上、ベース・チェンジの機を逸している機会がほの見えるのはいかにも残念である。

合意は、初診においてやっておくべきである。入院中の患者を引き継ぐ時も、同じく三者の合意をとり直すべきである。漫然と引き継ぎを重ねていると、みごとな慢性患者ができ上ってしまう。漫然とした引き継ぎを行なうと、患者はその度に新しい主治医にとって一段階陳旧化した患者に映りがちである。しかし、合意をとり直すと、しばしば患者は一段階新しくなり、時には新患のようにみえてくることも絶無ではない。

私はかなりの実例を踏まえて言っているのだ、といえば蛇足だろうか。*

＊医者にとって、急性期からつき合った患者は「苦労をともにした仲」という気持になりやすい。この気持が、必ず訪れる治療の〝だれ場〟にも患者への生き生きとした関心を持続させてくれる。引き継いだ患者には、この感じが欠ける。慢性状態から脱け出すには、一度、再急性化（悪化）が必要とされるとしばしばいわれるのは、もしかすると、この医者の側の問題かもしれない。「合意の取り直し」は、古い患者ほどなかなか困難になっている。治療契約も、いや治療ということそれ自体すら、なにやら茫漠としてしまっていることが多いからだ。そこであえて、「合意のとり直し」をはかること自体が、治療者にたいへんな苦心を強いるわけで、このことが治療者の患者への生き生きとした関心をよびさます。「苦労をともにした仲」にしてくれるといおうか。再急性化のほうは、現状打開的意義はあっても、本人に大いなる犠牲を払わせるものであろう。「合意のとり直し」ならば、治療者側の負担で可能なことである。〔滝川〕

それから、医師から本人に向っては、「私は安受け合いはしないができるだけの努力をする」と約束する。そして「しかし、ひいきのひき倒しはしない」と付言する。患者の早きにすぎる申し出に対しても「ひいきのひき倒しはしない」とくり返すし、「君が今やれてできないことはないかも知れないが医者は（私は）冒険をしないものだ」と答えるし、さらには「君があせり、家族があせり、そして――医師まであせっちゃおしまいだからね」と家族の方にも顔をむけて、お互いに〝あせらない〟合意を行なう。しばらくして、「しかし、医者がサジを投げない先にあなた方が先にあきらめたりして貰っては困る」「私が希望を持っている間に君たちが先走って絶望しないよう」ともいうべきである。これはいうべきなのだ。医者ができる最大の処方は（願わくは空疎でない）〝希望〟である。十九世紀の昔、ヘッカーの『破瓜病』においてさえ、第六例は――背中の大きな腫れ物にかかってから――治っているではないか。

本人に対しては面接回数、時間、臨時面接を求めてよいか否か等々を打ち合わせる。話の内容は具体的・明快を心がける。そして、医師の個々の治療行為に対して苦情を言いあるいは拒否できることを告げる。「例外は緊急の場合であるが、その際も説明なしに行なわない、君に意識のある限りは」と述べる。(医師法は本人に意識のある限り本人の承諾なしに医療を行なうことを禁じている。精神衛生法はこの点を緩和しているが、われわれは精神科医たる以前に医師であるから医師法の精神にできるだけのっとる方がみのりが多い――同一の医療行為であっても、である。)

そして、薬物が必要と判断される場合は、薬物服用についての合意を求める。その際「薬のきき方には人によって差がある。私はまず苦情をききたい。それによって私は正しい処方に達することができるのだ。かりに、君がぼくによいことばかりいって、こっそり薬を服んでいないとしたら、ぼくは、ははあこれはまだ量が足りないと思って量をふやしてゆく。君はますます薬を捨てる。これでは何をしているかわからないからね」と理由を述べて、「これが本人が医師にしていただける最大の協力です」としめくくる。家族などがけげんな顔をしていれば「不快なこと、苦しいこと、うまくいっていないこと、要するに苦情を聞くのが私どもの仕事なのです。どうかプレゼントのつもりで〝いい話〟をいおうと、来る時に準備などしないで下さいね」とでもいえばいいだろうか。これは家族にうなずいてもらえることが多い。

3

患者のことわる権利といったけれど、これはとくに、明らかに合っていない薬や、精神療法やその他絵画療法の中止に関することで、私は必ず絵画療法の前おきとして「かくかくのことをするのですが、聞いていていやーな感じがしているならそうおっしゃって下さい。途中でつかれたらそこで遠慮なくお止め下さい」

という。「言っていただかなければわかりませんから、そうおっしゃって下さい」ともいう。これは患者がサリヴァンのいう「自己の内的感覚を自覚する」契機にもなりうる。恋人にあいたいと意識が思っても、どこか気が進まなかったりする時は止めた方がよい、結婚の日が近づくにつれて気が重くなってきたら、やめたらよい、ということと同じである。この感じが患者には弱いのかも知れない。あるいは長年自分を自分で弾圧——抑圧——したために、ついには感じが湧かない、あるいは聴き取れないようになっている場合が実に多い。しかし、これは抑圧といっても、かなり容易に意識に上るようになるものである。

もう一つは神田橋條治の「拒絶能力」に関するもので、患者の中に、はっきり人にむかって「ノー」といえる力を呼びさますことは、われわれの仕事の不可欠な一部である。

治療は、どんなよい治療でもどこか患者を弱くする。不平等な対人関係はどうしてもそうなるのだ。その不平等性を必要最小限にとどめ、患者が医師に幻想的な万能感を抱かず、さらりと「ノー」といえることが必要である。

両者は患者の後の生活のひろやかさの大幅な増大となってみのりうるものだ。このことの重要性は精神医学に限らない。

家族に対しては、包括的に「協力」を求める。これは本人の前で医師から懇請するのである。患者の家族は、この場面で、自分は無にひとしく何の主張も権利もないと思っている。と同時に、家族の一員をとうとう病気に追い込んだという負い目から何とか自力で治してやろうとも思っている。どちらもこの時点では有害である。家族の行なう自家治療で済む場合ならば、こうして精神科医の前に現われないだろう。いや、そもそも、家族的伝統というものは強固なものであるから、患者は家族の一員としてそれをとり込んでおり、いわれなくともそれを疾《と》うにやっているだろう。そういうことののちにわれわれの前に現われているのであって、だからこそ、一見軽症とみえる患者にうっかり「朝早く起きてマラソンでもやってごらんなさい」といっても、誰もこれはいいことを聞いた、といわず、うれしそうな顔をしないのである。

したがって、患者の家族には、家族の事情をきいて、可能な範囲で、患者の生活行為を援助し、時には代理することを求める。「週に一日何とか休みをとって病院に来て下さること」が最大の協力である場合も、朝起きこそ最大の健康法と信じている同居の老人にそれを控えてもらうことが最大の協力である場合も、明るく静かで誰も不意に入ってこない部屋を患者のためにしつらえることが最大の協力である場合もある。時には〝母親が自分の部屋を持つこと〟が最大の協力でありうる。（一日中忙しく働いて憩う場もない親のそばで患者が緊張を解いて休めるだろうか。）小遣いは月何千円と三者で合意しておく方がよい。「求められた時に出す」方式は大人に対するものでない。

同じように入院の場合、病院も近藤廉治の主張し実践するごとく、いわゆる代理行為は最小限（近藤は全廃）に止めるべきである。洗濯、買物、手紙の投函、小遣いの計算、そういったことは患者か患者ができなければ家族のやるはずのことである。家族がいなければ福祉関係の人々の本来なすべきことである。この代理行為が看護本来の仕事を蚕食し尽しているのは、痛ましい限りであり、患者のためにならないのはもちろん看護婦の士気をもいちじるしく挫いている。*

＊患者の代理行為を看護者にやらせないことと同時に、医者の代理行為を看護者にやらせぬことも大事である（しばしば、やらせている！　医者不足が、そのいいわけになっているけれど）。そしてさらに、病棟内の便所掃除とか、配膳車の運搬とか、本来、病院従業員がなすべき作業を患者に代理させないこと。病院がやるべきことを患者にやらせ、患者がやるべきことを病院がやるという奇怪な倒錯が、精神病院には成立している。〔滝川〕

他に患者の役に立つ方法を教わらないために、代理行為をすることで精神科ナースだという安心を得ている場合も（これは、あまり理屈っぽくない献身的な看護婦に多いようだ）、逆に代理行為を拒む看護婦の中には「患者の使い走りではない」という意識のものがあるようだ。〔中里〕　一般に日本のナースは欧米に比べてやさしいと思う。アジア人一般か。インドネシアやフィリピンでもそうだった。欧米なら拒否することだ。〔中井〕

4

入院の場合、面会、外泊、外出は、可能になれば連絡すること、都合のよい曜日をきくこと、その回数を、家庭の事情をきいてからとにかく取り決めておくことが必要である。この取り決めを守れない時は、その都度、連絡してもらうこと。「そうでない時は、私どもも治療にご協力できません」といい切ってよい。「多忙で来れないかも知れません」ということばには「忙しいのはお互い様です」といってもかまわないが、きっぱり「ご無理を承知でお願いしているのです」と相手が承知するまで眼をみつづけるのがよい。われわれは、家族をいたわり、家庭まで破壊しないように考える余り、この合意を忘れてはならない。患者の家族への再統合への道はつねにひろく開けておかねばならない。

この合意ぬきだと患者は家族に置き去られやすい。われわれはもう、新しくそういう患者をつくるのをやめようではないか。

また、外泊や外出の意味を話しておかねばならない。それは「病院づかれをいやしていただくこと。まず、おいしいものを食べさせてあげて、ゆっくり休んでもらって下さい。昼すぎまでねておられてもかまいません」といっておく方がよいだろう。家族の中に擬似治療者を志願する人がいて、最初の外泊に朝早くマラソンをさせたり、こまごまと家事をさせたりする人がいる。これは、できる、できないという議論より先に、そもそも長期的にはみのらない。「よく休む人がやがて働けるようになるのは自然だが、働けるけど休めない人は化物ですね」と蛇足を加えてもよい。さらに蛇足をつけ加えるなら「患者さんは働くのが下手な人というより休むのが下手な人と考えた方がだいたい正しいです」といってよい。実際、〝無為臥褥〟中の患者のいかに緊張していることよ。

これらはすべて患者の前で行なわれることが必要である。子供の治療において「親と教師と医師がグルでない」ことを子供が芯から納得してはじめて治療がはじまることをかつて述べたことがあるが、成人の治療においてもことはかわらない。成人の場合、とくに医師と医師の共謀にもみずから気をつけなければならない。誰が主治医としての責任を負っているかが患者やその家族に明白であるべきである。そして、少なくとも第一回に家族から金員を受けることは（私立病院では違法ではないが）断乎ことわるべきである。これは土居健郎のいうように賄賂の性格を持っている。家族が意識しようとしまいとそれはかわらない。ことわるのに何もこちらが清教徒ぶることはないので「私も人間だからこういうものをいただくと判断の眼がくもって、患者さんをひいきのひき倒しにしてしまったり、いろいろ間違うかも知れません。それは患者さんのためになりません」といえばよい。「お気持だけ頂きます」と鮮やかに返す医師も知っている。いずれにせよことばより態度である。医師は権威ぶるべきではないが、金員で何とでもなる、と甘くみられれば、――つまり医者がなめられれば――被害をこうむるのは患者である。

「あなたのおっしゃったことは本人に話すかも知れませんが、本人の話をあなた方に話さないのは医師法に規定されていることです」と告げることも必要である。本人には「君が私に話したことは家族には伝えない。家族の話は君にいうけどね」と告げる。以上は土居健郎のつよく医師たちに要請するところであり、実際、医師法の秘密厳守義務にまっすぐつながっている。

そんなことが可能か、といぶかる向きもあるかも知れない。しかし、家族との面接で、家族自身の苦労話に入った時、はじめて仮面をぬいで感情をこめて語るのが家族というものである。この苦労話を無理にききだすことはよくないが、その必要に迫られたことはなかった。患者の家族は医師の前で私情を出してはならないと辛うじて耐えているのであり、その気持を汲む一言は、はりつめたものを一針で破る力がある。そうなってはじめて本人に関する真実も知ることができるのだというのは、これまた蛇足だろう。

入院の場合、家族面接時間が権利として家族にあることがきわめて望ましいのはすでに述べたとおりだが、その際、家族から「どうですか」ときかれた時に〝土居の要請〟が可能かと思われる向きもあろう。しかし、私はたいてい「（お母さんなら）お母さんからみてどうでしたか」（たいていは直前に面会を済ませているから）と問い返すのがよいと思う。「私たちは病気の前の本人を見ていませんからね」と言い添えれば意味が判ってもらえるし、話の内容も、ただの〝医師の報告〟以上に、思いがけないヒントの得られる内容豊かなものでありうる。そして「では、まだ本調子でないという感じですね」といった結論（あるいはどんな結論）もどちらからともなく生れうるのである。消耗状態には「あれだけ大仕事をしたのですからね、外からは目に見えない仕事ですけど」といったコメントが必要だろうし、とくに「ブラブラ怠けているようにみえますけど」といわれればきっぱりと「治療という大仕事をなさっているのです」と答えるのが医師の義務だろう。まさにそういう仕事をしてもらっているのではないか。

患者が「怠けていてはいけないから英語でもやろうと思うのですが」ということもあるが、その時も「君は怠けているのではなく治療（休養）という大仕事をしている」ことはまず前提として告げるべきだろう。改善の時に少し自他がブレーキをかけるべきなのは、下山の時とかわらなくて、「『梅一輪一輪ほどのあたたかさ』かな」という告げ方が家族に一番判ってもらえる言い方であることも多いが、もう少し直接的に「少しよい芽が出てくると引っ張ってでも伸ばしたいのは人情かも知れませんが、それで草木は伸びますか」といわねばならぬこともある。*

*ナースに説明するときに「二枚貝が少し開いて舌を出したら、その舌をクギヌキでひっぱり出すようなことはするな」という表現を使ったことがありますが、この表現は、どぎつすぎるでしょうか。〔中里〕　それは相手によりけりですが「おびえたかたつむりが体を出し角《つの》を出すのをそっと見守る気持。角が一ぺん出たからといってヤットコで角をはさんだらかたつむりはもう一度出てくるでしょうか」という私がよく家族に使うたとえも同じことですね。〔中井〕

5

入院時の合意に戻ろう。あと病名と診断書のことが残っている。病名については「病気は治ったけど、あの医師が『分裂病です』といった一語が心に刺さって忘れられない」と語る人が実に多い。患者に通じないことばは用いるべきでないだろう。ではどういうことばが患者に通じるかは別の機会を待って述べよう。

診断書については公衆にも医師にも誤解がある。「診断書は求められれば書かねばならない」という医師への強い義務には「何を書いてもよい」という強い権利で均衡されているのだ。極端にいえば「私には判断できない」という診断書でもよいのである。「病名」欄などをあらかじめ刷り込んで、それ一つ改めるのにさえ大抵抗がある病院が少なくないのは困ったことである。診断書は患者に渡すもので企業や学校に費用患者持ちで売り渡すのではない。しかし、診断書が漫然と求められることはまずないので、「差支えなければ」と目的をたずね、相手に判るように書く。たとえば、「……長期的見地から六か月の休養が必要と認めます」と書く。……の部分は「医師としての判断により」がほんとうは正しい。

欧米の診断書の多くは医師の判断に全幅の重みがある。日本がそうでないのは医師のほんとうの権威が軽視されているからである。on medical reasons のことばの重味はあたかも on imperial reason（超法規的措置の際に英政府の用いることば）と同じ有無をいわせぬ重味を持っていることをわれわれは感じる。しかし日本でも、病名を書くべき理由を企業などに問えば、「健康管理のため」などという返事が返ってくるが、カゼであろうと胃潰瘍であろうと、重症から軽症まであって、休業か否かの判断にはならないのはいうまでもない。ものものしい漢字がずらずら並んでいる精神科の診断書ではなおさらのことである。

学校の場合、「てんかん」と書いても、ひょっとすると教師はどうしてよいかわからず、「誰それちゃんはてんかんですから皆さん気をつけて下さいね」と壇上でいうが子供はむろんますます判らず、結局本人が「てんかん」「てんかん」とはやしたてられることになりかねない。われわれは、具体的に「医学上の理由でかくかくのことを避けていただき、かくかくの時はかくかく御配慮下さい」と記すべきである。そして最後に診断書は、患者の前で記され、患者の前で読み上げられるべきである。「何を書いてもよい」という権利を支えるものは何よりもまず医師の秘密厳守義務だからで、診断書がハムレットに出てくるデンマーク王からイギリス王への密書（到着したら使者を斬れ）などであっては断じてならない。

なお「社の規定です」などと病名をねだりに来る熱心な人事課員もあるが、社の規定など医師を拘束するものでない。お役目ご苦労であるが、相手の健康管理規定なるものをよく見ると、病名でなく、病名等となっていることが多い。「病名」は例なのだ。あたりまえの話で、喀血しても吐血しても診断が決まるまで休みを認めぬような法外な話はないし、要するに健康管理上は具体的なことであればあるほどよい。かりに「病名」となっていれば、それは企業などの方に問題がある。

われわれの迎合すべきことではない。また患者との面会の申し出も断わるべきである。『会社の同僚や上司とは晴れやかな顔で再会してもらいたいのが私どもの希いです」といってよい＊。

＊人事課員が問い質しに来たりして、答弁に苦労するのがめんどうなので、つい「わかりやすい」病名にしてしまうことも多いのですが、最終的には、「あなたは患者をクビにしたいがために私のところへ足を運んできたのですか、それとも、クビにしたくないために来たのですか」と問うと人事課員は正直で、たいてい前者の意味のことをいいます。そうなると小生はすぐに飛躍して、「私は患者の主治医であって、会社の主治医ではないので、患者については診断書に書いた以外に何もいうことはない」と追いかえしてしまいます。組合の強い会社なら、これで充分であることが多いようです。つまり患者への仇うちをされません。そしてそれより以前に組合の弱い会社は不思議に人事課員が医師をおとずれてきません（結果的にはクビにはなっていないようです）。〔中里〕

同じくらいの財閥会社でも「治るものなら治るまで不利益待遇しないことを約束しますからよろしくお願いします」と上司があいさつにこられるところから「精神病の休職は一生で合算二年間です。この人はあと六か月。この人は精神病ですか、でないのですか」と食い下るところまである。相手の言い方によっては会社の規定をとりよせる必要がある。何といっても家族か医者に圧力をかけて自発退社させるのがいちばんあとくされがないし、医者は規則に弱いと思われている（保安処分問題以来えらく法律にくわしい医者がふえたが、歴史の皮肉というべきか）。回復者を障害者雇傭枠にふくめている社もあるが、これはどう考えるべきだろう？〔中井〕

最後に、初診の時、「休んだ期間をとり戻そうと治りかけの時にヤマ気を出さないで下さいね。これは大事なことです」と本人および家族にいう。一喜一憂しないことをお願いしておく方がよい場合もある。治療期間については「治療が軌道にのったらもう少しはっきり申し上げられると思います、二、三週間お待ち下さい」というのが正直なところであろう。二宮尊徳は隣村までの道のりをきかれて答えず、相手が歩き出すのを呼びとめて「あなたの歩き方なら半刻でしょう」と言ったそうである。

以上を形式的合意と思われた向きもあるかも知れない。しかし私はもっとも重要な治療的行為の一つと思っている。精神医学と社会の最重要な接点（原点などとものものしいことばは使わないが）と考えている。日本人は契約や合意に弱く、世話焼きに強い。これは日本人の治療者特性の欠陥面である。この欠陥面は患者の生活権まで背負い込んで奔命に疲れる良心的ヒューマニスト的医師を生みつつある。この欠陥面から利益を生み出している連中については書かずともよかろう。

5　服薬の心理と合意

1

私がまたしても治療的合意の話をつづけるとしたら、うんざりして、ぼつぼつ「山を降りはじめてくれないか」といわれる方もあるかも知れない。それももっともな話である。実は、私自身にも山頂は居心地のよいものではない。早く降りたいのはやまやまであるが、この誘惑に抗《さか》らうことが大切だと思って、もう少し粘ってみようと思う。ほんとうのところ、私はいったん降りかけたのだが、山頂に大事なものを忘れかけたので、おそくならぬうちにと引き返したのが真相であり、それが前章の話となったわけである。

最近といっても、もう数年前（一九七八年）になるが、私はある新聞記事に少し心あたたまる思いをした。それは、名古屋で、注文主とある建築設計事務所と建築にあたった工務店とが、ある建築部門の賞を共同受賞したことである。ある住宅の建築についてだが、こういう共同受賞は前代未聞のことらしい。そして、三者に賞をさずけるという行為そのものが、建築界に対する一つのきっぱりした批評行為のように思われてならない。しかし、また、私は、その中に、日本の社会の成熟の芽も、ささやかな芽といわれようが、やはり感じられて、よそながら大変うれしく思った。

というのは、この三者の呼吸がぴったりいってはじめて住み心地のすばらしい家が生れることに異論のある人はあまりあるまいけれど、それを実際にやりとおすことはなまやさしいことでないだろうからである。その証拠は、何よりもまず、そういうこと自体が受賞の対象となるだけの値打ちがあることだろう。

実際、それはむつかしいだろうと思う。

家を建ててもらいたい人は、できるだけ安く、多分できるだけ速く、できるだけ広く、立派で使いやすくて長もちして売る時にも値段の下っていない家を建ててもらいたいであろう。

設計事務所に集る人たちは、意欲的であればあるほど、これまでにない新機軸も盛り込みたいし、できれば思い切った実験もしてみたいだろう。国内のであろうと外国のであろうと新しい建築思想を適用してみたいであろう。

その結果、何かの賞などとったりして、より大きな仕事を引き受けたいとか、建築雑誌に原色版でのりたいという誘惑もないとはいえないかも知れない。国際的に認められる機会だって舞い込むかも知れない。

それは俗的な面だが、超俗的な野心もあるだろう。ある建築関係の大学教授がむかし私に語ったことがある。「建築は人が住むという制限がありましてね。上の階ほど天井を低くするとか、美学的にはその方がいいと考えるのですが、そういうことはできないわけです。人間のサイズを無視できませんからね。」私はちょっとびっくりしたが、建築家のこの冗談めかした言い草にも、本心がのぞいていないわけではないように感じた。実際、古寺の塔や門の美しい比例はそこに人がいつも住むという条件があれば随分そこなわれただろう。高名な建築家の建てたものがすぐ雨漏りしたとか、暖房効果がなくて困るというたぐいの話はよく耳にするけれど、あの唐招提寺だって、雨漏りのために閉口して、とうとう鎌倉時代に屋根の勾配を急にするため、二倍くらい高くしている。頭の中でいまの屋根を半分くらい低くすると、なるほど、ギリシァ神殿の流れを汲むという、その均整美はぐっと高まりそうである。今にはじまったことではないのだ。

工務店や建築会社の心理は、私のような者にはいちばんわかりにくいけれど、つくりやすく、出来栄えのよいものがいいだろう。自分が思わぬ負担をしたり、あとで苦情がたえなかったりするのはいやだろう。職人が嫌がるような設計はとくに時節柄困るだろうし、そのためだけにわざわざ新しい工具や機械、新奇な材料を買い入れるのも嬉しくないにちがいない。馴れない工具や材料は、手なれのものを使うのとちがう抵抗があるだろう。しかしまた、新しい工具や材料をこの際、試してみたくなるかも知れない。

大きな枠としては敷地の面積や位置があり、建築を依頼する人の予算がある。その中で、経済的に損をしたくないとか、思わぬ厄介をしょい込みたくないという共通の消極的動機があり、これを機会に今までより向上したい、とくをしたいという共通の積極的動機があるだろう。

2

この話が教えてくれるのは、まず、合意を維持し、まっとうするのは、非常にむつかしいということだろう。医療における合意はさらに微妙である。

これまでは、社会通念によりかかっていたところが多いと思う。日本流にいえば、医者は医者らしく、看護婦は看護婦らしく、患者は患者らしく、家族は家族らしく、ということである。しかし、この「らしく」というのが曲者《くせもの》で、「建て前」にはそれこそ「本音」があり「裏」と「表」がある。

一般論をつづけていくと、あらゆる場合を想定せねばならないので、ここでは私の尊敬する若い友人星野弘の質問への答えをまず考えてみることにしたい。それは、「薬を服《の》むという合意はどうすればよいのですか」という問いである。この問いの鋭さはただちに判っていただけるだろう。

服薬は、医者がその専門家性で一方的に押し切ることにいちばんしてしまいやすいことである。そして、その正当性がいちばんあるらしくみえることでもある。

しかし、現実にはいちばん問題をはらんでいる事柄なのは、内科や小児科ですでに火を噴いた問題であることからも明らかだろう。意外に精神科で薬の問題が多く発生しなかったのには、いくつかの幸運があったからだと思う。

第一には、向精神薬が服んで快い薬ではないことであろう。多くの向精神薬は、多少の差はあっても、不快感が伴う。時には、水のように、服んでも何ともないということもある。たしかに楽になったと喜ばれることもある。しかし、服むことそれ自体に快楽はない。精神科医なら服薬をつづけてもらうのに苦労するという体験を持っていると思う。しかし、悪いことばかりはないもので、向精神薬にはほとんど嗜癖が発生していない。むろん、ある向精神薬が公認されるまでには嗜癖の発生するおそれについて吟味されているであろう。そのために陽の目をみなかったものも少なくなかったかも知れない。しかし、とにかく、そういうおそれの少ない薬を一セットどころか、選択に迷うほど多数用意できたことは幸運であった。

服薬を維持する苦労は合意を維持する努力であって、治療的意味をもちうるが、もし、薬をねだられる立場であったら、ことはるかに厄介であったにちがいない（電気ショックには一部にこの嗜癖状態が発生した。すこし前に注目された人工腎を用いての透析は「きよめ」の儀式と通じるところがあるので、強迫的な人たちには、心理的な依存とみてよいような「透析ねだり」が生じるおそれがあるというのは老婆心であろうか。この方法はなぜか立ち消えになりそうだが）。

多数の薬物が用意されたために、治療薬として一種類の化学物質しかない場合にくらべて、危険は大いに分散されたにちがいない。また、向精神薬が一般に中毒量と薬効量の幅が大きいのは、大変ありがたいことである。この幅のせまいのが抗てんかん薬である。この幅のひろさは安全のみならず、〝匙加減〟の腕のふるえる余地を非常に大きくしている。

幅だけでなく、何年という長期服薬にたえる薬物であることもありがたいことであった。

しかし、これらのために、向精神薬の処方が安易なものと錯覚されたことも事実である。すでにクロールプロマジンの出現当時、セント・ジェルジが、2・4・ディニトロフェノールと同質の「アンカプラー」であることを示唆する試験管内実験を行ない、警告している（『バイオエナージェティックス』――邦訳『生体とエネルギー』、みすず書房、一九五八年）。その後の経過はゆるやかながらこの警告を立証するものであった。細胞内呼吸の場であるミトコンドリアの電子担送系の効率をわるくし、結局はATP産生の阻害となるということである。むかし医薬として使われた2・4・ディニトロフェノールは、白内障を発生させるという恐るべき結果となった（その後は除草剤に使われた）。クロールプロマジンは、はるかに作用が弱いとはいえ、一九六〇年代半ばには、細隙灯顕微鏡によってはじめて判る程度であるが、やはり白内障の発生が報告されはじめた（私も診た）。心筋などのミトコンドリアの変性が電子顕微鏡下に認められはじめた。そして心筋障害が臨床的に問題になるようになってきた。最小有効量を適切に投与してゆく必要性は時とともに増大している。

これは抗生物質の使い方の変化の跡を、十年ほど遅れて追っているともみられるだろう。はじめは、高価さ、入手しにくさもあり、動物実験から示唆された副作用をおそれて、慎重に少量を投薬していた。それで結構有効だった。それから純度の高いものが安価に得られるようになり、副作用も動物実験などで示唆されたほどでない――人間は一面では実に強い生物である――と思われてきて、量で圧倒するような使用法となった。〝原爆主義〟という皮肉をそのころ聞いたことがある。

こうなるには、必然性がまったくなかったわけではなさそうである。少量で有効だった例は、おそらく厳格な意味でよく適合していた例だったであろう。そういう例はしかしある限度以内にとどまり、有効であればあるほどすみやかに舞台の中心から退いてしまう。一方、たとえ一部の例にでも有効であれば、ほとんど避けがたく起こるのは、適用範囲の拡大への圧力である。この圧力は、医師の内心にも発生するし、患者あるいはその周囲の側からの要請でもありうるし、ひろく医療のスタッフの雰囲気からのものでもありうる。要するにひろく医療の場から発生するものである。(悪性腫瘍に対する治療なども、このような圧力のもとに適用範囲を拡大、ときには過剰拡大していったと跡づけられるものが少なくない)。

はじめは、この圧力は意識されているが、次第に忘れられる。他に競合する端的な治療法のない場合は、いわば真空領域への拡散であるから、適用範囲の拡大はきわめて速やかに起こるだろう。

しかし、次第に、鍵と鍵穴のようにぴったりした適合性でなくなる。これをカヴァーするのは量である。薬物だけではない。精神分析にも、その他の精神療法にも、絵画療法にも、作業療法にも起こりうることだし、現に起こっているだろう。乱暴な分析、終りなき分析、絵を描かせることを目的としているような絵画〝療法〟、〝作業漬け〟といわれた現象などは、こうして起こったにちがいない*。

*フロイトに関して、感嘆の念を禁じえないのは、ここのところである。フロイトは、精神分析の理論を単に治療理論ではなく社会、文化に普遍的に適用しうる思想と信じていたふしがあるのに、その一方、臨床技法としては適応を非常に厳密に絞った――狭すぎたという批判が後の世代から出るほどに――ことである。これは、すごいな、と思う。フロイトのもっているこの禁欲的性格――禁欲原則も彼のことばだ――が好きである。禁制あるところに強烈な願望あり、もフロイトの発見であったとすれば、フロイトの禁欲の陰には、適用拡大の強い願望はあったのかもしれないが、それをちゃんとわきまえていたことがますますすごいところかもしれない。〔滝川〕

やがて、人間にしか起こらない副作用が起こって震撼する時期がある。適応が改めて問題になるべきだが、治療が急速に委縮してしまう場合もある。「なさざるの悪」はとがめられることが少ないからである。ここからほんとうの「治療学」がはじまるべきであるのに、そうはなかなかゆかない。科学的データが公衆の眼への防衛としてもち出されることもあるが、時にはそのあまりに、「治療学」の開拓への前向きの姿勢を失うことが少なくなさそうである。

医学生の時代には、学校で教わることのうち、治療の項が貧弱で非体系的で、そそくさと付け加えられるものであるように感じて苛《いら》立たしく、不満を覚える人が多い。卒業して数年のうちに、この不満は多忙の中に行方不明になってしまうけれども——。

この不満は、もう少し目を近づけてみれば、いわば武器の名前や使用法は教わっても、いつ、どういう目標で使うかを誰も伝えてくれないということである。戦術や戦略、さらにその背後にある哲学を教えないことへの不満であるといってよいであろう。

たしかに、それは講壇や概説書にはなじまないものであるかもしれない。私自身、それを教わったのは、すぐれた先輩、同僚、後輩の治療実践であり、その間に洩らされる片言隻句によってであったと思う。公式化するのはむつかしい。といって、まったくことばにできないというのも逃げ口上であろう。すくなくとも薬についての合意の際には、患者にそれを伝達しなければならないからである。

処方のとき患者に薬のことを話すのがよい医者だ、とはどの医療案内書にも書いてある。しかし、患者の知りたいのは薬の化学構造式や教科書的な作用、副作用だろうか。おそらくそうではあるまい。医者が治療の戦術や戦略、あるいはそれをつつむ、ひろい意味で「治療の哲学」としか呼びようのないものを考える必要があるのは、何よりもまず、医者と患者との治療的合意に不可欠だからである。それをできるだけふつうのことばで語りうるならば、それ自体が治療行為であり、具体的に、薬の種類や量を減らす能力さえ持つものだと思う。私は、実際、「医者」というものが同時に処方されれば、薬だけの場合に比べて薬用量はぐっと減るか、それと同じ値打ちの好ましい効果が現われるものだとさえ思う。

私の学生時代に「医者が最大の薬である（あらねばならぬ）」とくり返し話されたのは飯田清二氏（現関西電力病院、麻酔医）であった。氏が麻酔専門医になられてから、麻酔の円滑な導入に、不安鎮静的な、まさに精神療法的な配慮がいかに大きな決め手であるかをつぶさに伺った。たしかに、私自身が患者となった経験からしても、全身麻酔を受けようとする患者の心理は、すくなくとも、泳げないものが水を前にして持つ恐怖に通じるものである。麻酔の場合、全身ばかりでなく意識をふくめてすべてを「他者」にゆだねなければならないが、それは手術室の中の内科医といわれる麻酔医の医師としての現存《プレゼンス》を感じて、はじめて辛うじてゆだねうるものであろう。現実には、麻酔薬の力で有無をいわさずゆだねさせられるにしても、この「力の論理」による麻酔と、麻酔医のさきに述べた配慮の加わった場合とでは、すくなくとも導入の円滑さに差があってふしぎでないだろうし、また麻酔からの覚醒後にも何らかの差があるだろう。この差が、とくに苦痛な術後の第一夜のあり方に反映するかも知れず、とすれば、治療の成否にも大いに関係するだろう。

精神医学は麻酔学から向精神薬を分与してもらった。クロールプロマジンは、冬眠麻酔のための薬物である。それは、今世紀のはじめのフランスの外科医ルリーシュの『外科の哲学』にはじまる、外科的侵襲をはじめとするさまざまな生体への侵襲と、それに対する生体側の反応とをみすえて、生体側の好ましからざる自然治癒力の生む悪循環を生じないようにするという基本的な思想の産物であった。精神医学は、化学物質を麻酔学から導入するに急で、この冬眠麻酔の哲学を置き忘れたようにみえる。一時期、「薬理学的ロボトミー」という、より陰鬱な哲学の下に向精神薬は使用されたからである。

われわれは、手術室における麻酔医の現存《プレゼンス》の重要な意味についても、麻酔学から改めて学び直す必要はないだろうか。

3

ここで、われわれは服薬の心理について考えてみる必要があるだろう。ことは精神科にかぎらない。患者が赤や黄やその他さまざまな色の、えたいの知れない化学物質をのみくだすことは、医学あるいは医師への、考えてみれば途方もない信頼である。この信頼をわれわれは非常にありがたいものと感じないとすれば、それは医者の側の職業上の感覚麻痺だろうと思う。

この信頼が、実は大きな不安を克服してなされるものであることを私たちはわきまえておいたほうがよいだろう。胃がただれないだろうかとか、そのほか、患者が「一見根拠のない」不安を訴えるとき、それは単なる知識の欠如として一笑に付すべき性質のものではないと私は思う。それは、不安の表現である。不安が心気的な症状の形をとることを精神科医はよく知っている。それと同じことだと思う。不安をずばりと表現できないのは、まず、患者が、心理的にせよ、家族的社会的にせよ追いつめられて医師のもとにきているからである。服薬するという行為は、社会的に是認せられた〝よい患者らしい〟行為であり、医師のみならず、患者の家族や社会によって嘉《よみ》せられる。これに対して逆らうことは、周囲の期待に背くことであり、さらに、悪化した場合の責任がその行為に帰せられる覚悟をしなければならない。これはなかなかの抵抗感を生じるが、不安を減らしもしない。

そのほかに、この不安をうまく直截に表現することばがみつからないことも理由にあげられるだろう。大体、不安はもっともらしい対象をえらんで恐怖として言明される。サリヴァンの指摘である。しかし、今の場合、これが主な理由ではないらしいのは、第一にあげたような社会的圧力が少ない場合に服薬がもっとも怠られるからである。少ない場合の筆頭は、医者の場合で、医者仲間ではかくれもないことだが、もっとも態度のわるい服薬者はどうやら医者である。

4

服薬に伴う不安は精神科の場合、とくに無視できない。というのは、まさに不安の軽減こそ、薬物を処方する第一の目的だからである。

不安だけが精神症状ではあるまいという反論があるかも知れない。しかし、いささか私見にわたるが、いかなる幻覚であれ、妄想であれ、大きな不安の上にのっかってはじめて患者への脅威になる。不安のない幻覚はない、あたりまえのことだ、といわれるかも知れないし、それは間違ってはいないのだが、幻覚への耐性が一人一人で大幅に違うのも、これまた、臨床的事実である。かすかな幻覚で恐怖におちいる場合もあり、逆に生涯幻聴をききながらほとんどふつうの労働、あるいは知的作業をつづけている人もいる。快いものでは決してないし、またまるっきり馴れっこになることもなく、その都度傷口にあらたに塩をすり込むような有害な作用をしていると思うが、個人差は実に大きい。サリヴァンが幻覚をチックに近いものとしたのも、もっともなところがあるように私は思う。

まったく幻覚だけあって不安のない人がいるかどうかは、ほんとうは何ともいえない。ほとんど全生涯、人に語らずに来た人々はおられるようだ。とにかく、そういう人が精神科医の前に現われないことだけはたしかである。(時に精神科医は、自分の前に現われないものは、存在するはずがないと思い込む癖を持っている)。

また、第二の反論があるだろう。服薬に伴う不安など、そのために病気になったわけではないし、大した増加分にならないだろうという反論である。

しかし、それは経験に反している。たとえば、急性精神病のはじまる寸前、いわば、過飽和溶液のような状態、私が「いつわりの静穏期」とこころみに名づけた時期において、少量の向精神薬の服薬も大きく不安を加重する。実際、しばしば、「この薬をのんでクレイジーになった」という患者の言葉をきく。「この薬をのむと気がくるいそうになったので止めました」と告げてくれる時もあるが。それが誰の目にもみえる錯乱のきっかけになることもないではない。実際、治療をはじめてから一時かえって悪化したようにみえる場合があって、それは、病いの勢いのしからしむることといってよい場合が多いかも知れないが、最初の服薬によって加重される不安による場合も、ひょっとすると実際には、予想より多いかも知れない。

「そんなばかな」という前に考え直してみよう。向精神薬にかぎらず、神経系のような敏速に反応する系に変化をもたらす薬物はとくにこういう性質をもっていると思う。つまり、第一回の服薬の影響が一番大きいことである。それはいわば経済学でいう「収穫漸減の法則」にしたがうとでもいえそうだ。それも当然であって、とくに、さきに述べた、過飽和溶液に比すべき状態の時は、頭の中一面に明滅する無数の観念とその背景をなしている一種の「ざわめき」——ヴィトゲンシュタインがラッセルへの手紙の中で自分の体験として「亡霊たちのざわめき」といっているものであろう——が服薬後何分かの後に一度は消滅する場合がある。これは不意打ちの暗転であり、本人が「思考が麻痺させられた、薬で完全な〝ばか〟になった」というのも、その時点を捉えてみればまったく当然ともいえる激変である。そして本人が、これは永遠につづくであろうものと観念して恐慌におちいっても無理でない。

この時に、医師が、まず本人の苦痛やとまどいに焦点をあてて話し合い、身体診察を行なってのち、いまの状態のゆきづまりを解消するには薬物のたすけを藉りる必要があること、その薬物としてさしあたり自分はこれこれのものを選ぶこと、その危険はこの量ではとり返しのつかぬものではないこと、そして、人によっても違うが、もし利《き》けば服んでから何分後にはいまの状態は消える代わり、一時、ものが考えにくいような苦しい状態を通るかも知れないこと、しかし、それは一時的で、(たとえば)一時間後にはおそらく今よりも楽な、自由な状態になっているだろうこと、また逆に無効ならまだいろいろな候補の薬があるので決して失望する必要のないこと、を告げると非常に結果は変ってくる。(このように告げられないような薬物はむろん処方してはいけないだろう。)そして「具合のわるいことから先に話してくれるように」と付言することも必要だろう。

さらに、医師が連絡できる場所にいること、連絡法を告げることも必要だろうが、患者の不安が大きい時や、薬効が明確に予言できぬとき、その他、何らかの意味でリスクの見込まれる時は、薬の効果がひととおり現われ、出つくすまでの時間、端的に医者がそばにいることを告げることが可能であれば、それにまさるものはない。このために私は外来のベッドを活用してきたし、むろん、そうしている医師は決して少なくないようである。しかし、一般に外来のベッドは、もっともっと活用してよいものだと思う。それは入院と外来の中間地帯であるばかりでなく、生活の急変という入院のマイナスと、次回来院までの期間の状態はまったく推測にゆだねざるを得ないという外来のマイナスとを避けつつ、治療の初期という、患者にとっても医者にとっても、不確定要素を多くはらんだ、不安におちいりやすい時期を送ることが可能となる。こういうやり方に適合する例は予想より多いように思われるし、これからますます増加するのではなかろうか。また、少し話をひろげることになるが、デイ・ケアというものは、何も社会復帰の前段階に限るものではないと私は思う。また、このような「拡大された外来」ともいうべきものは、二、三のベッドがあれば可能であり、医師は、はじめの数分以後は枕元にいなくとも、信号《サイン》の届く範囲におればよく、外来担当の看護婦も、このような患者への気くばりなら日常の仕事の一部に十分くみ入れることができる。すくなくとも私の経験では一般に支障はなかったし、特別な場合には手のすいた医師の応援をもとめることも可能であった。

第一回の服薬は、その後の治療の全過程に影響するほどの重要性があると思う。考えてみれば、第一回に医師の前で服薬してもらい、一時間ほど待合室にいてもらうことは、抗生物質など過敏反応のありうる薬物を処方する場合に昔ならやっていたことであった。そして、向精神薬も、導入された当初は、たとえばクロールプロマジン二五mgといった少量でも部屋を暗くし血圧をはかり、おっかなびっくりで扱っていたものだった。当時、少量で有効だったのは、「医者」という薬も同時に処方されていたためもあるのではなかろうか。

5

最近、ある精神科医の小人数の集りで、むかし、ＬＳＤ25を自分で服用する実験に参加された医師たちの体験をきくことができた。今では、自分で実験することも通常許可されないから、貴重な体験談である。ＬＳＤ25は日本で開発された薬ではないから、どういう反応が起こりうるかをこれらの医師たちはいちおう外国の文献で承知していた。まったくの未知に直面したわけではない。もっともＬＳＤ25の体験内容は人によってまちまちである。医師であろうとなかろうと変らない。グッド・トリップになることもバッド・トリップになることもありうるわけで、医師たちは、まったく不安でなかったわけでは決してなかったろう。

とにかく、共通なことは、この、薬物による実験精神病において、精神科医たちも、信頼できる同僚の医師がそばにいるかいないかで、症状がまったく違ったことである。被害妄想や、幻聴さえ、信頼できる同僚の医師が現われると消える傾向を示す。とくに、服薬の瞬間からはっきりと「ＬＳＤの作用を消す薬を何時《なんじ》に服ませる、それまで一緒についている」とあらかじめいわれた場合がよかったようである。逆に注射で与えられ、そのままにされた場合が苦しかったという。

この貴重な体験談は、服薬に関する合意が治療的であるための基本条件の一つと私が思うものを鮮やかに説き明かしてくれるだろう。

結局、重要なことは、まず、患者本人の現在の苦痛に焦点を合わせた対話の中での薬の説明、きちんとした身体診察であり、医者がその薬を今いかなる「哲学」の下に使うかをふつうのことばで話すことであり、そして、相互の「フィードバックの保証」である。「フィードバックの保証」とは、患者がいかに薬の不都合な点を医者に伝えてもそれは医者の面子をつぶすことでなく、それをただちに伝えてもらうことこそ最大の協力であると医者が裏表なく考えていることを医者が保証し、おそらくかくかくのことは起こりうるが、それは一時的で、かくかくの時間内にはすぎ去るだろうこと、逆に無効な時も絶望するにあたらないことをあらかじめ伝えつつ、これら保証の具体的な裏付けとして、医師が患者からの情報伝達をただちに受けとめて対処できる位置に現存していることの保証である。この保証の上に、服薬についての合意が治療的に成り立ちうるものと思う。

むろん、緊急性の如何によって具体的なやり方には幅があるだろう。しかし、緊急な時も、治療の甘い面よりも苦い面のことをまず話すべきである。その方が、成り立った合意が揺らぎにくいからであり、また緊急時ほど、この揺らぎにくさを必要とする時はないからである。

治療の合意は、弁護についての合意と同じく包括的な合意である。いかなる治療法を選ぶかは、まったく患者の言いなりであってよいわけではない。それは「ひいきのひき倒し」になるからだと告げればたいていは判ってもらえるだろう。このことは、患者がある種の治療法を指定する場合にはとくにあてはまるだろう。

たとえば「催眠術で治して欲しい」「〇〇療法でなければいやです」「祈祷と同時にやって欲しい」など。この場合、自分にはできないこと、適当な方法ではないと自分は思うこと、「二兎を追うものは一兎をも得ずで、祈祷だけのほうがましかも知れない」ことを言ってもよいだろう。しかし、医者の側から治療法を申し出る場合は、患者に「意識のある限り」拒否権がある。精神科の場合、例外規定があるが、こういうものは使わずに済むなら済ませたい。それはありとあらゆる場合を想定すれば理想論になるかも知れないが、――こういう主張をつぶすには極端な場合を持ち出せばよい――しかし、合意ぬきの方法をできるだけ使わずに済ませようとするところに、医学の進歩もあり、医学と社会との接点も、より好ましい面の上に立つようになるだろうと思う。

服薬の合意が成り立たなかった場合、「自分はあなたの今の状態を、あなたの人生の中でもとくに大事な時期だと考えている」こと、「自分（医者）は薬のたすけを必要としていると考えている」ことを裏表のない判断として告げてから、緊急性のゆるすかぎり、しばらくでも、傍らのベッドで休養してもらうことがよいと思う。その間に患者から反対提案があり、その中に、治療への合意の芽があることが少なくないと思う。また、服薬への恐怖について進んで話し合うこともよい方法であろう。それは決していわれない恐怖でない。泳いだことのない者が水をおそれるのはむしろ当然である。

いうまでもなく、服薬についての合意は、それ自体が目的でなく、治療の手段についての合意の、そのまた一部である。それを究極の目的として性急に追求すれば、「タライの水といっしょに赤ん坊まで流してしまう」愚を演ずることになりかねない。過敏性のために向精神薬をほとんど使用できなかった例でも、まったくのお手あげでない。胃潰瘍の薬とされているものや皮膚炎の薬とされているものを何とか使って治療したこともあり、脳代謝改善剤を使用したこともあり、内分泌的方法を用いたこともある。いずれも過敏症ゆえの苦肉の策であったし、その内容はこの本の主旨ではないので省くが、心身両面を個別例に即して吟味すればどこかに何かの手がかりの見つかることが決して少なくないと思う。「医者」だけを処方して時を待ったこともないではなかった。そう、「時間」こそは、「医者」にも増して最古で最有力の薬であろう。他のものはすべて、その「時」を虚ろで不毛なものとしないための方策ということもできるかも知れない。

　これは、たとえば入院についての合意にも適用できるであろう。入院についての話し合いの時、病棟をあらかじめ見てもらうことが重要であったことも思い出される。ただ、これにはすでに入院している人のプライヴァシーへの配慮が必要である。入院しない人はあくまで外来者であることを忘れてはならないだろう。

　合意とは何と七面倒くさいことであろう、と思われる方があるかも知れない。これは外国の話ではないかといわれるかも知れないが、契約社会である西欧では、かえって、はるかに簡単に済むことかも知れないと思う。私は、治療契約でなく、治療への合意を問題にしているのである。そして、現実に見聞きする患者と医療側とのこじれのもとをたどれば、――何ごともはじめが大切である――はじめの合意に手ぬかりがあったためであることが実に多い。そのためにはるかに不毛な時間がはるかに多く費やされる。医者の側も悩むことだろうが、何よりもまず、それは患者の損失である。治療の「仕切り直し」のたびに、患者の時間がむなしく失われるだけでなく、その「病い」もこじれて順調な治療への糸口が見出しがたくなる。ついには診断もあやしくなって、ただPsychiatrisierter Patient――精神医学化された患者、より正確には精神医学にもみくちゃにされた患者――、としか言いようがなくなる場合もある。何という不幸であろう。*

＊治療的合意の問題は、文章化されるとどうしても七面倒でこと細かすぎる印象を与えてしまうかもしれない。「なにもそこまでやらなくても……」という反応が、一部から返ってくるかもしれない。しかし、実行してみれば、それほど手間ヒマのかかるものではないし、治療的合意への努力それ自体が、治療の場を生き生きとさせて

くれているのに気づくはずである。この生き生きとした感じは、治療者が患者のために意味のある、目標のある努力を今行なっているというところからくるのであろう。(たとえば、外科医の手術の場面が、生き生きしたものに感じられるのと、同じ理由からである)。

治療的合意を、形式的な手続にしてしまえば、むろん、この生き生きした臨床性は失われる。

治療的合意の大切さというが、臨床性を学ぶには、実際、臨床場面で体験してみるのが一番であろう。文章で読むのとの違いは、手術書で難かしそうな術式を学ぶのと、実際、手術に立ち合ったりメスを握るとの違いに等しいかもしれない。私が「メリハリのきいた治療的合意」をほとんど一瞬にしてワカッタと思ったのは、ある医者の初診を目撃したときである。〔滝川〕

いったん合意が成立しても、「クレディビリティ・ギャップ」が発生しないように留意しなければならない。それはいろいろな局面で発生する。このことばは、ジョンソン、ニクソン時代のアメリカで大統領と議会の間に発生した事態を指すことばである。精神医学では、たとえば、患者はひそかに薬を減らして服用している。しかし、それを医者に告げると医者は怒るだろうと思い、告げない。医者は予想した薬効が現われないので、いぶかしく思い、薬の量をふやしたり、あれこれ、変える。患者はおそれてますます薬をのまなくなる。これが悪循環となって続く……。こういう事態は日々生じていると思ってよいのであるまいか。

患者が、実は薬を十分のんでいないことを話してくれた時は、そのこと自体をおうように「いいよ、いいよ」というのは、まさに処方の無責任性を表現していると受けとられて自然な態度であって、とるべきでないと思うが、「告げてくれたこと自体」は評価し、そして(患者は自分のことであるから真剣なのが当然であって何かの不具合が潜んでいると推定すべきである)、「私の処方に何かまずいこと、無理がなかっただろうか」と聞くべきである。というのは、正しい処方への貴重なヒントが得られることの他に、患者にとっての重要人物が「薬にたよらず自力で治しなさい」とか「薬をのんでいるとかえって悪くなる」などと患者に話しているのが判ることが少なくないからである。こういう「助言」の力に通常患者は逆らえない。そして、しばしば、何科の患者であろうと「治れば薬をのまなくてよい」を逆立ちさせて「薬をのまない状態を治ったとする」という命題を立てることも少なくないのである。

以上を、治癒をめざすリズムを発動させるどころか、無限の仕切り直し、堂々めぐり、悪循環を生む因子の一つとして読んでいただければ、主題からはみ出たことにならないだろう。

なにごともはじめが大切である。自分の処方のあらわす効果やその他さまざまの現象にベッドのそばで立ちあうことは、精神科医としての第一歩を踏み出した人にとって、稔りのある勉強の一つであると思う。「服薬する者」の心理もまた、学びはじめに学ぶにふさわしく、しかもいつまでも忘れるべきでない知識であり、体験であろう。こういう単純なことからも精神医学は少しかわらないだろうか。

6　発病の論理と寛解の論理

1

私はかつて、発病病理の論理と回復（寛解）病理の論理とは違うと指摘したことがある。その出発点は、発病過程と回復過程とは、似ているところもあるけれども、後者は前者の逆過程ではないという経験的事実であった。

私は、回復過程が医師の直接観察下に経過するにもかかわらず、間接的に、本人なり家族なりからの伝聞であることの多い発病過程よりも、取り上げられることがはるかに少ないことを不思議に思った。

おそらく、その理由の一つは、医師の多忙にあるだろう。急性精神病状態が終りかけると、たいていの医師には次の新しい患者が待っている。急性の患者である。それに立ち向うために、にわかにおだやかとなった患者に対するかかわりの程度はぐっとへる。正直にいえば、いささか気を抜く。しかも、困ったことに、急性精神病状態が終りかけるのは、始まってから三、四〇日のことが多い。これは、一つのキャンペーンを人間がはじめてから、消耗して気を抜きたくなるまでの期間にほぼ相当していると思われるフシがある。

第二の理由は、回復過程が発病過程に比べて一般に言語活動の少ない過程であるためであろう。これは井村恒郎先生がかつて私に指摘されたことであった。

回復過程はあまり患者が語らないだけでなく、睡眠がとれるようになるとか、便秘が解消するとか、きわめて非特異的な過程の集りである。

しかし、考えてみれば、代表的な「身体の病い」でも創傷でも、回復過程は、大体が非特異的なものだ。その過程の消長に、その病気なり創傷なりに特有のパターンがみられるのがせいぜいである。*

*創傷が発生してから肉眼的癒合（顕微鏡的なものも含めて）が始まるほんのわずかな時間に、実はその部位で目には見えぬ生化学的な大変動がおこっていて、生体は創傷が発生してから肉眼的癒合が始まるまでのつかの間にかなりの仕事をしてしまう、と病理学で習った覚えがある。〔中里〕

その意味で、急性精神病状態の回復過程にあるパターンがないかとさぐってみた。結果は、私にいわせれば、時には日の単位、時間の単位でさえ、変化がみられたしまた身体病の回復のパターン――それは大変幅ひろいものであることが多い――の程度には特有のパターンがあることを思わせるものであった。

そして、発病過程とちがって、回復過程は生命保護的な順当性があるようだった。たとえば、覚醒時よりも睡眠が、昼間の思考よりも夢が先に再健康化を始め、生理的なリズムやパターンの方が心理的なものよりも先に整い始めるように思われた。逆に、そうでない場合は、回復過程はどこかで足踏みしたり、逆戻りしがちである。いわば仕切り直しになる。仕切り直しを反復しているうちに、これが一種の循環過程となって、慢性化に至るコースに入ってしまいやすい。

このような観察にとって必要な一つの条件は、ある程度以上の観察密度であった。というのは、分裂病にある程度以上親和性があると思われる人の場合は、身体の乱れでさえも、突然始まり、最大強度に直ちに達し、突然終ることが多いからであった。徐々に始まり最大強度に達し、また徐々に退潮してゆくのが、これに対して、うつ病圏の症状特徴といえるだろう。

病棟で勤務した人は、昨日患者が何かの身体的苦痛を訴えていたという報告をきいて、今日行ってみると、けろりとしていた、という経験が少なくないと思う。この現象は、とかく、道徳的な色眼鏡でみられたり、「心気的なもの」と片付けられたり、対症的な薬物処方を終えると忘れられたり、我慢するように告げることで済ませられたりしていたのではあるまいか。

しかし、この突発性はかなり本質的なことかも知れないと思う。グラフに描いてみると、現像液の中にひたしている写真のように、次第に浮び上ってくるパターンは、さまざまの過程の、かなり突発的な交替であった。日の単位で幻聴と発熱が交代したこともあり、ある日からある日まで吃音がつづき、高血圧と交替したこともあった。

オイゲン・ブロイラーは、うつ病の思考抑止をガラス管で組み立てた実験装置を流れる液体の粘稠度が高まるのにたとえ、分裂病の思考途絶を、流れる液体はさらさらしているのだが、あちこちのコックが突然閉じたり開いたりするのにたとえている。このたとえは、さすがにブルクヘルツリ病院に住み込んで長年倦まずに診察をつづけた人のものだという感じがする。しかし、このたとえは、思考の流れだけに限らないように思う。

むろん、直接観察では突発的にみえる現象も、火山の噴火に似て、当然、目に見えぬ準備段階は漸層的であってもおかしくない。私は目にみえる現象、患者の意識に上る現象についていっているのである。

しかし、精神科以外の医師と共同作業をしたり、相談したりすると、心理面をまったく除外した身体現象のパターンが、彼らの常識を大きくはみ出していると告げられることが少なくない。

たとえば、円形脱毛症である。回復過程にこれが出現することは存外多い。文献上の記載の有無は私は知らないけれども、病棟経験数年の精神科医に質問すると、「そういえば」と二、三例は思い出してくれる。「女の人に多いですね」というが、これは女子のほうが頭髪を気にするからだろう。というのは、私は男子でかなりの人数を経験しているからである。ただ、皮膚科医をおどろかせたのは、その消長の速さである。数週間どころか数日で発毛が起こり、患部がまもなく消失する。（患者が意識的にする抜毛――この方がずっと稀だ――と混同していないことを念のため申し添える。）そしてしばしば負荷に対応して再出現する。そうでなければ、何らかの転換期であるとみてよい。ふつう治療を要しない。これは一般に円形脱毛症の治療に苦労する皮膚科医には信じがたい事実だそうである。

別に、こういうこともあった。退院後三日目の患者のために私はある外科病院に呼ばれた。手術の可否をきかれたのである。それは急性腹膜炎だった。いわゆる蛙腹――腹水がたっぷりたまった患者のことである――が顕著だった。しかも血圧は七〇しかないという。「手術しなければ？」「しなければ救命は不可能です。しかしこの血圧では……」（当時はＩＣＵなどない時代である）。家族は私と相談して患者に話し、患者も決行を承諾した。

手術が成功裡に終ったのは深夜だった。とくに呼ばれたヴェテラン麻酔医を交えて、外科医たちと私は語り明かした。外科医たちの口々に語ったのは、患者の身体のふしぎさだった。彼らは「ふしぎだ」「ふしぎだ」とくり返して、「こんなことがあるのですか」と私にきくのだった。

一部を話せば、まず、外科医は、悠々と入室してくる患者を見たのだが、見直してわが眼を疑った。「蛙腹の患者が歩いて病院に来られたのははじめてです。しかも、あんなに落ち着いて平然と。」「で血圧を測ったらはじめ上（最高血圧）が一二〇あったのですが、私がこれは大変だという顔をしたとたんにストンと七〇に下ったんです。私の表情の変化のほうがどうも腹膜炎より大きい力があるらしい。」「で麻酔をはじめたら血圧が上り出した。手術が終るころには、はじめた時の六〇から一二〇にまで回復していた。いくらイソプロテレノールによる血圧維持に努力したといっても――。」

患者の回復は順調だったが、大きな手術痕に小腸が入り込んでヘルニアを起こした。還納は可能だったが、そこでまた、ヘルニアに対する手術を相談された。外科としては手術すべき状態であるという。「危険な嵌頓を起こしますか。」「いや、その可能性はまずないが、だんだんひろがると思うのです。しかし、この前のこともあるし、精神科医の意見もききたい。」私は、患者の全身の筋肉の緊張がひどく不平衡なのに気付いていた。たとえば顔の表情は硬いのに、腹筋のトーヌス〔緊張〕はひどく低い。「少し待てるなら、精神科的な回復にしたがって腹筋のトーヌスはあがると思います。」「ではそれまで腹帯をしておいて様子をみますか。」結局、トーヌスはあがり手術痕へのヘルニアは自然に消滅した。一年余はかかったけれども。それから八年以上になるが、ヘルニアはむろん再発していない。外科医の驚愕と恐怖――「これは大事《おおごと》だ！」――の表情の奮った強大な影響力もふくめて、外科医にも私にも強烈な感銘を与えた一連の事件であった。*

*肺炎によるエンドトキシンショックで、血圧が五〇位にまで下がった患者（まだ、呼びかけによく応答していた）を内科医に診てもらいました。内科医の処置で血圧は一一〇位まであがったのに今度は昏睡状態となりました。（この患者は一日後に意識を回復したのですが）内科医は「精神科の患者さんは、どうも常識で考えられないような反応をしますね」といっていました。（この内科医は以前にも小生が依頼し、その都度、不思議な反応だと不思議がっていました。信頼できる優秀な内科医です）。〔中里〕　これらから実践上結論できるのは、身体病を身体病医にまかせ切りにできないことがあるということだ。実際に内科医や外科医は大いに迷い、時には彼らが身につけている公式にしたがって結果的にはなくもがなの結論を出すことがある。彼らの戸惑いを救うためには、依頼した側もたえずそばにいるべきである。それがそもそも医者たるものの作法であるが。〔中井〕

2

このような経験をいくつか経て、次第に私は、回復過程をみる眼は、発病病理というか、ふつうの精神病理をみる眼とは違っていることに気付くようになった。

結局、回復過程に出没する現象には、サリヴァンが「精神の健康をめざす生得的な力」と呼んだもの、平たく言えば自然治癒力の芽が秘められているのではないか、と考えてみるようになったのである。

たとえば回復期の消耗状態や離人症も、過早に有害な情報氾濫を起こさせない意味があるかも知れないと考えてみる。

円形脱毛症や下痢に何の意味があるかと考えられるかもしれない。しかし、まずそれは、患者治療者双方に回復の里程標を与えてくれる。それが、次第に状況に対応して出現するようになり、次いで、そのことを患者が自覚することが、回復の里程標である。それにとどまらず、患者が自分の身体感覚や身体変化を意識に上せることができ、それを日常の行動に活用できるほど、患者は再発から遠ざかるように思う。このことは、さほど抵抗なしに患者のできることであり、この点については患者の相当数が「経験から学び、それを身につけて」ゆく。

小量の向精神薬をこの目的で使う。つまり、身体感覚を意識に上せやすくする補助手段とする。しばしば、患者は、〝副作用〟を訴えるが、同一の薬物が少量で、ある日突然ねむ気を生じたり、その他もろもろの不快な身体感覚を生じる時には、処方を変える前に、患者に最近生活で変ったことはなかったかを、前夜からはじめてたずねてみる必要があると思う。前日、家に客があって緊張した、といったことは相当の場合にある。この場合、緊張解除にともなうねむ気は生命保護的であり、またよく聞くと、不快なものでないと知れることが多い。たとえ不快でも、警告はすべて多少の不快感がなければ警告にならないことは、告げてよく、そのことは容易に納得してもらえることである。

この点に関しては、分裂病圏の人の高い感覚性が強味となる。知覚がそのまま認識につながる点も、この場合は強味である。別の場合には、自分で自分をふりまわす結果になることもある特性であるが——。

このようなフィードバックが、たとえば心気的な構えのようなマイナスの効果を生じたことは、私の経験では、一度もない。

一般に、患者は、このような身体感覚を止むを得ず弾圧してきた人のように思われる。幼児は生得的に飢えれば栄養を求め、とくに不足している栄養分を美味に感じる能力をもっているが、成人になる過程で食事の押しつけ的な躾けによってその能力を失ってしまうのに似た事情があるのだろう。ついでにいえば、心気的な人は決してすぐれた身体感覚の持主ではない。むしろ、その逆である。

3

回復の論理が、目的論を伏在させているように思われる方もあろう。実際上、私は、発病の病理論が因果論に傾くのに対して回復の病理論が目的論に傾くのは自然であろうと思う。

もとより、目的論は科学から閉めだすべきものとされている。しかし、因果論は大丈夫か？　そして、生物学、とくに医学は目的論をいわば裏口から密輸入して使っているのではないだろうか。「腎臓は代謝産物を排泄するための器官である」——これはすでに目的論ではあるが、たまたま腎臓というものが身体にあって、たまたま、かくかくの活動を行なっている、と考えている者は少ないだろう。機能といえば、すでに役割の意味があるのは、それが西欧語のファンクションの訳である限り、まぬがれないところである。

生物学、医学に、目的論が密輸入されざるを得ないのは、それなりの理由があって、それは、生物が数億年の進化の過程にきたえられたためであると思う。この事実がなければ生物学が目的論――正確には疑似目的論であろうが――になじむ根拠は全然ないだろう。

逆に、回復過程を考えてゆく上で、因果論はしばしば妨げになる。

一つは性急に単一の「原因」を求めることになるが、おそらく、すべての疾患の中で「単一の原因」によるものは、あってもごくすくない。分子病といわれるものですら、表現型に現われるまでに一連の制御過程を経ている。DNAのレベルでもすでに複雑な制御が行なわれている。

医学は、ファン・ヘルモント以来四〇〇年間、原因療法と対症療法という二分法にあまりにも馴染んできた。しかし、実際は、たとえば結核の病理発生ひとつを考えても、結核菌を結核の原因ということはできない。不可欠条件の一つではあろうが、菌にはほとんどすべての人間が感染していたから、呼吸器が存在しなければ呼吸器疾患がありえないことよりは弱くてもそれに似た意味での不可欠条件にすぎないだろう。

一般に病気という、病める人を中心とする場に関係するパラメーターは実に多い。これらのパラメーターのうち、好ましい方向へたやすく動かせるものから動かしてゆくのが、現実の治療というものであろう。精神科の治療は原因的か対症的かと問われたなら、少なくとも私は、パラメトリックな治療だ、と答えたい。ノルウェーの挿間性緊張病研究者イェッシング父子は、そのモデルを、知己であった気象学者ビェルクネス父子（父の方は不連続線の発見者）に学んでいるが、気象学的思考は対人的な場も含めて、治療的大局観を教えるところが多いと思う。

ちなみにサイバネティックスの創始者ウィーナーは科学を分けて、枚挙しうる孤立した物体の相互作用を扱う天文学型の科学と、そのような「実体」を欠きトポロジー的概念が主役を演じる気象学型の科学としている。（生物学でも遺伝学は天文学型であろう。）

また、航空事故の分析において、原因発見型の解析は一般に責任者追求に終り、結果を経験として生かしえないので、最近は、因果関係を考えずに、とにかく、事故に先行するある期間に発生した事象を可能な限り枚挙し、好ましい方向に変動させうるものはそのように変動させればどうなるか、などのシミュレーションを行なって解析してゆくと仄聞するが、これも思い合わせてよい事柄だろう。

さらに、私に印象深かったのは、十九世紀の軍事戦略家、『戦争論』の著者クラウゼヴィッツが、正面攻撃、主力同士の会戦を勝敗の決め手とする思想の持ち主であるにもかかわらず、「一つの目的を究極まで追求しようとする者は、その追求の過程で追求自体が生む反作用のために中途で挫折せざるを得ない」と記していることであった。いかなる「有効な」療法、「原因的」療法についても、これはあてはまると思う。サイコドラマでも精神分析でも絵画療法でも薬物療法でも作業療法でもこのことはかわらないだろう。

パラメーター的ということは、多次元の単なる言いかえでないと思う。パラメーターは通常は定数とみられているものを変数として扱うことである。多くの病気の場は固定して動かないようにみえる。これをじっとみつめて、突然起こる変化に目ざとくあるということである。場を規定するパラメーターは、動かない時は永遠に不動のごとくみえるが、動く時は実に迅速に動く。まさに天候を思わせる律動である。

これらのパラメーターは可視的とは限らない。患者の背にかかっている目に見えない荷物がみえてくるようになる必要がある。これがみえてくると、患者に無理を強いることは少なくなり、また、おろせる荷からおろすように考えてゆくことができる。それがパラメーター的治療の考え方である。逆に、すべての陣構えが堂々としているにもかかわらず、回復がいっこうに進まない時や、すぐ後もどりする時は、目にみえない荷物のかなり大きなものが少なくとも一つ、治療者にみえていないのでないかと自ら疑ってみる必要があるだろう。

経験上、こういうことも言っておかねばならないかも知れない。つまり、対症療法ということばのなせるわざかどうか、われわれは、症状のあとを追いまわしてそれを消す方向に自動的に動いてしまう傾向がある、と。これはまず、つねに後手にまわることである。また、回復論的見地からは症状の破壊的側面と生命保護的な側面とを秤量せねばならない。むやみに力ずくで抑えることが必ずしも好ましいと限らないのは、熱性疾患に対する抗生物質の使用法だけではないだろう。幸か不幸か、力ずくで抑えられる症状はそう多くはない。大部分は回復過程の進捗とともに、〝自然にかさぶたが脱け落ちる〟ように消失する。さし当りは、むしろ、症状の元来の意味、すなわち、何かを示唆し警告する徴候という側面を見失わないことが重要であろう。

また、症状よりも症状発現の勾配というか微係数の方が一般に重要であると思う。些細な症状、非特異的な症状でも一昨日より昨日、昨日より今日と増強しているならば、その先を越すような強力な介入が必要である。しかし、顕著な症状でも、たとえば、数年持続し、その間、患者がかなり幅のある日常生活を営んでいるならば、性急な介入よりも、薬理学的履歴を含む過去の治療歴をきくことが先であろう。実際、あとの医者は先の医者よりいろいろな点で苦労が多いが、ただ、先の医者たちが行なった治療から学ぶ利点がある。この利点とは、患者が金と時間を支払って得た貴重な資料を活かすことである。

4

回復論的な観点は、正常という人工的な尺度を設けてそれからの離隔性を測るという無理を必要としないかわり、鑑定的な診断にはなじまないことは、これまた当然であろう。発病病理の見地と回復病理の見地はまったく独立ではなく、相互に照し合って益するところもないではないのだが、今は、両者の差異性を問題にするほうが有用であろうと思う。

7 治療のテンポと律速過程

1

すこし前の話になるが、ドイツが連合国に無制限潜水艦戦に挑んだのは第一次、第二次両大戦のことであった。この時、連合国の船は船団を組んで艦艇の護衛を受けた。船の速力は区区《まちまち》である。そこで、護送船団組織の第一原則は「いちばん遅い船の速力に合わせること」であった。一八ノットを出す当時の高速船があっても、八ノットしか出せない老朽貨物船が一隻でも混っていれば、船団の速力は八ノットになる。

これは単純な論理だが、鉄則といわれるほど動かしがたい。かりに、ゆるがせにすればたちまち船団のまとまりは失われる。

一般に、いくつかの過程から成る複合過程がある時、この複合過程の進行速度は、いちばん遅い素過程によって決まる。この素過程は、その複合過程の「律速過程」と呼ばれる。治癒にむかう過程が複合過程であることは、いうまでもないと思うが、とすれば、われわれは、目下の「律速過程」が何であるかを考え、それを念頭に置く必要がある。

2

これは、わざわざいうまでもないことのように見えよう。しかし、実際にはどうだろうか。われわれは、しばしば、「律速過程」が何かを考えるよりも、単純に、もっとも目立つ過程、派手な過程、奇妙にみえる過程、本人が訴えてやまない過程、周囲が何とかして欲しいという過程を目安に治療の運び方を決めていないだろうか。むろん、そういう過程にしかるべき注意を払うことは必要である。しかし、もっともゆるやかに回復する過程を置き去りにする治療は表面を糊塗する治療になる危険がつきまとうだろう。再発のしやすさは、実は、性急な治療とどこかでつながっているような気がしてならない。

3

早期発見、早期治療、早期退院ということが叫ばれて久しい。そして、これに正面から反対する人はいないだろうと思う。そもそも入院せずに治療過程を経過することも、最近では特別珍しいことではなくなってきた。

しかし、一つ、心理的盲点がここで生れていはしないかと思う。

というのは、初発の時の治療を性急に――ということは「律速段階」を無視してということだが――行なおうとする誘惑に逆らう力は現実にあまり存在しないからである。

まず、患者は、病いを単なる一場の悪夢として忘れてしまいたいと思う誘惑にさらされる。

――発端は些細な失策だった。本来起こるはずのなかった偶発事で、それが起こったのは何某のせいだ。彼があの時ああいうことをいわねばすべてはなかったのだ。そしてさわぎ立てて事を大きくしたのは家庭の某であり、立派な病気に仕立てあげたのは医者の某だ。わずらわしい通院もいまいましい薬も早く切り上げたい。失った時間をとり戻す仕事に早く手をつけたい。まだ眠れない夜があり、とても余裕はないが、不眠など、今までもあったことだし、自分は眠らなければ眠らないほど頭がかえって冴《さ》える。薬さえやめれば病気の直前の冴えが戻ってくる。あの時ももう少しで長年ぶち当たっていた壁がついに破れるところだったのだ。おせっかいな連中が判っちゃいないのに介入して駄目にしてしまった。自分の人生に新しい展望がひらける寸前だということをいっても誰も真面目に耳をかさなかった。一生を台なしにされかかった心の傷は消えない。いつかはおとしまえをつけてやりたい。それにしても、おくれを取り戻さねば。皆どんどん先へ行っている。余裕のないことなど、現代ではあたりまえだ――。

4

次に家族にも、似た誘惑が生じる。

――元来、あの子はいい子だった。手のかからない子で、近所の誰彼のように私をはらはらさせたことはなかった。急に成績がのびてきたと思ったら、閉じこもるようになった。勉強がすぎたのだろう。たしかに、それからのいっときは大騒ぎだった。あの子があんなになるなんて。私の育て方がいけなかったのかも知れないが、どこがどう間違っていたのかほんとうは判らない。夫（あるいは妻）がもう少しちゃんと親らしくしてくれたらこうならなかったような気がする。少しはこの機会に考え直してくれただろう。しかし、あの子がああなるとは思わなかった。きょうだいの誰ちゃんの方を実は心配していたんだが。でも、悪いことが重なったんだ。私の目が行き届かなかったんだ。とにかく収まってきた。まだ顔色もよくないし、返事もはかばかしくない。ひまをみてはねころんでいる。病気という口実で怠けぐせがつくと大変だ。薬も習慣性になると恐ろしい。私がちゃんと見て、規則正しい生活をさせて、精神力で治すようによく言ってきかせよう。人から遅れるとあの子は一生劣等感につきまとわれる。それが新しいノイローゼの原因になるだろう。某月から平常通り通わせないと間に合わない。送り迎えしてもよい。とにかく、いままでのことは悪い夢だったと早く思いたい。誰ちゃん（例えば姉妹）の結婚も近いことだし——。

5

医者にもやはり誘惑が生じるといったら、おどろかれるだろうか。しかし、それも起こりがちなのだ。——はじめは、正直にいって、これは厄介だと思った。しかし、意外に早く症状が消えたな（教科書的な、そして陽性症状のこと）。やはり新鮮《フレッシュ》な症例《ケース》は違う。自分が延々と診つづけているおおぜいの慢性症例とは大違いだ。ああいうのは昔のやり方がまずかったからだ。ひょっとすると自分は精神科医として満更でないのかも知れない。今患者は少しぼんやりしているようだ。欠陥状態が始まるといけないから、薬の処方を、行動が活発になるものに変えよう。そしてホスピタリズムにならないように、日課をきびしくして、積極的に動かそう。「社会復帰意欲」が足りない、と、すこし発破《はっぱ》をかけよう。スマートに薬を切って治療終結に持ってゆくと、モデルケースになるかも知れない——。

6

少し単純化した嫌いはあるけれど、要するに、初発に関しては、患者、家族、医者の三者が、ともに、軽視したい傾向があるということをいっておきたい。早く済ませて忘れたいというに近い心理が働きがちである。これは現実否認につながる心理とさえいうことができる。

もし、初発の経過の途中で、軽視などとうていできないことが分かれば、三者それぞれに鬱憤に近い感情が生じやすい。しかしまた、幸か不幸か軽視しおおせて初回が一見終っても、いよいよ、薬をやめ、医者ともおさらばして、本格的に頑張ろうと一念発起したところで不眠が起こり再発が誰の目にも明らかとなれば、三者それぞれに絶望、失望が起こる。三者ともに初回ほど新鮮な気持で取り組もうという気構えが持てるとは限らない。むしろ、その反対のほうが多いだろう。

しかし、私は思うのだが、初発の時にもう少し性急でなければ、再発を起こす機会はかなりすくなくなるのではないか、と。そして、性急にならないとは、律速過程を見すえて治療を行なうことではなかろうか、と。

7

早期発見というキャッチフレーズはその正味を吟味する必要があるだろう。結核に対するキャンペーンの中でうまれたこの言葉は、精神科疾患に応用された時は、結核に対するのと同じ効力を発揮できない運命にある。

結核において可能であった集団検診は、もし精神科で行なえばたちまち人権問題となる。また精神科医の人数からみても不可能であり、かりに行なったとして、ガンの集団検診ほどの有効性にも達しないだろう。他方、ふつうにいう早期発見は、あまり遅くない発見にすぎない。たいていは、早期発見しておけば、という繰り言——と多少の相互合理化——に使われるのが現状である。

将来、たとえば「二晩つづけて全然眠れない夜がつづき、しかも頭がますます冴え、同時に何か『頭の中が騒がしい』と感じる時は気軽にかくかくの所を訪れて下さい」という公衆衛生上の助言ができるかもしれない。この状態は前精神病状態である危険率をかなり持っているとともに、ここでなら適切なごく少量の向精神薬（とひょっとしたら脳代謝賦活剤や向神経性ビタミン）を用いて、ごく明るくおだやかな休養所の雰囲気の中で過せば、とりあえず危機を遠ざけることができるだろう、と私はひそかに思っている。しかし、こういう助言をここで書くことができないのは、いうまでもなく、受け皿が整っているという自信が持てないからだ。ここで医師を訪れて、医者に笑いとばされても、逆に精神病と断定されても、とくに、この時期の心には鋭い刺のようにささる。

この状態から自分で戻れる人もいるが、しかし、すでに、全部が全部そうではないといってよいだろう。この時期から治療をはじめた経験がいくつかある。「今は、あなたの人生にとってふだんよりずっと大事な時期だと私は思う。いまの一日の休養は将来の一週間の休養、いまの一週間の休養は将来の一か月あるいはひょっとすると一年以上の休養の値打ちがある」と話して判ってもらえたことが多い。「分裂病でしょうか」という問いがすくなくないが「このまま進めば、その人の持ち前にしたがって何が出てくるか判らない。三日、不眠がつづくと、てんかんになる人もあり、うつ病が出てくる人もあり、身体の病気になる人もある」と答えるのが一番事実に近いと思う。

少し話が一般論になるが、うつ病の場合には、その旨を患者に告げてよく、そのことが治療的でさえあることは、つとに指摘された通りである。自分の罪悪であると自らを責め、無能のために人に迷惑をかけていると自らを鞭打っているものが病気のせいであると知ることは救いである、といわれている。うつ病の人がそんなに単純に「なるほど」と思うものかどうか、私には自信を持てないが、とにかく、うつ病になる人は社会的な制度に組み込まれたもの、たとえば医学や医者を、それが精神医学であり精神科医であっても、比較的信用するものであるらしい。また、うつ病の場合は、必ず治る——今はそう思えなくても——と告げることができる。再発しなくなることまで含めていうなら、「せっかく病気になったのを機会にもう少し余裕のある生き方に変えれば、それだけ再発は遠のくと思います」といい添える必要があるけれども――。

しかし、分裂病となると――。どうやら、病気には「診断される病気」と「宣告される病気」とがあるらしい。かつてのハンセン氏病や結核は端的に宣告される病気だった。今日のガンや分裂病は、端的に宣告される病気とはいえないかも知れないが、患者がその名を聞いて有益なことがまずないといってよい病気であり、医者や家族は「いうべきかいわざるべきか」と悩む。診断書に病名を書く習慣を止めてほしいという意見は精神科医だけのものでなく、ガンに関係する医師の意見でもある。

ふしぎに治療力のあることばとそうでないことばとがあるものだ。「あせり」を指摘することには何ほどかの治療力がある。「不安」を指摘することには同じ力がない。精神医学では「分裂病」と「不安」とがもっとも治療力を持たないことばである。

どちらもつかみどころがなく、範囲も定義もはっきりいえない――少なくとも患者に伝えられることばではいえない。かつて癩をハンセン氏病といいかえたが、分裂病を〝クレペリーン病〟とか〝ブロイラー病〟といいかえて済む問題ではないように思う（ドイツの精神科では回診の時に患者の前でこういうそうである――木村敏）。誤解されやすく絶望を刺激する「分裂」のことばを避ける意義はあるかも知れないが、一つの「疾患実体」という新たな誤解が生じるだろう。

しかも、どうやら、「うつ病である」という発言には人格全部がうつ病的であるという含蓄はないように思うが、「分裂病である」という言明には「あなたの人格は変貌してすっかり分裂病的人格という、ふつうの人間でない別物になっています」という含意がありそうな気がする。この有害の含意を排除するためには、かりに分裂病であるとかつて医師に診断されたことを患者が告げるような場合でもせめて「人が分裂病といっているようなところも一部あるかも知れませんが」というくらいの慎重さの必要があるだろう。これがあまりうまい表現でないことは重々承知だが、健康なところがなお厳存しているのだという事実を伝えなければ、絶望に追い打ちをかける破目になりかねない。*

*医師にかかる以前に、「家庭医学書」を読む分裂病者も少なくない。私の経験では、彼らは、むしろ「うつ病」と自己診断を下すことが多いように思われる。おそらく、うつ病の項目には、気が沈むとか、眠れないとか、多少とも、本人の苦しみに即した記述があるからかもしれない。分裂病の記載は、本人の苦痛や、本人にはどう感じられているかについては、およそ触れられていない。「自分が病気ではないかと心配する場合は、分裂病ではない」といった意味のことさえ書かれている本もある。本人が読んで、「分裂病」と自己診断するかどうかはどちらでもよいけれど、医療へ本人が安心してつながれるようになっていないところが困りものだと思う。

発病した精神科医の話を先輩からきいたことがある。病気になってみると「素人の患者」と同様、まったく「病識」がなく、病気にふりまわされることにおいて、彼の精神医学の知識は何の歯止めにもならなかったという物語で、「ことほど左様に精神病は病識や判断力を奪うものである」という感想を、その先輩医師はもらした。私の頭に例の気味悪い疑念が浮んだ。ひょっとすると、私たちの精神医学の知識は、実はまったく的はずれで、実際自分が病気になってみたら、それまでこうだと教えられてきた知識と全然違っているのではないだろうか？

〔滝川〕

8

幸か不幸か、ある程度以上に急性の病い、ある程度以上に重い病いはてんやわんやの混乱のうちに始められる。そのため、このような問題に直面するのは実際には想像されるよりもはるかに少なく、回避しようと思えば、さらに少なくできる。

しかし、この辺をあいまいなままにしておくと、患者が随分よくなって自分の足で歩きだそうとする時——千載一遇の機会でありながら周囲には危っかしい、いやそれどころか生意気な、あつかましい申し出と受けとられがちである——に、突然、家族が「せんせいはお前を分裂病だといっていたよ」ということばで冷水を浴びせることも起こりかねない。いや、実際に、数多く起こっているといってよいであろう。

たとえ、激症であって往診に赴かねばならない時でも、そして注射を行なって連れ戻さなければならない時でも、患者に対して「これは医師である自分の判定で行なうのであり、それは自分が病気と判断し、しかも、その病気が、あなたにとって人生の分かれ目となるような重要な時期にあると判断するので、やむなく、この処置をとるのである」とあらかじめ告げるべきであり、そのことは患者が、たとえ返事しなくとも、ちゃんと聞いていてくれることである。このこと抜きだと、突然、異装の人間がどやどやと侵入して自分を無力にして連行する、しかもそれには家族も共謀している、という、SFまがいの事態が現にわが身に起こっているのだと患者が解してもふしぎではない。ついでにいうなら、一部の地方でまだ行なわれているように家族がパトカーを気軽に呼んで患者を病院に連れてゆくような慣習はなくなってほしいものである。それは、一般社会の敵意と患者に受けとられることはまず患者の不幸であり、他方、警察の職務忠実性によって患者が記録される可能性があるからである。病気とはいうまでもなく一時的なものの謂いであって、自他ともに「本職患者」がつくられることは、まず患者の不幸であり、次にその家族の不幸、そして最後に社会の不幸である。警察官もこの種の職務を好んでいないように聞く。安易な方法ほど、あとで高くつくものはないと思う。

医療者があせらなければ説得によることは大多数の場合に可能である。これは往診のヴェテランといわれる人の経験談でもある。往診の場合、そのあとの用事などを断ることをはじめ、空腹や尿意に至るまでの、往診者を性急にさせる要因をあらかじめ除いてかかることが重要である。〝乱暴な〟往診入院を経験した患者には、次の往診者が非常に困惑させられる事態が生じる。このことだけでも念頭においてもらえば〝乱暴〟な往診は跡を絶つはずではなかろうか。*

*テキパキと上手に収容することに、医師が威信をかけたりしないことも大切。もたもたしてよいのである。同行の看護者や家族の衆目下で、本人にアプローチしなければならぬことが多いが、たとえばヴェテラン看護者の〝この医者は、こんなことにいつまで時間をかけるつもりだろう……〟といった眼を意識することも、アセリにつながる。「時間をかけるよ」とあらかじめ宣言（？）しておく。実際には、非常に長い時間をかけたように思えても、あとで時計をみると、せいぜい二時間である。〔滝川〕

医者、家族、警察が共謀して自分を社会的に葬ろうとした、あるいは自分の知能を奪おうとした、という頑固な「妄想」に一度ならず遭遇したが、すべての夢や妄想とおなじく、これにも根があり、それはいま述べた事態につながっていた。しかも、経験した中でももっとも頑固な「妄想」であった。

9

またしても治療の開始期に留まることとなった。しかし、治療がどのようにはじまるかは、その後の経過を大きく左右する、やはり物理化学のことばを使えば「律速段階」であることをいいたい。そこで使われる時間は、あとの時間を大きく節約する。しかも、とくに、空しく費やされるような種類の時間を節約させるだろう。

医療をめぐる紛争の種となる不幸な事態がおきやすいのは、とくに最初の一週間であることもいっておきたい。はじめの一週間は、いくら患者の適応力を高くみつもっても、治療への適応期間とみるべきだろう。入院の場合は端的に入院ショックのつづく期間とみてよい。家族にとっても、患者を精神科治療にゆだねたことは、長さは区々《まちまち》だがとにかくこれまで孤独でせおってきた肩の荷をおろしたことでもあるが、同時に、ゆだねてよかったのかという懐疑に苛《さいな》まれる時でもある。とくに入院の場合は「かえって悪化しないだろうか、あとで患者にうらまれはしないか、自分たちで荷いとおすべきだのに、責任を放棄したのではないだろうか」と思い惑う時期である。

この家族の心理の揺れを裏書きするかのように、入院したと同時に、それまでこらえていたものを放つように、どっと症状を出す患者もいる。実際、患者は、幻の仕事と人はいわばいえ、とにかく大仕事に取り組んだ果てに治療者のもとへやってきたのだ。症状の表面化は、すべての場合に起こるものではむろんなく、治療を開始したこと自体によって表面的には軽快する患者も少なくない。数はその方が多いだろう。しかし、この一時的軽快はそのまま本格的軽快につながらないことが多い。失望の時期が次に控えている。入院後の症状激化も一時的軽快を経ての停滞も、ともに家族の心を動揺させ、自責と他責の入り混じったくやみの念をくすぶらせる。この家族の心理の揺れを汲んでおく必要があるだろう。もっとも家族とともに揺れて治療を中途半端にすることは多くの場合にすすめられない。川の中途で馬をのりかえる危険があるだろう。しかし家族と治療者との信頼関係が未成立であり、それを妨げる要因のさまざまあることはわきまえておかねばならないことである。

治療者も最初の一週間がいちばん安定しない。いうまでもなく、新しい患者は、不意に、すでに手一杯であることの多い治療者の仕事に割り込んでくる。すぐ対応できる余裕のあることはむしろ稀である。休日が明けて出勤してみたら「〝君の患者〟が二日前から入院してるよ」といわれておどろくのも医者のありふれた体験である。

（他の医師の入院させた患者を担当する場合、入院の適否もふくめて、主治医はすべてを、今日始めて会う「新患者」として第一回の面接を行なうべきだ、とは土居健郎の強調するところであり、当然のことである。これまで発生した多くの問題で患者の担当の受け渡しが曖昧なところに端を発するものが実に多い。）

治療開始直後の患者は、それまで抱えてきた問題をどっと吐き出す場合もあり、何も教えてくれない場合もあるが、どっと吐き出す場合も、いちどきに多くの問題が狭い出口から奔《はし》り出ようとひしめき合っているようで、筋を汲みとることが難しいことが多い。結局、患者の問題の構造も環境の理解も生い立ちの歴史もよくつかめぬままにすぎるのが最初の一週間であろう。逆に、最初の一週間に、この患者の問題が分かった、と思う場合も、よいとはいえない。あとで誤りか部分的表面的理解だったと判明することが少なくないからである。それだけでなく、この「了解感」は治療者の気を抜かせ、また患者を狭い視野で、ある先入見を持って診ることになりかねない。問題に性急に答えを出さないことも治療者に要求される特性の一つである。

身体的な故障が起こりやすいのも最初の一週間である。とくに一見強壮にみえる患者の方が危い。それは、一見健康な印象を与えるからでもあり、また、そういう患者ほど、はげしい彷徨や超限的努力の果てに医師を訪れるからで、脱水症をはじめとするさまざまの危険は、ひよわにみえる患者よりも、強健そうな患者の入院直後に発生しやすい*。

*身体感覚が空無化しているために、身体的疾病を見のがす可能性を強調したい。〔向井〕

これとからんで、——当然といえば当然だが——薬物の処方が不適切である可能性の高いのが最初の一週間である。

「必要最小限の薬と最大限の休息と最短間隔の再診」の組み合わせが外来でやれるような場合にはもっとも理想的な結果を生むだろう。その際、「はじめてだから、単純な初歩的な薬をわずか出すから、効かなくてもがっかりしないように。しかし、効きすぎたと思ってもびっくりしないように。とにかく、明日（あるいはできるだけ近い期日に）具合を教えてくれたまえ。（たいていはそれまで不眠の何夜かを送っているから）今夜はねすぎても心配しないように。その場合、明日は外来に間に合おうと起こしてもらう必要はない。一日中ねていても害はない。家の人が連絡して下さい」といえばまずよい。もっとも主婦の場合はこれに加えて回覧板をはじめ、呼鈴のたびに起こされておちおちねていられないのがふつうだから「誰かつきそってたずね人との応待や家事を引き受けて下さい」とお願いする必要がある。

しかし、入院の場合は、まず、すでに述べた「頭の中のざわめき」がしずまるまで、「あせり」がしずまるまで、とにかく睡眠が十分とれるまで、をめやすに薬の量を次第に——病勢をくじくほどの勾配で——増量せねばならないだろう。中途半端な薬量ほど患者を苦しめるものはないので、薬物のパラドックス反応が出た時は、減量変薬も一法だが、それだけが選択肢ではない。増量も一法である。「下（減量）へ逃げるか上（増量）へ逃げるか、どちらか」なのだ。しかし、最初の一週間のうち、この第一のめやすに到達できれば、それはまず例外的なほど順調なすべり出しだろう。

10

では、この不安定要因の充ち満ちている最初の一週間をすごす上で最大の力を持つものは何だろう。それは看護だといいたい。

一般論としてここでいっておきたいのだが、医学の力で治せる病気はすくない。医学は依然きわめて限られた力なのだ。しかし、いかなる重病人でも看護できない病人はほとんどない。看護というものの基礎は医学よりもずっと安定したものである。

実際、急性精神病状態においては、医師の行為の大部分も看護と同じ質のものであろう。患者の側にだまって三〇分すわることの方が、患者の語りを三時間書き取るよりも耐えるのがむつかしいことは、経験した者は誰でも知っていよう。しかし、おそらく、このことは精神科医の基本的訓練の一つとなるべきものだろうと思う。

患者の語ることに耳を傾けることは大事だが、患者に「問題の中にはこちらが解決しなければならない問題もあるが、今日そう思えなくても、問題の方から消えてなくなってくれるような問題もある。消える問題は消えてしまってから、残る問題を解決しても多分おそくはないだろう」と告げる必要があるし、さらに「よく眠った頭で考えることは、不眠が重なった頭で考えたことと違うことが多い。それは、病気であろうとなかろうと誰しもがする経験ではなかろうか」という必要もある。

たしかに患者は生死にかかわる問題をかかえていることが多い。幼年時代このかたの懸案が即時全面解決を求めてやまないことも多い。しかし、私は時にうたがうのである。今の今、この人生の危機の時に幼少年時代からの大問題を解決しなければならないのだろうか。それは可能だろうか。試みが可能としても正しい回答に行き着くだろうか。ある程度以上の大問題はそもそも人間の解答能力の範囲内にないものでなかろうか、と。患者の多くが、大問題をいやが上にも大問題に、特殊問題や個別問題を一般問題化する傾向があるらしいことをいってもよいだろう。数学ならばそれは常道かも知れないが、人生の問題については果たしてどうだろう。時に、患者は、悪天候にあった時、麓へ逃げる代りに山頂にむかって逃げる人の印象を与えないでもない。ここで、医師の「病い」であるところの、ものを聞かれればとにかく答えねば威信にかかわるような気がする「回答強迫症」が出ればいったいどういうことになろうか、と危ぶまれる。*

*この「病気」についてもっとくわしく書いてほしい。〔中里〕　自分の心の動きや「他山の石」をみると大体わかるのではないでしょうか。〔中井〕

8　急性精神病状態——心理的なことから

1

急性精神病状態にある人の治療にとって、まず重要なものは看護であるといった。それは、われわれはほとんどいかなる状態の病人をも看護できるけれども、医学的に治療できる状態はそう多くない、という事実を踏まえてのことであった。

急性精神病状態の人は、それでは何を求めるのか、どうしてもらいたいのか、ということが問題になるだろう。また、どうしてもらいたくないのか、ということも劣らずわきまえておかなければならないことだろう。

われわれは、急性精神病状態の人が、まず、未曽有の事態に直面しているのだ、ということを忘れてはならないと思う。

職業上からくる馴れはわれわれの側にこそあるのであって、彼らの言動がしばしばわれわれに「またか」という印象を与えるのもそれである。これは何も精神科の病気にかぎらないことである。

といっても、精神科の病気は、それを表現する適当なことばがないことによって、その未曽有性はいっそう脅威的なものとなる。われわれの日常言語は、精神科の病気の示すいろいろな状態を表現するようにつくられていない。

外国で病気になったらという恐怖は、その国のことばをよく知らないで外地へ赴く人からよく伺うところだが、それは、外国のことばで頭痛なり腹痛なりを表現できないだろうという予想にもとづく恐怖である。数年前、ロンドンに日本人医師が赴いた時の在留邦人の安堵は予想を上廻るものであったらしい。「(苦痛を)訴える能力」を自分が持っているという感覚は非常に大きな安心感を人間に与えるものである。他方、「訴える能力を奪われている」という感じ、「訴えても通じない」という途方にくれた体験、「訴えても無駄であった」という徒労感は、人間を非常に絶望させ、いちじるしく孤独を深める。

一方、中等度の身体病でも、自分は妙なところへ入り込んでしまったな、くらいは感じるものである。生命の脅威を感じる身体病の場合ならば、いままで自分の人生は「本線」を順調に走っていたのに、どこの地点か判らないところで行き止りの「待避線」に入り込んでしまったことに愕然とする。精神科の病気の場合には、それは「蟻地獄」のようなところに落ち込んで、上ろうとしても上れないという感じに近いらしい。

ここで、患者が「訴える」ことに絶望しないように考えることが大切であろう。絶望の中へそのまま沈み込んでゆく患者もないわけでは決してないが、「訴えてやまない」患者も、また精神科の患者には少なくない。われわれは患者に「訴える能力」があることを評価し、それを態度で示す必要があるだろう。それはまず、訴えを「聴く」ということである。

2

ただ聴くだけでもすでに重要な意味があると思う。患者であろうとなかろうと壁にむかって語りつづけて正気を保てる人はないだろう。その語るところは次第に堂々めぐりに陥り、さらに同じことばが耳について離れないというふうになるだろう。いらだたしい不眠の一夜、「眠り」がどうしても——油が水をはじくように——自分になじんでこない一夜を送った経験のあるほどの人はこの機微を解されるだろう。逆に、親しい二人が徹夜で語り明かすことは、その主題が何であっても、満足感をともなう、人生においてかなり高いプラスの価値もつ体験である。

むろん、このことは、壁にむかって語ることと人にむかって語ることとの大きな落差を想いみて欲しいためであって、決して、患者と「語り明かす」ことをよしとするものではない。患者は、まず、端的にいって、疲れやすい人たちである。数時間、語りつづける場合もありうるのだが、その場合も一時間に十分ほど「お互いに少し休もう、のどがかわいたし」という休み時間を置くことがよいと思う。たいていの患者はそのことを受け容れるものである。

「聴く」ということは、聞くことと少し違う。病的な体験を聞き出すということに私は積極的ではない。聞き方次第では、医者と共同で妄想をつくりあげ、精密化してゆくことになりかねない。

「聴く」ということは、その訴えに関しては中立的な、というか「開かれた」態度を維持することである。「開かれた」ということはハムレットがホレイショにいうせりふ「天と地の間には……どんなことでもありうる」という態度といってよいであろう。実際、十九世紀のある治療者はこれを「ハムレットの原理」と名付けて、患者に対する時の重要な二原則の一つとしている。

ただし、このことは、患者のいうことを、安易に「分かる、分かる」ということでは決してない。患者は——未曽有の体験をしつつある人間として当然だが——「そう簡単に分かってたまるか」という気持を持っている。サリヴァンがそのような態度を強くいましめているのも、経験者の言である。

もう少し控え目に、治療者自身も似た体験をした旨を患者に話すことがある。このことは意外にしばしば診察室で起こっている。これは、精神科の治療者が一般に自分の内面に起こる〝異常〟な現象に注意をむける習慣を持っている人が多いからでもあり、また、いわゆる〝異常体験〟が、オランダの精神科医リュムケのいうように「数十秒ならばどんな人にも生起しているもの」であるかどうかには異論の余地があるにしても、一般に思われるよりもはるかによくある体験だからであろう。不眠の諸相をはじめ、離人症はもとより、幻覚すら、体験したことをはっきり記憶している人は必ずしも少なくないと思う。

しかし、その話をすることは、それほど有害ではないとは思うが、一般に不十分であり、患者はそう嬉しそうな顔をしないものである。精神科の病気でなくとも、たとえば手術直前や直後の人にむかって、見舞いの人が――あるいは担当の医師であっても――かつて自分の受けた手術の苦痛を話しても、相手はそれほど救われないのと同じことである。なんといっても話し手は現在は健康であり、聞き手は現在は苦痛のさ中にある。さらに、話し方によっては、自分が〝精神力〟でそれを乗りこえたと誇っているかのように聞こえかねない。今は裕福な人がかつての貧乏ばなしを貧しい若者に語るのと同じく、いささか聞き苦しいものであり、相手の怒りさえ招きかねないことである。

患者同士ですら、相手の苦痛は低く評価しあうという傾向がみられる。他人の痛みは、しょせん、自分の痛みを軽減しはしない。自分にだけに起こったことでないことを知ることは、多少の慰めにはなる。しかし、病人の心理として――これも精神科に限らないことであるが――自分の苦痛を大勢の人も味わっているようなものと知りたい反面、それは自分だけに起こった特別なこととみなしたい心理が働く。ある時期のガン患者は、自らの病いを特別に自分に加えられた不正と感じる。当然ながら、これまで多くの人間がガンで死亡していることを彼は知っているが、そのことは何の慰藉にもならない。彼にあう人も、おそらく、そのことを引き合いに出して彼を慰めようなどとは、思いつきもしないだろう。

一般に「独自であること」「ユニークであること」は地獄であると同時にみずからの尊厳の最後のよりどころでもあるという二面性がある。

それに、一般に、精神科の病気の場合、エヴェレストの氷壁で進退きわまっている人にむかって、せいぜい千メートルほどの山に登って味わった苦痛を話しているという不釣り合いがあるだろう。時に、患者は──はっきり相手を「いい気なものだ」と批評するだけの余裕はなくとも──漠然たる不快感を感じるごとくである。

「私のような体験をした人がいるでしょうか」「私のような病気をした人をおおぜい診ましたか」とたずねられることも、ないわけではないが、そのような場合は、「むろん世間にはおおぜいの人間がいて、中には君とよく似た体験をした人もきっといると思う。私も多分そうだろうと思う人に何人か仕事の上で会ってきたといってよいだろう。しかし、ひとりひとりの体験はやはりひとりひとりその人の体験であるように思う」という趣旨の返事が自然でもあり、受け容れられやすいと思う。これも、実は精神科の病人に限らないことであろう。

3

「分かる、分かる」という応待は、ただ安易なだけではない。「分かってたまるか」という感じとともに「すべてが見通しであり、すでに分かられてしまっている」という感じを分裂病の人は抱いている。時に、経験を積み頭の切れる精神科医は、患者の考えていてまだ語っていないことを言いあててしまうことがある。

時にそういった精神科医が同僚にそのことを話す態度からすると、そこに虚栄の匂いがしないでもない。この「言いあて」は患者の不安を増大する。すくなくとも医師が魔術師的万能感を印象づけていることで、医師と患者の不平等性をいっそう増大させる。（われわれはこの不平等性を必要悪としての最小限にまで縮小させるように、つねに微調整を怠らないようにする必要がある。自然の傾向に放置すれば、それはエントロピーと同じく、増大する方向にむかう。）

しかし、時には患者がいわんとして表現がみつからず、ほとんどもがくように苦しむこともあるもので、その時は「あなたのお話をずっときいていると、ひょっとしたら、こんな風に感じているのではないかという気がするのだが」という前置きで、あくまで、他人の心中を臆測する際の慎みを忘れない態度で話すことは、一般に患者を楽にし、「分かられた」という受身感がなく、「やはり通じるのだという疎通感を生むと考えても間違いないだろう。そして、この種の応待は、患者のことばに副木《そえぎ》を添えているようなものと解するほうがいいだろう。

ドイツの精神科医シュルテが、うつ病の人の場合は、その体験がその人にしか分かるものでないことを話すことが、逆説的にも、相手に了解されたという感じを生むものだ、といっているのは正しいと思う。しかし、これは、分裂病圏の人とかなり違った機微に属するもので、土居健郎のいうように、うつ病の人は「どうせ分かりっこない」と心の底では思っていて、その思いに符節を合わせることになるからであろう。むろんシュルテの示唆が重要なのは、古典精神病理学をまつまでもなく「憂うつ」体験がそれこそいちばん「分かりやすい」体験と考えられている、その安易さを衝いているところにある。（うつ病者の場合も、うつ体験そのものよりも、その人の置かれている状況の感情をこめた理解——私が別のところで状況的感情移入といっているもの——の方が大事であり、その上に立って、「そういった状況——たいていは複数の重荷がみつかる——がかくかくの期間つづけば病気になっても不思議ではないような気がしますね、それまでからだの病気にならなかったのがふしぎな位ですね」と、病気であることを医者として認知することが必要だろう。うつ病者は、これに対してしばしば「からだの病気にならないのが私の不幸です、私のからだは頑健なもので」と答えるが、それは「からだの病気」が正々堂々と休める社会的に承認された病気であることを含意しているもので、それには少なくともこの社会的〝偏見〟に医師も同感でないことを証《あか》する程度に少し反論しておく必要があるだろうし、また、——うつ病になりやすい人がとくに頑健だという根拠も証拠もないわけで、たいていは小さな病気とくに消化器潰瘍や高血圧が先行していることが多いから——「身体の方からの警報も少しはあったようですね」と述べることも今後のために必要だろう。)

しかし、分裂病圏の人の場合は、シュルテの示唆では足りないところがあるだろう。「医者といえどもそうそう患者のことがわかるものではない」という真実を告げることが前置きであり、一方では「話したくないことは話さなくてよいし、黙っていていいのです」と沈黙の権利を保証する必要もあると思う。

私はかつて『尋問の技術と自白』という司法関係の本を読んだが、何一つ参考になることを発見できなかった。それどころか、そのような技術を患者に適用すれば、患者の人格は相当破棄されると思われた。これは患者でなくとも起こりうることのように思われるが、精神科医でも意識せずにそのような技術を駆使している人がまったくないわけではなさそうである。

とくに分裂病圏の患者が「拒否能力」の弱い人たちであることは神田橋條治の指摘するとおりであろう。

しかし、急性精神病状態の患者はしばしば訴えてやまない人たちである。かつて河合隼雄は私に「私たちは神経症の人を扱っているので楽なんです。人をみて話してくれますからね。未熟な治療者には、その人の応待しかねる大事なことは話さない。それに対して精神病を治療しておられる人は大変ですね。とにかく相手の力量をみずに大問題をいきなり持ちかけてこられるのだから――」と語られたことがある。これはその通りなので、炎天下に手に余る荷物をかついであえぎあえぎ歩いて家にたどりついたら玄関先で荷物をどさっと投げ出す――そんな経験は誰にもあるかと思うが、そういう感じである。これを受け止めないわけにはゆかない。

4

急性状態においてもっとも患者の辛いことは何だろうか。

私は、むかし、フランスの大学教授が指導し役者に演技させてつくった、分裂病のはじまりの解説映画をみたことがある。また、寛解期の患者が――うたい文句では――自分でシナリオを書き、切り紙細工の人形や背景をつくって、少しずつ動かしてつくった、という入院から退院までのストーリーの映画『詩人と一角獣』をみたことがある。そして両者の相違に一驚した。(いずれもサンド社の後援でつくられ同社学術部に申し込めばみることができるはずである。)

その相違をどう表現したらよいだろうか。前者には、たしかに急性分裂病の次々に発現してゆく症状がうまく並べられている。そして役者は脅え恐怖し不安となり時に恍惚となる。しかし、いかに分裂病の症状が映像で表現されていようとも、それに反応する役者の表情から伝わってくるものは神経症的なものである。いかにクレッセンドに、音楽が不安と恐怖をもりあげ、役者が苦悶し圧倒されようとも、精神科医にさえ、これは違う、何か全然違うという感じを与える。『詩人と一角獣』も、単純に、患者の自主制作とはいえまい。いわゆる芸術療法の一つとしてスイスのある精神病院でつくられた映画である。当然、陰に陽に治療者側の手が加わっているだろう。ことに退院の日、看護婦たちに手をふられて馬で退院してゆく詩人の姿は一見、精神病院のＰＲ映画かと疑わせる（これを、慢性入院患者の願望とみればまったく〝読み〟が変るが）。しかし、である。

詩人は、病院に鳥籠をさげて現われ、それを受付において、これは「私の心」だ、という。受付の看護婦（中年の婦長クラス？）はそれをくず籠に叩き込み、詩人は腕をとられて院内につれこまれる。ここまでと退院のシーンだけが実写であって、ここからは切紙の動画になるのも、巧みといえば巧みな転換である。

さて切紙人形になった詩人は衣を脱がされてベッドに横たえられる。やはり切紙人形の医者が入ってくる。聴診器が中空をとんできて詩人の胸にあたる。

詩人は小さな格子窓のついた個室に入れられる。詩人に、詩人よりも大きな注射器が中空を四方八方から殺到する。それから食事がさし入れられる。そのうちに個室の中に火がもえ出す。

ここで、また巧みな転換が行なわれる。同じ切紙細工でも、ここからは、ただの色紙から、グラフ雑誌のページをうまく使った切紙に変わる。たくさんの女性の顔が登場する。それは実際に万華鏡の筒に入れて映されたらしい。万華鏡を動かしているので、切紙細工を少しずつうごかして一コマ一コマ撮影していた時のギクシャクした動きはなくなる。女性の顔は一つ一つが一枚の花びらとなり、顔のあつまりがつぼんだり開いたりする一つの花のようである。それがそれこそ万華鏡そのものの動きでめまぐるしく変化する。次第にテンポが速くなる。詩人の過去に登場した現実あるいは空想の中の女性たちであろう。その顔は一つ一つが交代に前景にあらわれてはしりぞく。どの顔も半ばは（万華鏡として当然ながら）かくれていて、とらまえがたい。このテンポが目にもとまらぬ速さに近づいたところで、ウサギやニワトリが右から左へトコトコと駆けぬける。トリックスターのようでもある。そうこうするうちに、世界地図が出現している。その一か所に窓があいて中から兵隊の列が出てくる。あとからあとから出て来て世界地図の上を隊列を組んで歩み出す。世界は兵士の行列に埋まってゆく。このテンポも次第に早くなる。世界最終戦争《アルマゲドン》を予感させるこのシーンで映画で唐突に切れて、退院の現実の情景に戻る。

この映画を、さきの教授制作の映画と比べると、精神病理学的にみても、さきのものには、意識から排除されていたものが意識の中に奔入し氾濫するというところが欠けていたのに気づかせる。

しかし、まさに対照的なのは、この映画は、即物的なまでのリアリズムと万華鏡的夢幻との世界であることだ。無機質の孤独とその中のあたかも氷の中の火のような幻想といおうか。

たとえば、ひとは、ここでカフカの作品、とくに『孤独の三部作』を思うかも知れない。カフカの作品が単純に分裂病の世界を表現したものとはいえない、と私は思う。しかし、『詩人と一角獣』にもっとも近い印象を与えたものは、オーソン・ウェルズ（だったと思う）が監督したカフカの『審判』の映画化である。といっても二十数年前の作品であるが、広大な工場のような空間で無数のタイピストがいっせいにタイプを叩く無機質的なリアリズムの情景や、鳥のようにさえずる隣人たちの間をくぐりぬけると、カメラをブラせてつくられた、万華鏡のようにめまぐるしく躍り、木洩れ陽のように形姿のさだかならぬ情景は忘れがたい。（いずれも原作にはなかった場面と記憶する。）

おそらく、急性精神病状態において、もっとも患者に耐えがたいものは、孤独であろう。

私は、「不安」ということばには治療力はないと前に書いた。相手が不安であることをことばで認めること、相手が不安を訴えることにことばで応答することが無力だという意味であった。「孤独」はさらにそうであろう。

人間には不安よりも孤独がいっそう耐えがたいものだと書いたのは、やはりサリヴァンであったと思う。私はかつてある患者に黙って一枚の絵を示された。それは、急性期の後半だったが、羽のはえそろわない一人の天使（であろう）が提灯をさげて暗夜を行く絵であった。この患者は田舎の高校を出て都会へ出てきたばかりの一九歳の少年であり、たとえばクレーの絵画の影響は考えられない。もっともクレーの絵を持ってきて黙ってさし出されても同じ衝撃は受けただろうし、模写であっても私はいっこうにかまわないが――。（硬皮症に悩み第二次大戦の到来に打撃を受けた一九三九年のクレーには「まだ目の見えない天使」（とわが国で通称されているが原題は「まだ手さぐりの天使」である）という絵がある。私はあとでこの絵をみて彼の絵を想い起した。）

不安は訴えることのできるものであり、不安神経症ということばがあるように、ある種の身体感覚を伴い、どこかに受容を求める欲求があり、そして病気といわれて納得しうる余地が残されているように思う。しかし、孤独にはその余地さえあるだろうか？

急性分裂病の人の孤独は、たしかに老人の孤独ともグリーンランドにひとり棲む人の孤独とも違うだろう。しかし、孤独と実感され、そう表現されるよりほかは、やはり、ないだろう。そして、孤独はひとに訴えても詮ないものである。また、不安よりも身体感覚に乏しいものである。心の中で次第に何かが冷えてゆくといった感じはあるかも知れないが、しかし、分裂病の人が、自分が病気であることを否定し、「ふつう」であることを主張するのは、一部は、彼の感じをいちばん占めているものが「孤独」であるからかも知れない。第一、不安が病気でありえても、孤独がどうして病気でありうるだろう。

一部の人は、これを「疎外」として、外部に原因を求めるかも知れない。それはさまざまの被害感として感じられ、そのように表現されるだろう。

しかし、ひょっとすると、それよりも大きな因子があって、自然発生的な最初の疎外感を悪循環的に強化する因子は、患者が自らの正気を周囲に証明しようとする努力であるかも知れないと思うことが私にはある。

東大図書館長だった宗教学者岸本教授が黒色腫に十年苦しみながら書かれた闘病記がある。その中で印象の深かったのは、ガン患者は周囲の態度で自分がガン患者であることを知るということであった。ガンと知らされた途端、周囲との間には一枚のガラスのように透明な、しかし破れない障壁が生じる。人々は途端にやさしくなり、非常に多くのことばをかけてくれる。しかし、そのことばは（一見なぐさめでありはげましであるようにみえるかも知れないが）ほんとうは何も語っていないのである。この、美しいが何も語っていない――端的にいえば無意味な――ことばを毎日浴びてゆくことは、ガン患者を出口のない孤独に陥れる。

岸本教授は、ガン患者の心理をみずから、かつて経験したことのない生命飢餓感と表現しておられた。この飢餓感の全部ではないにしても一部にはコミュニケーション飢餓感も混っているだろう。親しい人が身近かにある時コミュニケーション飢餓感のほうが孤島よりも耐えがたかろう。

私は、精神病患者も、周囲の表情によって自分がクレージーとみられていることを知るのだ、と思う。周囲のあわれむような、やさしさを交えたまなざし、〝美しい〟が何も内容のないことば、――こういったものは、「君は今日は変だ」「君のいうことはさっぱりつかめない」といわれるよりも決定的な衝撃でありうる。彼は、何とか自分が正気であることを証明しようとする。しかし、ふだんの時には誰がわざわざ自分の正気を証明しようとするのだろうか。そして、どんな時でも証明するとなれば、論理を用い因果論を使い証拠を挙げなければならない。そして、これほどクレージーな印象を与えることはない。ことばによって正気であることを他人に証明する方法はおよそ実らない。この証明は他人にむかってなされると同時に自らにむかってなされる。この方は残る。そして、あるいは妄想の根となるだろう。

おそらく、患者をことばで正気を証明せねばならないような状況に置くことは、患者の孤独を深め、絶望を生む。孤独な人に対して、それをことばでいやすことはできない。そばにそっといること、それが唯一の正解であろう。患者のそばに黙って三〇分を過すことのほうが、患者の〝妄想〟をどんどん「なぜ」「それから」「それとこれとの関係は?」ときいてゆくよりずっと難しいことであるが——。

5

なぜ、患者のそばに沈黙して坐ることがむつかしいのだろう。

むつかしいことは、やってみればすぐ判る。奇妙に、しなければならない用事、待っている仕事、などなど思い出される。要するにその場を立ち去る正当な理由が無限に出てくるのである。

このいたたまれなさを体験することは、精神科医となってゆくうえで欠かせない体験として人にすすめている。それは別のところでも書いた。*


*こつは、診察室の中で自分をでるだけボンヤリ、際立たせなくしてゆくことであろうか。水に浮かぶ舟の中で、舟の揺れに自然に、ゆるやかに身をゆだねながら、ボンヤリ坐っているような感じ。そうしていると、舟と自分とがあまり区別つかなくなってくるような、あの感覚。〔滝川〕

患者のそばに坐っていると、名状しがたい焦りが伝わってくる。これはひととおり診察を終えた身体病患者のそばに残っている時に感じる「所在なさ」とは全然別物である。そして、これまた別のところで述べたことだが、この焦りは、何に対する焦りという、特定の対象がはっきりしない。いや、そもそもないのかも知れない。患者はしばしば自分を「あせりの塊り」であると表現する。

焦りは、誰もが知るごとく、かなり不快な身体感覚である。それはまた、同時に、いくつかの自律神経症状を伴う。どうやら、副交感神経優位よりも交感神経優位の状態であり、*力能蓄積優位《トロフォトロピック》よりも力能発動優位《エルゴトロピック》の状態であるらしいのだが、むろん、スポーツや闘争を行なっている時になる交感神経優位、力能発動優位とはまったく違った身体感覚である。それはもっとも非身体的な存在感覚でもある、といってよいかも知れない。どうころんでもやすらぎのないことの感覚であるかも知れない。

*心身医学の用語で、訳語は私が仮につけたもの。「能」とは中国語でエネルギーの意味に使う。〔中井〕

ある患者は、図6のような一枚の絵を私に示して「どちらも自分である」といった。このような図を案出することは、いかに患者が何とかしてコミュニケートしようと試みるかを私たちに教えてくれるものだろう。右半分をある人は「自閉」の表現ととるかも知れない。卵の殻につつまれているからである。ある人は「退行」の表現ととるかも知れない。中にいるのがヒヨコだからである。しかし、どちらにせよ、卵の殻が透明で中が見えすいていること、ヒヨコが羽をばたつかせて飛ぼうとあせっていることにも思い至るほうがよいだろう。しかも、ヒヨコである。風に耐えない、まだ飛ぶ力のそなわっていない、ひわひわした存在《もの》である。それでもなお卵の中に安住していることができないようにみえる。

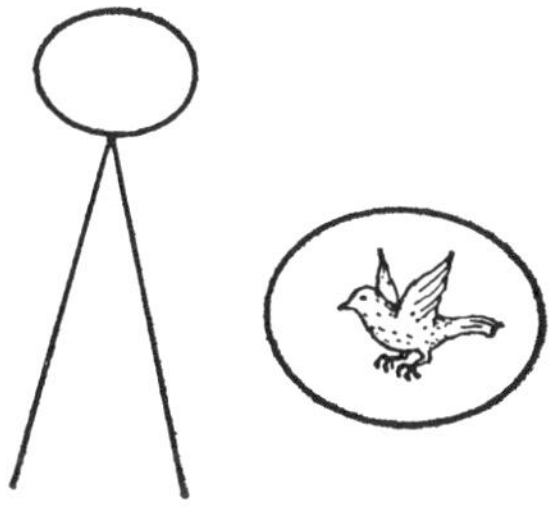

図6

と同時に、彼は左半分のごとく、針のように尖った円錐の山の上にのった滑っこい岩である。詩人リルケが危機の時に書いた「心の山の頂きにさらされて」という詩があるが、たださらされているどころではない。危ういきわみの平衡である。つねに落下の危険にさらされていて、まだ落下していないのが奇蹟であるだけではない。どちらにころびおちるかはまったく判らない。

完全に不安定な平衡を表現するのに物理学者が使う図そっくりである。

おそらく、光が波動でもあり粒子でもある、というのに似た意味で、どちらでもある、というのが患者の絵の含意だろう。しかも、どちらの場合も、それこそ余裕がなく、焦らざるを得ない状況といってよいだろう。サリヴァンは晩年の『精神医学の臨床研究』の中で、急性期の患者がもっとも希求しているものは「心の平和」だろう、といっている。おそらくそうであろう。別の患者の絵は、周囲から押しよせる波動のようなものによって強制的に「腕立て伏せ」をやらされている男である。

焦りが伝染するのは、何も患者からだけではない。バス停留所で苛々しながらタバコに火をつけては捨て、ふみにじり、あちこち歩きまわり、足踏みしている男をみると、こちらも何となく焦ってくる。集団における不安やパニックの伝染力は、体験したものに忘れられない印象をのこす。地下鉄が駅の途中で停車する時、誰かの不安にみちた低声が一瞬にして乗客たちの表情をいかにこわばらせることか。

サリヴァンは母子の間に不安などが伝染することを述べ、これをエンパシーと呼んで、神秘主義者呼ばわりされたことがあるが、おそらく、そう批評したものは、あくびの伝統のような、ありふれた現象にも思い及ばなかったのであろう。子供のころ、私はあくびの伝染がふしぎで仕方なかった。故・時実教授によれば、あくびは、覚醒レベルがさがってきたのに対して、強大な咀嚼筋を運動させ、その刺激を脳に伝えて覚醒レベルを上昇させようとする行動である（刺激は三叉神経運動枝を伝わる。一般に三叉神経は覚醒の維持に大きく貢献している。冷水で顔を洗うのも感覚枝を刺激しているわけだ）。われわれは、視野の隅に隣人があくびをしているのを捉えるかその音を耳で聞くのであろうが、それはほとんど自覚されることなくそのままあくびを終点とする一連の反応の入力となるのであろう。（不安の際のあくびは、覚醒レベルをさらにあげて対処する準備をせよ、という信号であろうか？）

しかし、急性期の患者から伝わってくる焦りはとくに強烈であるように思われる。もし、診療の場という枠組に守られていなければ治療者は一種の感応性精神病を起こしかねないとさえ思われる。一般に治療者には立ち去る自由があり、また一種の距離のとり方と馴れによる感受性の低下によって、危険を防いでいるのであろう。患者治療者の枠を取り払って患者と対する場合は、治療者もまた焦りの塊となる可能性がはるかに大きくなるだろう。そのような構造の「実験病棟」が長つづきしないのも、この理由が多少は伏在してはいまいか。そこにいる人たちのミーティングにおいて、対話の内容が次第にある方向へ流されてゆくように思えるが、その底にもこの種の感応現象がはたらいていはしまいか。

逆に、うつ病の場合は患者が非常な焦慮を口にするにもかかわらず、うつ病者の焦りは治療者にほとんどといってよいほど伝わらない。うつ病者の深刻な話が治療者の心に反響を生まないこのことこそ、うつ病の特徴であり、診断の一つの目安であることを指摘したのはシュルテであった。彼のいう「反響欠如性《レゾナンツローシヒカイト》」は、リュムケの有名な「プレコックス感」にまさるとも劣らぬ、治療者側の内面変化にもとづく、いわゆる主観診断の白眉であるが、「プレコックス感」ほど知られていない。（もっともこの十年「プレコックス感」もわが国で物神化に近い扱いを受けてきたにもかかわらず、必ずしも正しく受け取られていたとはいえない。彼の論文をみて一驚したところである（中井久夫「リュムケとプレコックス感」『季刊精神療法』三巻一号、金剛出版参照、そこにはいちおうオランダ語論文で関係あるものを訳出してある）。

この種の焦りが周囲がまだしも耐えやすいのは、緊張病性興奮の方向に行く患者であろう。（さきの腕立て伏せの絵を描いたのは緊張病性興奮を示す患者でそれが次第にしずまりつつある時であった。）逆にいえば、その種の焦りは、たかだか緊張病性興奮として表現することしかできない、無形相のものかも知れない。あとからあとから湧いてくる焦慮感を患者はあのようにしてくみ出しているのかも知れない。

逆に、単純型とか破瓜型とかいわれる、ほとんど興奮も妄想も示さない、醒めすぎている観のある患者の傍らほど、強く焦りを感じるところはない。とくに思春期の患者は治療者の中に眠る思春期的な幻想、ついに果たせなかった夢をよびさます力がある。すでに別のところで書いたことだが、思春期の患者の受持医は、患者の性急な希望をそのままわがことのようにあせって、さまざまの、結局は「ひいきのひき倒し」に終る行動をすることが少なくない。焦りは患者から伝わるようにみえるが、むろん治療者の中に眠っているものが喚起されるといっても一般にいいだろう。この二つはほとんど同じことかを知れない。

沈黙思念のそばで治療者は一方では患者に目に見えないリズムの波長を合わせつつ他方では自分の持っている（そう豊かでもない）余裕感が患者に伝わるのをかすかに期待しようとする。そのほかに方法はなく、しかも、この時点で、治療者は——とにもかくにも——患者と社会のほとんど唯一の接点であろうからである。

私だけの経験かも知れないが、このような時、しばしば私の身体境界ははっきりしなくなり、自分の姿も次第に虚空にうかぶおぼろな一点に収束する。私が面接の前の晩はとくによく眠り、気力と余裕を持っているようにするのは、不眠など不節制の翌日だと、私の頭の中も（患者のいう〝頭の中のさわがしさ〟とまったく同じものかどうかは比べる手段がないが）奇妙な静けさともざわめきともつかぬものに侵されることがあり、その後に不快な超覚醒と不眠の夜が待っていかねないからである。*

*不眠や、飲み過ぎのあとの面接は、ふだんより、鋭くなっているという印象をもったことがある。いかにも intensive な（深く切る）精神療法風の面接になりやすいようだ。先のたとえでいくと、自分がいつもより際立

ってしまっていることになるだろうか。〔滝川〕

これを一時的にせよ、治療者は逆転移性精神病にかかっているのだ、とみる人がいてもふしぎではないだろう。

分裂病にもっとも近接戦的な治療を試みた一人としてアメリカのサールズを挙げることに異議のある人は少ないだろう。彼の方法は一般に西欧の治療がそうであるようにはるかに言語内容に依存しており、はるかに妄想に焦点が当てられている。その点はちがうにしても、（これは文化的な相違であり、また対象となった患者の相違でもあろう）彼は治療の一時期は治療者自身がほとんど精神病状態になるとし、そこをとおらなければ患者は治らないとした。彼自身、数回は自殺を考えたとしていることを、なおざりにさくことはできないだろう。

一度だけ、その種の面接の直後にたまたま私の子どもたちに顔を見られたことがあるが、彼らは非常な恐怖を覚えたそうである。将棋を指すことを職業としている者が対局の直後の顔を家族にみせないことを心がけとしていると聞いたことがあるが、似通うことであろうか。むろん、将棋のように相手を負かそうとしているわけではない。しかし、将棋をさす者には、相手の心との暗闘があり、相手の焦りに（利用するためにであろうが）敏感になっており、そして自分の焦りとの（それに負けまいとする）暗闘がつづいているのであろう。決定的に違うところもあるが共通の点もあるわけだ。

もし、何の理由にせよ、治療者の側にも焦りの発生源があるならば、患者に有害な作用をするであろう。焦慮感は焦慮感を加速し増大の方向にむかわせる。些細な、表面的な焦りの源であっても、かわりはない。経験によれば焦りとはつねにこのような「前進させようとする踏んばり」の傾向をもっている。思う方向に患者の経過が進まないという思いですら、この種の焦慮源となりうる。

治療者の余裕と気力も、しかし、時には、永続的でないにせよ、多少のみのりをもたらすこともあるのだ。何回かのシュヴィング的面接（とは患者のそばにそっとすわることからはじめる方法をいう、それをはじめたのはオーストリアの看護婦シュヴィングである）ののち、ある患者ははじめて口をひらいて「今日は空が広いですね」とつぶやいた。それは、私の中で〝転移性〟の焦りが雪どけのように消えてゆく瞬間であった。彼の中ではどうであったか、むろん、そこでたずねることはしないものであるし、しなかったけれども。

たしかに、それはほんとうに一時のものであることが多い。ある時、私たちは秋の陽のふりそそぐ川辺の堤防にいた。「われをめぐる茅《ち》がやそよぎて寂《しづ》かなる秋の光になりにけるかも」「かなしくも遠山脈《とほやまなみ》の晴れわたる秋の光に出でて来にけり」（『白き山』）と斎藤茂吉なら歌ったであろう秋光であった。眼前の川だけは最上川でなかった（多摩川だった）けれども、「こういう空の――といった陽《ひ》の、といったか――下にいるとふだんの悩みがうそのように思われます」と患者は、何十分かたってからいった。それはこの患者との十年に近いつき合いの中でもほんとうに特権的な瞬間だった。

しかし、堤防をおりて一〇〇メートルもゆかぬうちに向うからオートバイが走ってきた。患者はオートバイの前についと脚を出した。オートバイはよろめき姿勢を立て直したかと思うと罵声とともに走り去った。一瞬の出来事だった「え？　何かあったの？」「あのオートバイは屑鉄を積んでいました」「とは？」「私が、その――、屑鉄のような奴だ、と、仄めかしているのです。どこから来たんだろう、あいつ」しばらくして患者はいった、「まあいいです」。

結局、この時の私は、患者より一瞬早くくつろぎすぎたのだろう。もう少し、私はほっとするのを遅らせたほうがよかったのだろう。後からの知恵ではあるが――。

患者の音調に二種類あることを書いたことがあるが、サリヴァンがよく患者自身に告げていたことだったのを最近になって知った（小文「アメリカにおけるサリヴァン追認」『みすず』一九七九年六月号）。彼は「君の訓練《トレーニング》の声と君の希み《デザイア》の声とがある」といっていたそうである。おそらく「訓練の声」とは、音域の狭い、平板な声だろう。私は、妄想を語る時、音調がそのように変ること、逆にそのような音調は、妄想を語っていることを教えてくれる場合があることを述べた。一般に論弁的になる時、人間の声はそうなりがちである。数学の証明を読み上げる時、上司に問われて答える時、等々。それは防衛の声であり、緊張の声である。これに対して、「希みの声」は音域の幅のひろい、ふくらみのある声だろう。患者にせよ、患者でないにせよ、自分の心の動きを自然に表現する時はそうなるものであろう。ただ、妄想と一般にみなされるものの中にも、「希みの声」で語られるものがあることに最近気づいた。しかし、そういう場合は、ほとんど患者の希みあるいは感情そのものが何かに仮託されていると考えてよいことがわかってきた。その時は、たとえば「私にはまるで君の心が叫んでいるように聞えたが……」といっても差し支えないようである（これはふつう解釈ということになり、〝妄想〟には軽々にすべきでないことを私はわきまえているが）。患者とただちに、そのことの発生した時、患者がおかれていた状況の話に入ることができたし、患者の「叫び」はまさにその状況をみごとに要約したものだったからである。

サリヴァンは、患者自身が自分の音調をききわけて自分を知るようにすすめた。これは、彼が、患者にまず、自分の辺縁的な身体感覚に意識をむけるようにすすめたと同じ線上の治療的知恵であろう。少なくとも、治療者自身がそれをききわけることがのぞましい。また、治療者自身の声についてもそうであろう。

作曲家神津善行氏が書いておられたところによると（昭和五四年七月の『週刊朝日』だったと記憶する）、音域の広い声の人と狭い人とでは、同じことを語っても、相手に受容される程度が大幅に違うそうであり、後者が反発をまねくさまは、氏のようなよい耳を持っている人が横から観察していると、実に驚くほどだそうである。また、そういう人は、他の、対人関係を円滑にする小道具を使ってその短を――それと意識せずにであろうが――補っているそうである。

思いみれば、精神病患者の声は、ふだん後者であることが多い。切口上や紋切型に属する声である。そういうことが一部分ではあるが、患者の対人関係をさまたげてきたのであろう。むろん、そのような、些細なことが、一般的にいって、病気にみちびくとはとうていいえない。しかし、私は、すくなくとも分裂病は、非常に多くの条件によって成立するのであり、逆にその結果が一つでも欠けたために分裂病にならなかった人たちは実に多いであろうと思う。分裂病に対する社会的偏見は、おそらく、すべての人が少なくとも理論上は分裂病になりうる――あるいは何かの精神病になりうる――という事実が明らかにされて（それはてんかんが理論上そうであると同じように明らかにされるだろうと思う）、人々がその事実の前に謙虚になる時に、――消失するとはいえなくとも――少なくとも形をかえるだろう（そうであっても分裂病が社会の中である一定の率で発生をつづけうることについての私の考えは『分裂病と人類』第一章、東京大学出版会に述べた）。

しかし、時に患者から、音域の深々とした、あるいはしみじみとした、感情のこもった声がきかれうることを聞きのがしてはならないだろう。そして、まさに、そのような声を聞く時が急性期が終末に近づいたか、少なくとも急性期からの脱出可能性が高まった一つのしるしである。

おなじく、傍らにいて、治療者が焦りを感じなくなることは、急性期が終りを告げた、かなり確かな証拠である。急性期の終りには特徴的なさまざまの身体症状や言動がみられる。それは後に述べる機会があると思うが、その時期が過ぎると、患者は、むしろ、ことば少なになる。しかし、患者のそばにいて、われわれは、あわてて何かをしなければならない強迫も感じないし、患者の性状を破りたい衝動にも駆られない。むしろ、ある余裕と弛緩のうちに患者と沈黙を共にしうる状態となる。私はこれをかりにあまり上手な造語ではないが「非拒絶症的寡黙」と呼んだことがある。これはこれで重要な時期であって、むしろ治療のやま場の一つである。

似たことは患者の家族についてもいえると思う。患者の家族にもっと「話し合い」をと、すすめるのはやさしいが、家族相互が「訓練の声」で話し合っていないか、いや、もともとそういう声で家族がコミュニケーションを行なってはいなかったか、をみる必要もあろう。家族の声が次第に「訓練の声」でなくなってゆくかどうかは、家族面接がみのりあるものとなってゆくかどうかの大きな目安だと思う。

焦りについても同じことがいえるだろう。当然、家族相互間にも焦りは伝わり合うだろう。その震源地が患者でないらしいことも少なくないのであるまいか。家族の中でいちばんよく焦りを示すのは母親であるけれども、しかし、あからさまにみせるからといって震源地とはいえない。犯人はいちばん犯人らしくない人である、という推理小説の原則があてはまる場合も多いと思う。かりに父親なら父親が「訓練の声」で語る人ならば、母親を長年月むなしく焦らせてきたのは、あるいは、その人かも知れない。

しかし、家族研究とは「犯人さがし」ではない。それならば無限に祖先に遡ることになってしまうだろう。実際は祖父母以上に調査できることがすくないので、その遡及は自然停止となるけれども、現実には、家族面接は家族の苦労話をきくことに勘どころがあるように思う。そこでしか家族の「希みの声」は聴かれないのではあるまいか。

音調は形式だと人はいうだろうか。形式と内実とは相伴うものだ、とわざわざいわねばならないだろうか。そして、神津氏は習い性となるところに焦点をあててみておられるけれども、そもそもは対人的な状況に大きく依存するものである。たとえばキンキン声になる時と春風の声になる時はわかる。実は誰でも自覚できることだ。

急性期を順調に通過するための、以上は、ごく一部にすぎない。急性期には、まだまださまざまの因子がある。がそれは次章にゆずりたい。

9　急性精神病状態——生理的なことから

1

急性精神病状態の症状となると、これは大変人目につくものであるから、今より半世紀ほど前にはもうほとんど記しつくされてあますところがないようである。

しかし、その生理学はごく最近になってようやく本格的に調べられはじめたばかりである。その心理学となるとなおさらである。そして、いずれにせよ、治療に役立つものとなると、まだそんなに多くはない。

私たちは、急性精神病状態について、ほとんどまだ知っていないのかも知れない。その証拠に、身体の危難に対しては、急性の病いにはしかるべき治療室があるし、さらに最近はＩＣＵ（インテンシヴ・ケア・ユニット）などというものもアメリカにはじまってわが国の主な病院に行き渡りつつあるけれど、急性精神病状態という〝魂の危難〟に対してはそれに対応した設備の部屋と治療チームを持っているところはない。いや、そういうものが必要であるという認識も十分ではないだろう。精神病院の保護室というものも、最近は随分改善されたけれども、〝保護〟という消極的な目的のためにつくられたものであることに変りはない。

急性精神病状態というものがほんとうに分かり出したら、おのずと、それに対する治療チーム、それにふさわしい療養施設というものも生まれてくるだろう。逆にいうと、そういうものが生まれるまでは、医学はほんとうに急性精神病状態を把握したといいがたいのではあるまいか。

2

では、どういうことが分かっているのだろうか。

生理学的には、今のところもっとも重視すべき点は、「ＲＥＭ期剥奪に対する反跳現象の欠如」ではなかろうか。

これはどういう意味か。ＲＥＭ期というのは、脳波学からみての夢をみている時期、同時に身体の骨格筋全体が弛緩している時期である。この時身体の筋肉が弛緩しないで緊張したままであると、どうなるか、という実験が動物では行なわれていて、薬物で緊張が解けないようにしておくと、餌食になる動物を追いかけたりするらしいから、夢が夢で終って夢遊病にならないためには、是非とも筋肉が弛んでいてもらう必要がある。逆に、筋肉の弛んでいる方を重視して、ＲＥＭ期こそ身体の休み眠る時期であると主張する人もある。むろん、夢作業の円滑な遂行のほうを重視してもいいわけである。「目的論」という奴はそこまでのものだ。夢作業という概念は力動精神医学からきている。非常に重要なものだと思うが、これにはすでに多少触れた。とにかく、生理学的に分かっていることは、ＲＥＭ期がとても大切だということだ。

ＲＥＭ期は、温血動物（といえば哺乳類と鳥類だが）この睡眠の中に織り込まれているが、食物連鎖の頂点にない動物（ということは他の肉食動物に食べられるおそれのある動物だ）はＲＥＭ期が大変すくないらしい。シマウマやキリン、あるいは牛や馬がふつうは立ったまま眠ることはみんな知っている。大体が睡眠時間も少ない。それかあらぬか、ＲＥＭ期の少ない動物はひどく短命である。多い動物に比べて二、三年対二、三十年というから、十倍の差である。

ヒトについてはどうか。脳波でみていてREM期を示す波が現われると叩き起こすという意地悪をすると、どうなるか。毎夜つづけていると、急速にクレージーになってゆくらしい。一晩「REM期剥奪」を行なうと、翌晩の睡眠には異常に多量のREM期が現われる。これが反跳現象（はね返り現象）である。

反跳現象が現われないのが、急性精神病状態の大きな特徴である、と生理学者はいう。とすれば、いわば前日の「赤字」を自動的に埋めるシステムが作動していないことである。こういうことがつみ重なるとどういう結果になるだろうか、と考えると、少なくともあまりいいことにはならないだろうと予想される。

別に、人間は四八時間以内に辻褄を合わせておけば心身の健康を保てるようになっているらしい証拠があるようだ。「一日の苦労は一日にして足れり」というキリストのことばは理想であるが、四八時間で「収支」を合わせていれば精神の健康はまず保てるらしいことはさきにも触れた。身体の健康も多分そうではなかろうか。私は、不幸にして病気になり、再発をおそれてたずねる人にむかって、敢て断言している。そうしている限りまず再発しないだろう、と。（患者は非常に再発をおそれているし、それも当然なので、時期をえらんでこれをとりあげ、再発しない方向への具体的なめやすを話すのがよい。ただのおどかしではよくないだろう。）具体的には「今日やりすぎたと思ったら、早く帰ってさっさとねるのがいいと思います」「ゆうべ、ねむれなかったら今日の仕事はうまく手を抜いて早目にねるようにして下さい」「二晩眠らないよりは、薬を使うほうがましだと思います。私もそうしています」などと。

それは、私の実感でもあって、青年時代に実験をしていたところ、二晩徹夜して三〇分ごとに培養から標本を採取する実験は――私が不器用だったせいもあるが――失敗することが多かった。結局、一晩ほんとうに徹夜するような実験は組まないこと――これが私の出した最終的対策だった。

同じようなことは、病気になった人には思い当るフシがどうも多いようで、初発にせよ、再発にせよ、そんな体験談を語ってくれることが少なくない。

現代の社会には四八時間で労働と遊びと休息（睡眠）の一サイクルが循環しおえないような職業がたくさんある。とくに交通業やサービス業に多い。しかし、ちょっと歴史をたどってみると、四八時間以上のサイクルで動いている職業が現われたのはごく新しいことである。二十世紀の現象といってもよい位である。人間が社会に合わせるべきか、社会が人間に合わせるべきか、はいつも問題になるが、社会が人間に要求するところは無限、人間の力は有限だから、ある点をこえて社会に合わせてゆこうとすれば人間は必ず破滅するだろう。実際そういうことが日々起こっているではないか。あたりを見廻すだけでよいだろう。とくに、四八時間サイクルをこえないことを、精神医学が社会に求めるべきなのは、今後、ますますはっきりしてゆくのではなかろうか。ここにも一つの接点がある。

なるほど、自分は三晩くらい徹夜は平気だという人がいるかも知れない。しかし、そういう人には「やっぱりおごってはよくないと思います」といいたいし、ましてや、それを他人に求めることは困る、というべきだろう。そういう人をよくみると、結構、あいだでこまめに休んでいる。あまりめだたないようにしながら気をゆるめている。

この緩急自在さは、心身の健康の第二の条件だと思う。やれる人はほとんど意識しないであたりまえと思っているが、毎日毎日を、まるで舞台の上にあがったように緊張してすごしている人もいることを忘れないでほしい。最近の生理学の教えるところでは、ひるねができる、ということは、精神的に健康であることの一指標である。精神病院には昼間からふとんをかぶっている人が多いではないか、と反論される方もあるかも知れないが、そっとふとんをもち上げてみると、そういう人たちがいかにかたく緊張しているかが判るだろう。あれは、精神病院という、私的な「かくれ家」の乏しい世界での、せい一杯の〝嫌人権〟の行使、〝私的空間〟の確保なのだ。*

＊「私的なかくれ家」の乏しさは、いうまでもなく、病者から（人間一般から、というのが正しいだろう）安息を奪う役割を果たしている。それに加えて、病者の（人間一般の）ディグニティーを徐々にすりへらしている役割も果たしているだろう。早い話が、たいていの精神病院には、〝嫌人部屋〟はおろか、日常の着替えのための更衣室すら備えられていない（女子病棟ですら）。女子職員のためにもないことが多かった。

　私たちの精神医学は、その観念の高みにおいては、「自己」とか「自我」とか「自↕他」「アイデンティティー」、「個別化」といった思想を洗練させつつ、日常の臨床の中では、患者のなけなしの「私性」すら十分保護しえないものなのだろうか。〔滝川〕

　病気になる人は、自然の計らいともいうべき気のゆるみがどうも強く働かないらしい。綱渡りの時のようなきつい緊張の持続がどれだけつづくかは人によって随分ちがうが、緊張し通しの点では共通であるようだ。病者と健康者がいっしょに仕事をすると、病者のほうが先に疲れて参ってしまうと、ふつうは思われるだろう。精神病院の作業療法などでよくみられるところだが、実は、それは健康者主導型の作業だからで、病者ははじめから気乗りがしていないというほうが、早く疲れるというよりも当っている。この辺から、根づよい「病者怠け者説」も出てくるわけだが、回復期の病者がつよい動機を持ち病者主導型で健康者と共同作業をすると、先に音をあげるのは実は健康者である。そういう場面をしばしば目撃したし、共同作業をした健康者の体験談もしばしば耳にした。緊張の長い持続に耐えられず、どうしようもなく眠りこけてしまったり、どうでもいいやと思ったり、雑談したくなってしまう。それができないと、一週間もすれば――ふつうの意味では一日八時間くらいは睡眠をとっていても――すっかり参ってしまって、自分のペース――緩急のあるペースだ――を取り戻すのにあと一週間も一か月さえもかかるということである。

まったくのたとえ話だが、医学生なら誰でも知っているように、肺には死腔というものがある。呼吸に使われない肺内空気のことである。底荷といってよいかも知れない。病者にはこの死腔がない、あるいは少ないといってよいかも知れない。また、こういってもよいだろう。健康者が二重底になっているのに、病者は一重底である、と。つまり、健康者がぎりぎりまで力をふりしぼっても、それは第一の底に達しただけで、もう一段分の余裕が残っている。しかし、病者にはそれがないように私には感じられる。彼らが限度だ、といえば、ほんとうに限度だ。

どこの国でも金《きん》を保有しているが、これ以上減らさないという最低金準備高というものを定めている。むかし、バートランド・ラッセルがこれを皮肉って、絶対に使わないと決めてあるのだから、それだけの金はあってもなくても同じで、紙片でも入れておいて、金があることにしておけばよい、という意味のことをいっていたと記憶する。しかし、これは国というものが安心感をもつということの価格がいかに高くつき、紙片では代用できないということを示すものかも知れない。

病者も生れながらに病者であったはずはないのだから、どこかで第一の底を踏み抜くような事態を経験したのだと思う。そして、その時期が多分初発に当たるのだろう。

精神医学におけるエネルギー論は、昔からいわれながら、ほとんど科学的には手つかず同然の状態だから、この辺で止めたい。ただ、病者は怠け者であるという考え方は、古くからあるし、ヨーロッパでは、私の少し調べたところだと、病者は悪魔が憑いたものであるという考えに代って登場し、病者は焼かれたり悪魔祓いをされる代りに、収容されて労働改造を試みられることになる。しかし、これは根拠がないと私は思っている。そういう意味では、西欧より早く、そのモデルとして精神病院をつくったアラビア文化が、「休息と水浴と音楽」をモットーとしたほうが、はるかにうなずける話である。何か特別のことがでてくるまでは、何科であろうと、病人にはまず休息を、の原則をたえず守り直す必要があるだろう。

実は、急性精神病の治療がほんとうに軌道にのっているといえないのは、急性状態の患者をうまく休息に導く医学技術をわれわれが十分描き出せていないからだ、とさえ思う。

その背景には、いま少しふれたような壮大な歴史的誤解がある。そのことを念頭に置きつつ、具体的に問題を明確にしてみよう。問題が明確になれば、半分解けたも同然だと数学者はいう。数学だけではないだろう。

3

西欧人は、心の疲れと体の疲れの区別しかしないらしい。ドイツの精神科医ブランケンブルクの指摘するところでは、患者は、心の疲れと体の疲れとを区別できないそうである。しかし、われわれは、「頭の疲れ」と「気疲れ」と「体の疲れ」を区別する。そして、精神医学は「頭の疲れ」や「体の疲れ」とはほとんど関係がない。患者に問えば、皆が皆、自分の疲れは「気づかれ」であるという答えが返ってくる。そして、他の疲れと区別できない人もいるにはいるが、たいていの人は純粋の「頭の疲れ」も「体の疲れ」も自分のいま感じている疲れとはちがうことが判る。少なくとも問うて答えてくれる患者はそうである。

この辺になると、外国の精神科医に分かってもらうために難儀するので、それは「対人関係」に関係して起こる疲労感だとか、「一般感覚」の疲労感だとか、いわなくてはならなくなる。こういったことは、文化の相違で、文化が元来は混沌としたものを分けることからはじまっている――スメール、アッシリア、バビロニアの天文学を思い出されるといいだろう――から分け方が違っても別に不思議ではない。西欧の星座と中国の星座のどちらにも優劣はない。しかし、いったん分け方が決まり言葉が与えられると、そうでないものに比べて、明確な、分化した内容のものになってゆくのも、これまた自然なことである。われわれは（対座しているとこちらが）「気疲れする人」がどんな人か判っている。また、われわれは「気ばたらきのきく人」が「頭のよく働く人」や「超人的な肉体労働の人」よりも評価の高い社会に住んでいるといってよいだろう。これらは文化がいかに深く身体化するかの例になるだろう。したがって「気疲れ」も独立した存在として自己を主張しうるわけである。一般に日本の文化では「気疲れ」の身体的現われはまず「肩こり」である。医学生ならば、患者のよく訴える「肩こり」に当たる西洋語がなくて困惑した経験を持っているだろう。実際ない。（西洋人を相手にしたマッサージ師にきけば、彼らは背中全体がこるそうである。うけとめる面積が広いために彼らのほうがスタミナがあるのだろうか。）これに対して「肩のこる本はいやだ」「あの人は（会っていると）肩のこる人だ」「肩のこらない職場がいいですね」といったことを日常表現しているのがわれわれである。「気疲れの治らない人」「いつも肩がこっている人」はわが国では半病人である。

では、急性精神病状態では肩がこるか。どうも肩こりなどは意識しない人が多いようである。急性精神病状態がそのまま慢性化した人も同じらしい。私はある、頭の中にたえずしこりが出来たり消えたり空洞があいたりすると十年以上も歎いてやまなかった人に、肩こりの有無をたずねたところ、今まで全然経験していないとの答えだった。首から下のだるさその他もないということもわかった。私は思わず、「ふーん、君は長年の間、全部ヘッディングしていたわけですね」といってしまった。この人は、その後、ははあ、これが肩こりか、という感覚がわかるようになり、頭の中の不快感も減っていった。

さきにREM期剥奪における反跳現象の欠如を挙げたが、私は、生理学の研究が進めば、このような、何かの無理やひずみがかかった時に、速やかにそれの反対方向に振子がゆれて収支を相つぐなわせる機能が、うまく働いていないことがだんだんわかってくると思っている。簡単な例でいえば、一夜眠れなかった翌日、いっそう冴える人は、ただちに病気とはいえないけれど、ねむくなる人に比べて病気になりやすい弱点を持っていると思うし、二晩ほんとうに眠れなくて、大いに気づかれするならまだしも、ますます頭が冴えて、ひょっとすると今まで解けなかった自分の問題が解決しそうに思えてきたら、神経科を訪れるほうがよいとさえ思う。もっとも精神科医や一般医のほうが、この現象の、含蓄と対策を心得ていなければならないし、現在はとうていそうであると思えないけれども。（一般には軽くみられるだろう。なお、中井久夫編『分裂病の精神病理8』東京大学出版会の私の論文を参照して下さるとよい。）

このような反跳現象の欠如は、生理学的なことばで語りうる領域にとどまっていないだろうと思う。心理的なことばで語られる領域でも同様であろう。

もし反跳現象を起こす機能がうまく働いていれば、急性精神病状態は、ずいぶん変ってくるのではないか、とは誰しも思うところだろう。

かりに、REM期剥奪の反跳現象を起こさせる薬物が開発されれば、それは問題を解消させる力を持つだろうか。

持たないとはあらかじめいえない。そういう可能性をさぐる努力も必要だろう。しかし、単純にそれだけでないらしいのは、REM期を増加させる薬物、たとえばイソミタールが無力であることからも示唆されよう。

5

どうやら夢そのものが、ふだん持っている力を発揮できないのではないか、と思われるフシがある。

昼間の出来事をもう一度夢にみる人がいる。そんな経験の人は少なくないだろう。多分、その人は昼間の仕事に多少の心残りを、「しまった」という気持を、持っているはずである。よくみると、昼間のくり返しとはいいながら、どこか自分に都合のよいように細部が変っているはずだ。このようにして、昼間の心残りにとりかえしをつける、——これが夢の仕事のもっとも簡単な場合だろう。試験の夢をみたことがあるかと問えば、たいていの人がうなずく。試験の夢は、何かの壁にぶつかっている時にみやすい。その人その時の事情を調べると判ってくるだろう。「あの時も大変だったけれど、何とか越せた」と自らを慰め励ましているのか、どうか、そこまでは判らないけれど。

こういう簡単な場合から始まって、多くのことを夢は消化し、現実の耐え難さを弱める。現実の課するルールの下では解けない問題を、ややゆるい、少しこちらに都合のよいルールで解き直しているわけだ。これが、夢作業である。

おそらく、解けてしまえばぜんぜん記憶に残らないだろう。明け方、目ざめる前にREM期が頻発するのは、眠っているうちに解いてしまおうと必死の努力をしているのかも知れない。目覚まし時計で眼をさますのは、こうみると夢作業を中断するわけで、その日一日何となく不快でも不思議はない。前にも述べたが自然分娩でなく帝王切開で生まれたというべきだろうか。

こうしても残った夢の断片が、さめる過程でさらに簡単化され、複雑すぎてことばにならないもの、ことばにすればおぞましすぎるものが切り捨てられ、残りを編集して出来上ったものが朝めざめて語る夢である。それもたいていは二―三時間でうすらぐ。[*] その日一日覚えている夢は、何かの形でその人のもつ越えにくい問題を含んでいるといえそうである。毎日同じ夢をみるとなると、同じ問題にぶつかりつづけている人の場合が多い。発病の前には同じ夢を何日もみる人が少なくなくて、一年以上みたという人もある。

＊大体、昼すぎに夢を忘れているのが精神健康の一つのめやすだろう。〔向井〕

いずれにせよ、一般に夢がそれなりの解決の方向に進むのが、精神的に健康な一つのしるしである。一つの夢の中で事柄がだんだん破局にむかってゆくと、最後には、冷汗をかいて目をさます。このように内容が夢に盛りこめなくなって、ついに夢そのものが〝破裂〟し、自律神経系を巻き込んで全身が動揺し、最後に睡眠そのものが不可能になってしまうのが悪夢である。

急性精神病状態のはじまりと終りとに悪夢をみることが実に多い。その時には他の自律神経症状も出没するので、私は、かつてこれを臨界期と名付けた。逆にいえば急性幻覚妄想状態とは、発病時の臨界期から寛解期までの期間である。

この期間は、私の考えでは、正確にいえば睡眠でも覚醒でもない第三の状態とみた方がよい面がいろいろある。実際に睡眠をほとんどとらない場合も昔はずいぶんあったらしい。現在では、いろいろの薬があるし、睡眠をとらないわけではないのだが、不思議なことに、昼間、あれほど本人を脅かし悩ませた幻覚や妄想に関連した夢をみることはぜんぜんない。

どうやら、夢という過程は、消化できないものを嘔吐したり〔悪夢〕、はじめから受けつけない〔急性幻覚妄想状態〕という、食物の消化に似た、自分の限界をわきまえた過程であるらしい。

幻覚や妄想を夢でみるようになることは、ほぼ確実に、それらがまもなく消えさる前ぶれである。いや、

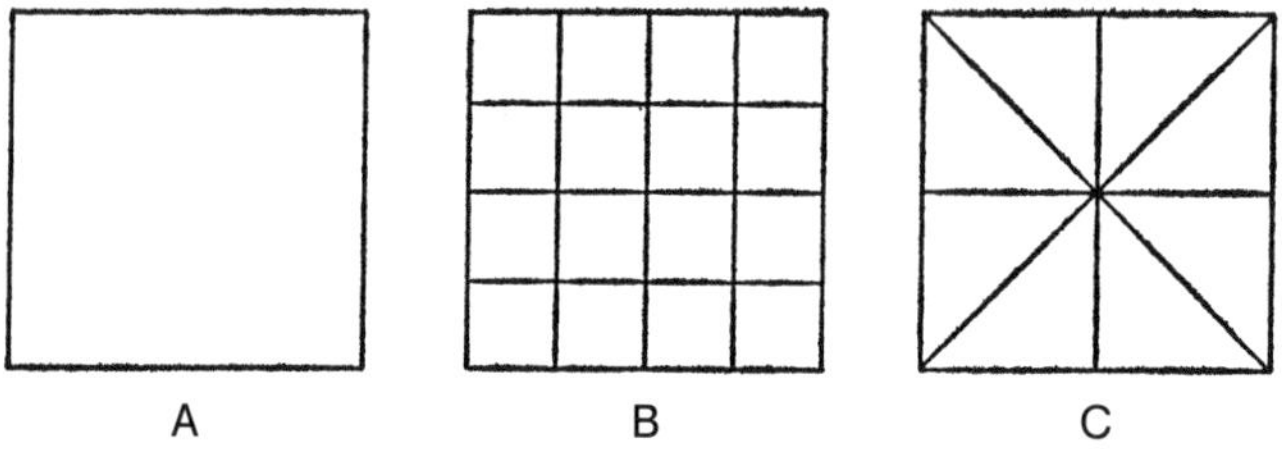

図7

すでにその時、昼間の幻覚や妄想の力は格段に弱まっているはずである。

急性状態においては、夢が有効なはたらきをしない――一言でいえば夢作業が事実上停止している――ことが、事態をむつかしくする。反跳現象を起こさせても、それでは済まないかも知れない、と予想したのは、そのためである。

6

では、昼間はどうか。

ほんとうとは思えないかも知れないけれども、次のようなことがふつうは不可能になっている。

Aのような、ふちを枠どりした紙をみせて、この枠の中を自由に仕切って下さいという。健康な人や寛解過程にある人はたいていBあるいはCのような仕切り方をする。実は経験上、Bのような仕切り方をする時は、大きな変化はのぞめないけれど、その代り、突発的に悪化したりもしないし、Cのような場合は、治る方向にせよ、再発の方向にせよ、変化の起こりやすい時であることが多い。Bパターンの時は変りにくいがすこしのゆさぶりに耐えられる。Cパターンの時は変化しやすく、それも思いがけない程度と内容であることが多い。そして急性期の時は、枠の中を仕切るということがまったくできない。

「できない」という意味は、いろいろにとられそうである。たまたまBやCの図形をかいていることはあってもよい。BやCの図をみせて、この通りに画いて下さい、といえば、多分、ひどく弱々しい線でだとは思うが描けるかも知れない。そうではなくて、枠の中を自由に仕切る、ということができないのである。これは能力的というより原理的にできない、という言い方をした方がいいだろうか。私がかつて気づいたこの事実は一対一の治療者患者場面で「自由な構成」ができないという意味である。枠を二分するような、簡単な分割もできない。「自由に、とはどういう意味ですか」「自由に、というのが判らない」「自由に、といわれると途方に暮れる」という感想がしばしば語られる。構成とは、上下左右といった方向性と、枠のような限界のある、素白の空間の中に何かを組み立てることと考えてよいだろう。

構成ということに関しては「自由」という原理が働かなくなっているといってよい。だから、急性期にある人に、将来の計画をきいたり、その他のことを求めるのは、ひどい無理を強いていることになると私は考えている。

では、構成に対立するものは何か。私は、投影とそれを名付けている。投影ということばは大変ルーズに使われているが、私は、既存の図や物体を意味づけ解釈してゆく活動を投影と呼んでいる。ふつう使われているように、その人の「心理」が反映している意味に使えば、何でも投影になってしまって、何もいっていないのと同じになる。

既存の事物にも、そもそも元来、意味や用途や名称があるわけではない。約束事としてそれらはある。といっても机やタイプライターを他のものに受け取ることは、急性状態でもそうあることではない。ロールシャハ・カードにみるインクのシミのような、あいまいな図形に意味をつけ解釈してゆくとき、投影という活動が非常にはっきりと現われる。急性期には、投影という活動は、たづなを解き放された状態にある。自由というより任意——出たとこ勝負——というほうが当たっているくらいである。

急性状態におけるロールシャハ・テストが実際あまり治療者の参考にならないのも、急性期の、幻覚・妄想を中心とする問題の記録も同じく治療的見地からはさして参考にならないのも、おそらくそのためだろう。患者の気乗りうすが実際の限界になるだろうが、原理的には急性期においてはいかなる投影的な反応も、いかなる妄想も、引き出そうと思えば引き出せるだろう、と私は思う。

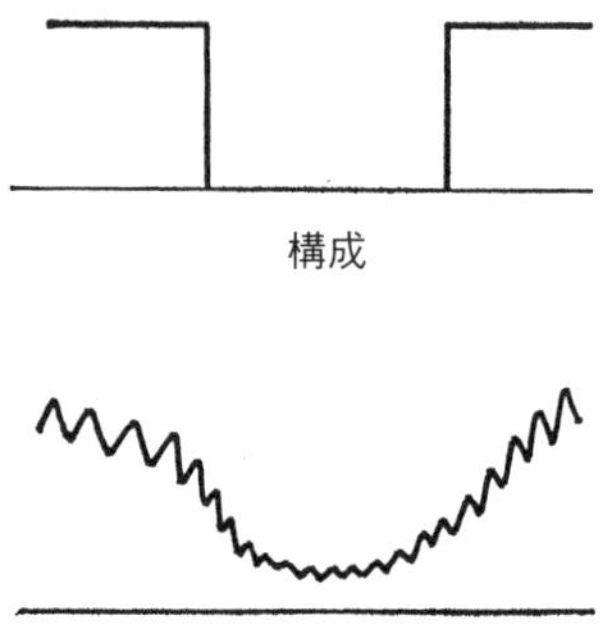

図8

構成と投影とは、二枚の翼のような機能だ、と私は十年来考えてきた。赤ん坊の行動をみるとよい。赤ん坊は、一方では、少しずつ自分の空間開拓をする。ゆりかごの中から一つの部屋、一つの部屋から次の部屋へと、彼は空間を開拓する。それは主として構成的な経験である。一種の地図をつくってゆく作業といってもいいだろう。認識だけではない。自分の手に合うもの、好ましい肌ざわりのもの、利用できるもの、安定したものを使い、動かして、赤ん坊は自分の図式的世界をつくってゆく。その「地図」が頭の中に入っている世界をつくるのだといってもよいだろう。

しかし、赤ん坊はロビンソン・クルーソーではない。ゆりかごの中でむつきにくるまっている時から赤ん坊は、既存のものを解釈する力を身につけなければならない。それも、あいまい図形を解釈しなければならない。そのあいまい図形とは、いうまでもなく、母親をはじめとする重要人物の表情である。表情を読み取ること、これほど、ロールシャハの図形を読み取るのに似た行為はないだろう。そして、読みそこなうことは赤ん坊には死活問題である。

構成と投影の二つの活動は、このような古い起源のものであるし、二つながら欠かせないものであるのに、急性状態においては、いずれもが危うくなっている。

もっとも危うくなり方はどうやら異なっているようである。構成は、ほとんど一挙に不可能になり一挙に復活するようだ。投影は次第に悪夢化し、徐々に悪夢化から脱する。そういう違いはある。したがって構成的なものは、それを患者に求めて、できないといって非難するのはお門《かど》違いである。一方、投影的な行為は、一般に破壊的である。自由連想や夢分析が急性期に禁じられるのは、このためである。絵画療法も私は禁忌だと思う。患者が自由に絵を描くのを止める必要は必ずしもないが、すすめることはすべきでないと思う。「芸術的」な絵が得られることがあるために、精神病理学者には誘惑的であろうけれども、それだけに、このことは強くいっておきたい。医学の第一原則は「まず害するなかれ」である。

7

では、急性期には、だまって患者のそばにすわること以外に大したことはできないのかといわれそうである。ある意味ではその通りである。

しかし、まず、逆説的に言語は比較的安全であるといっておこう。といっても、ここで大事なのは、対話者が存在し、論理にせよ倫理にせよ当為にせよ、そういうもので患者を脅やかさず、中立的態度で耳を傾ける、という事実そのものである。したがって、患者の心身の苦痛や、焦燥——それは身体感覚でもありうるが、しばしばその人の生全体を蔽っている——といった、患者の気持に焦点をあてつづけるべきである。しばしば、患者との間は押し問答となるが、その際も、やはり、焦点をずらせて論理のコンクールになってはうまくないだろう。*

＊「論理」というのは、何かを〝追いつめてゆく〟ものである（チェスのように）。論理による説得が、治療として実らないのは――急性精神病状態が〝理屈〟のわからない状態になっている（非理性的状態）ためではなく――論理的説得の〝追いつめ〟的性格によるのかもしれない。といっても、治療者は「非論理的」であればよいというわけではなく、必要なのは「開けた合理性」とでもいうべきものであろう。〔滝川〕

一般に、患者は問題をいっぱいかかえており、急性精神病状態においては、問題に目を蔽うことができなくなっている。そのことは万々承知ではあるが、同時に急性精神病状態においては、一つ問題を解決している間に――解決できるとしての話だが――三つくらいはあたらしく問題が生れている。「いま、あなたのかかえている問題を解決しようとすると、その間に問題がふえてはいないか。問題の中にはこちらが無理に解決しなくても、問題のほうから消えてくれるものもあると思う。消えるものは消えてしまってよいのだし、それから残る問題を解決してもおそくないものが多いのではなかろうか。それに、よく休めた頭で考えることと、眠れない時の考えとは、ちがっているのを経験しないだろうか」という意味の助言はしてもよいとはすでに述べたとおりである。患者と語ることばは、短い文章で、なるべく漢語が少なく、低声で、しかも平板でない音調のほうがよいと思う。ことばは途切れ途切れであってよい。錯乱状態でも、ちょうど台風が息をしているように、緩急はあるもので、この緩急のリズムをつかみ、それに合わせて語ると、意外に多くを語れるものである。時にはまったく押しだまっている患者の耳元で低声で「ほんとうは大丈夫なのだ。君はいまとうていそう思えないだろうけどね、ほんとうは大丈夫なのだ」とささやきつづけるより他はないこともある。この場合も決して馬の耳に念仏ではない。むしろ、患者は全身を耳にして聞いている、といってよいであろう。完全な緘黙不動不眠患者の隣室に泊まり込んで私は小さく壁をノックしつづけたことがあったが、あとで患者は、私がずっと醒めていて、そのしるしを送りつづけていたことが判っていた、と話した。

ただ、ここで強調しておきたいことは、患者は決して堅い鎧をまとっているのでなくて、むしろ外部からの過剰な影響にさらされつづけていることだ。沈黙も不動も患者の最後のかくれ家であり、しかもそれは隙間風の吹きとおるかくれ家である。患者の沈黙や〝嫌人権〟を尊重することを明言しなければならないし、急性患者の病棟には、それが可能な一隅が必要である。

過剰な影響にさらされている、とは、とりもなおさず、患者は、粘土のごとく、無抵抗に相手の刻印を受け容れることでもある。多くの患者は、この時期に強烈に治療者の影響を受ける。治療者が人生観や私生活を語って患者の幻想をいたずらに刺激してならないのはいうまでもないが、そうしなくとも、何かが強烈に刻印される。このことに治療者は大いなる慎しみを持たねばならないと私は思う。精神科医の多くは思い当るふしがあると思うが、再発をくり返したり、長期に不安定な精神状態で治療を受けた歴史を持つ患者を新しく受け持つと、患者と話しているのか、過去に患者を診た精神科医たちのおぼろな影と対話しているのか分からなくなる。これは、一種の、精神科医の憑依現象といってもよいかも知れない。たしかに憑依は人格の解体を救う力がある。しかし、憑依しているものとされている人との仲は決してよいものではない。時には、自分の中にとり込まれてしまった精神科医と苦しい暗闘をつづけている人もある。困ったことに患者を診ることで精神の平衡を辛うじて保っているような精神科医が、はなはだ不都合な〝憑依〟をもっとも起こしやすいように思われる。ここでは患者と社会の接点は、ほとんど治療者一人にしぼられていることを忘れてはならない。しかし、それは、背負いこみ型の治療者がすべてよいという意味ではない。治療者をもふくめ、「とくに言うことなし」の調和的な雰囲気が必要である。たとえスタッフ同士のささやかないさかいでも、患者の悪化に直接つながることは皆の経験していることだ。

いずれにせよ、急性精神病状態は、心身ともに、いわば宙づりになっているような苦しい状態である。長期間をその状態ですごして無傷で済むとは思いにくい。できるだけ速やかにこの状態を通りぬけてもらう必要がある。

10　診断・分類・初期治療

1

「終りよければすべてよし」とは、多くの場合は真実であろうが、慢性の病いについて、そういうのはシニシズムにすぎるだろう。

なるほど、分裂病についても「晩期寛解」が注目されており、笠原嘉は分裂病を説明する理論が満すべき条件の一つに「晩期寛解」を算えている。

たしかに向精神薬の導入以前から知られていたように、数十年間もの間、精神病院に入院していた患者が、死の床に就くと、にわかに長年の夢からさめたごとく、家族に長年の労苦を謝し、医師にも（医師が痛み入るような）謝辞を述べ、従容と他界することが少なくない。私自身もまさにそういう老分裂病者をみてきた。

一般に分裂病者の自然死は、襟を正さしめるほどの崇高さがある。かつてある高名な精神科医は座談で私に話してくれた。「分裂病の人、分裂気質の人は、死を前にして、何かしらほっとするようですね。それに対して躁うつ病者の人、循環気質の人の方がもだえ苦しむようですね。一生他人のために尽してきたつもりが何だったのか、自分の一生は何だったたか、と。」

たしかに、木村敏の、あるいはいささか私の述べてきたごとく、なぜか、分裂病圏の人はもっとも遠い未来を、そのもっともかすかな兆候を、あたかも眼前にある、もっとも強烈な現実として苦しむ人である。そして、ルソーが「ある人々には劇場の入口が地獄の門にみえるようだ」といったごとく、人にあこがれつつ、人をおそれる人でもあろう。

ここで、一言、いっておかねばなるまい。分裂病の人は決して無人島へ行ってはじめて安堵する人ではない。いみじくも山村靖（岐阜精神病院）が私に指摘したごとく、患者は、決して院内の人気《ひとけ》のないところを好みはしない。門のあたりの茂みに群がって、通行人を、走り去る車を、ほとんどあきることなく眺めている人である。居心地のよさそうな庭園をつくっても、決してこの人垣に変化はみられなかった。人からみられないという保証のあるところでは、患者はあくことなく人を見る。精神病院の窓に、いかに患者の顔が鈴なりになっていることよ。また、安永浩の指摘するごとく、彼らがいかに他人の些細な好意を重大視することよ。それは多くの臨床家の知るはずのところである――もし彼が「慢性精神科医」となってあまりに鈍感となっていない限り。

たしかに、近づく死は、もはや未来が眼前にあるごとく恐怖しなくてよいことであり、もはや他人をそれほどおそれなくてよいことである。また近づく死は、周囲の人々に、精神病患者に対してとる特有な態度を解除させ、自然な態度で看護させるであろう。死の床を祝祭というのは不謹慎のそしりをまぬがれないだろうが、しかし、特別な「時」という意味での祝祭、もっとも平凡な人さえも、ほとんどカリスマ的な後光を帯びて遇せられる時である。

けれども、死の床にあってはじめて安全感を持つとは、あらゆる理論をこえて、病者の生涯がいかに苦しいものであったかを物語る。それを思いみることも忘れてはならないだろう。そして、晩期寛解を過大評価することもまだ控えておいたほうがよいだろう。私の経験した場合も、その人は、死の数か月前、枯枝と折れ枝にみちた樹木の絵を描いたが死の床でその萎えが解消し去ったかどうかは永遠の謎にとどまる。多分事態はそう楽観主義的にみられないだろう。彼の生涯の大半は、巨大精神病院――といっても日本の巨大精神病院は諸外国に比して小規模であるが――で費やされた。この世に生を享けるまたと得がたき機会を、そのように費やされることは、やはり、ことばに尽せない不幸である。よしんば、病気が人間の最大の不幸であるというほど、人類がいまだ幸福ではないにしても。

笠原嘉の要請は、出ることが不可能ではないけれども、現実ははなはだ出にくいワナのような構造を予想させる。私もその線に沿っていくつかのモデルを考えてみた（たとえば安永浩編『分裂病の精神病理6』所収、東京大学出版会――「分裂病と人類」）。しかし、モデルがいかにもっともらしくとも、そのモデルは、慢性分裂病を説明するにすぎないものであってはならないだろう。それは、分裂病の慢性化を防止する手がかりを現実に与えるものでなくてはならないだろう。臺弘氏は最近の「生活臨床」の論文集の序文において、生活臨床は再発の予防に重点を注いできたけれども、今後はもっと初発に注目すべきであろう、と主張している。私もまた――そこに私のささやかな仕事が引かれているからではなく――そのことを強調したい。「終りよければすべてよし」でもあろうが「最初が肝腎」のほうがわれわれの金言であろう。私は、すでに、いかに、医師も患者もそして家族も初発を軽く扱う誘惑に抗しがたいかを述べた。

われわれは、すでに二〇万人の慢性患者をつくり出してしまった。私は、二〇年、三〇年の入院歴を持つ患者に、私の使えるあらゆる力を投入してみた。（それは私が医学部を卒業する以前にすでに入院していた患者を意味する。）しかし、一一人の患者中三人が五年間にBクラスの社会人となりえただけであった。われわれは、費用効率比などを持ち出して彼らへの努力を放棄することはしないだろう。しかし、そのような人たちを一人でも少なく作ること、それがわれわれの最大の課題だと思う。慢性化とは、すでにわれわれの力及ばなかった、その結果である。われわれはそれを避けえたと言い切るほど万能感を持つわけではない。医者は、失われた歳月だけは取り戻して返すことはできないからである。ある慢性患者は私が新しく主治医になった時に志賀直哉の『暗夜行路』とプルーストの『失われし時を求めて』を貸してほしいと言った。私は貸したが彼は読む気配を一向に示さなかった。病室の階段を降りている時、私ははっと気づいた。「暗夜行路」すれども「失われし時は還らず」と。私へのメッセージだ！　私は戦慄した。やがて彼はもう治そうとしないでくれと言った。滝の連なりを思わせる数枚の絵が私の手に残った。そのことにはわれわれはうなだれる他はない。

しかし、また、われわれは、厖大な慢性患者の群をみて治療的悲観主義に陥ってもならないだろう。慢性結核病棟の医師が悲観主義に陥りがちであるのと同じ理由によって、われわれも悲観主義に陥りがちであるが、広く世間に目をむければ、一時期、分裂病挿間を経験した人で社会に活躍している人も決して少なくないのであり、われわれは、それをテレビや出版目録で目にしている者である。ただ、医師のつつしみとしてそれを語らないだけである。

そして、私はあえて言おう、両者への分れ道のはじめは紙一重であろう、と。私は、慢性分裂病による精神病院の埋没を、ダムの埋没にたとえた。ほんの数パーセントずつ慢性患者を出すことが、わずか一〇年、二〇年のうちに精神病院を慢性患者に満ちたものにする。おそらく発病と不発病の差も紙一重であろう。たしかに、人生のどこかで結局発病をまぬがれなかったのではなかろうかと思われるいたましいケースもないではないが、また、ある偶発事がなければ、あるいは発病しなかったのではなかろうか、と思わずにはいられない不運なケースも、また、少なくない。

2

分裂病に対する偏見は、たしかに大きく重い。これを解消しようとして、精神科医は、分裂病の範囲を狭くしようと試みつつある。たしかにそれは重要だろう。

ある信頼すべき外国人教授の信を措くに足る観察——信を措くに足る理由はここでは省くが——によれば、どうやら、日本のかなりの範囲において、分裂病という診断の範囲は明らかに、どの国に比しても広きにすぎるようである。この印象には私も同感である。一般に輸入された概念は拡散するようである。たとえば分裂病性欠陥という意味での「欠陥」ということば——頻用されることばであるが——が実際にどのように用いられているかを、最近の精神医学の論文における用法を対象として検討したところでは、あきらかに、拡散が生じている。時には誤用に近いものもある。かつて私は「プレコックス感」という、これまたわが国で頻用される概念がオランダのリュムケ教授の提出したものから拡散というよりむしろ誤用に近い懸隔を示しているのではないか、という懸念を表明した（『季刊精神療法』3—1）。これには原著が九四一年にオランダ語で書かれたという、まことに止むを得ない事情があるけれども（わが国には、リュムケ教授の、この概念を分裂病診断上「第一級症状」として採用せよ、という主張の論文によって導入されたが、このドイツ語論文は概念の内容にほとんど触れていないし、リュムケ教授の文章の中にはたしかに誤解をまねきやすい表現がある）。拡散のはなはだしいものは他に「心身症」や「仮面うつ病」「境界例」だと私は思うが、「作業療法」といった、一見、拡散を起こしそうにない概念も、おらそく一部——であることを願うが——ヘルマン・ジーモンの実践したところからかなりの距りを起こしている。

私の言いたいのは、拡散の善悪を論じているのではない。それが半ば必然的に起こりうることを、ある概念を用いる時に、いささか自省する必要についてである。この拡散は、輸入概念にはなはだしいと思うし、また、それは一千年来の中国哲学の日本輸入に際して起こったことであり、キリスト教、仏教において起こったことでもある。そして、それが——精神医学はまだほとんどそう誇れないと思うけれども——〝創造的誤解〟であった例もなくはない。けれども、必ずしも輸入概念に限らないので、精神医学の多くの概念は発見論的に有用であったり——つまり〝プレグナント〟であったり、実用上とにかく創出しなければならないものであったりするが、硬質な厳密性を持っていないと思う。非常に硬質と一般にみられているコンラートにおいても、その『分裂病のはじまり』における鍵概念の一つ〝アポフェニー〟は少なくとも三つの意味において用いられている。まず、分裂病の一つの段階《ファーゼ》（何ものも自らにとって偶然でありえなくなった段階というべきか）を指すものとして、第二に、一つの精神症状として（たとえば「純粋なアポフェニー」という用法）、そして第三に〝アナストロフェ〟の反対語《アントニム》として（つまりアナストロフェが偶然がありえない世界において世界対自己の関係において自己が世界の能動的中心である——したがって遠くの政治的事件もたとえば自分がちょっと指をうごかした結果である——のに対して、自己が受動的な意味での世界の中心——したがって遠くの政治的事件も私に直接作用してたとえば腹痛を起こさせる）という三用法である。むろん三者に関連はあるが、第三の意味で「アポフェニーあるところ必ずアナストロフェあり」とコンラートがいう時、この用法は第一の用法と同一ではありえない。そして、フランス語的明晰さを持つドイツ語を以て記された——と私には思える——『初期分裂病』においてコンラート自身さえこの用法の違いを明確に意識していたかどうかは疑わしい。

力動精神医学からも例を引けば、ほとんど一般語と化しているほどの「ナルチスムス」（ナルシシズム）の用法が相互に矛盾していること、しかも同じ時点で書かれたフロイトの論文においてさえ矛盾していることはバリントの明確に指摘しているとおりである、と私は思う（バリント、拙訳『治療論からみた退行』金剛出版)。

しかし、私は、また、精神医学の概念が右のごとく硬質でなければならないと主張するものではない。対象以上の明確さを概念に求めることは、もう一つの誤りであろう、と思う。ただ、多くの精神医学概念の星雲的な様相をわれわれ自身はもとよりわきまえていなければならない。元来星雲的であるのに輸入翻訳によりさらに星雲的となっている。とくに最近、哲学者や批評家、あるいは一般の知識青年が精神医学にインスピレーションを求めようとしている限り、このことを告げる責任が精神科医側にあろうというものである。(もっともこれは精神科医からすればモグラが地上に引きずり出されたような当惑を覚える現象である。)たとえば、精神科医の仲間うちでは隠れもないことだが、英、仏、独三か国語の用語対照表すらなかなかつくられないのが現状である。(三国間でも対話がない。各国の精神医学をよく知っているのはオランダ、スイス、スウェーデンなど〝小国〟の医者である。軍備などとちがい、国民の福祉に関した学問では大国、超大国が必ずしもよくはない。)

すこし、長くわき道にそれたが、われわれは患者にラベルを貼る時には、外部にむかって医者がとる職業病的態度ともいうべき「断言」を行ないそうになるときは、われわれの内実を省みるべきではあるまいか。さらに、そういう内実をできるだけふつうのことばで患者や家族に伝えるべきであると思う。

日本にはどうやら二派があるようだ。断乎「分裂病」——いつも十分な根拠があるかどうか——と告げる派(タカ派というべきか)と「ユーフェミズム」(聞えのよい代りの名)を用いる派(ハト派というべきか)である。わが国には独、英、米、仏の精神医学が入り込んでいるので——シンクレティズム(混交主義)はわが国における宗教の特徴だが、宗教だけではなさそうである——「ユーフェミズム」には事欠かない。「精神衰弱」(これはフランスのある一学派の概念である)は西日本に多く、「心因反応」(これはアメリカ医学の「伝統的」概念である）は東日本に多い印象があり、「自律神経失調症」（心身医学の概念であろう、おそろしく拡散しているが）は方々に散在している。（老婆心だが、逆は真でないので、このような診断名を告げられている人が驚かれないようにと望む。）なお別に一派があって、何も患者に告げない。「知らしむべからず、依らしむべし」ということばはかつてひそかに、しばしば口にされた。今日では耳にしなくなったが、これは漢文の素養の減少によるものだと思う。告げなくて済むのは、精神科においては、医者と家族が患者の頭越しに暗黙の了解に達することが多いからであろうが、これがもととなって一つの妄想——医者と家族の共謀という妄想だが、妄想には必ず現実とつながるヘソの緒のようなものがついているものだ——が生れかねない。

3

実際それで何となくことが運んでいるのはおそらく次の三つの事態が関係しているのだと思う。

一つは、これは私のまったく個人的な考えだが、精神医学の病気の分類は、何かの共通分母による分類、たとえば植物の分類のようなものではなく、すでに書いたことだが、おそらくオーストリアの哲学者ヴィトゲンシュタインのいう「家族類似性」による分類——擬似的分類といってもよいだろう——なのではなかろうか、ということである。

「家族類似性」とはどういうことか、というと、これはヴィトゲンシュタインが言語の特性を抽出しようとして、これは言語であり、これは言語でないという境界線を引こうとして引けないところから思い至った概念である。つまり、ある家族の容貌をみると、父と長男、母と次男は鼻が似ている。しかし口もとは母と長男、父と次男が似ている。このような例はいくらでもふやすことができる。さらに、個体数と属性が事実上無限とすれば既存のいずれともちがう組み合わせをいくらでも創出することができる。いずれかの一つの

個　体	1	2	3	4	5	6	7	8	→
属	A	A	A		A		A		
		B		B		B		B	
性			C	C	C				
	D			D	D	D			
↓			E			E		E	
		F					F	F	

表1

点で既存の個体とちがう組み合わせをつくればよいからである。これは集合論において無理数が可付番集合でないことの証明と同じ手続きである。表1をみてわかるように、共通分母は一つもない。しかし、家族の容貌はあるまとまりをなしている。どこまでを一つの範囲とするかは、ほとんど任意である。

話が細かくなったようにみえるが疾患分類はとくに精神医学において強迫観念に近い興味を持たれ、くり返し議論がむし返されている領域だからである。一つの極にはすべての精神病は一つであるという単一精神病論が根づよくあり、一つの極には、分裂病を何十にも分類するとか、さらに何十の別々の病気に分けようとする主張があり、いずれも根拠がないわけではない。そういう事態が長くつづいているのは、このような「家族類似性」によるものではあるまいか。

実際に、私の頭の中にはぼんやりとした、じゅうたんの模様のごときものがある。よくじゅうたんにある模様で、ある部分はたしかに鳥の群なのだが、いつしか花の群にかわっており、さらに魚の群に変っている、というような。そして、その中で患者の位置は軌跡のように動いたり、停止したりしている。

実際、かりに結核菌という「共通分母」がなければ結核という多彩な病像を呈する疾患については、今日の分裂病に似た議論がくり返されてきたのではあるまいか。

　自然的分類か人工的分類かとは、よくいわれることだが、ほんとうに自然的に分類しうるものはそう多くないであろう。素粒子というものも、随分分類し直されてきたようにみえるが、これは分類し切る可能性がありそうである。むろん物理学のことはよく知らないし、「クォーク」などという非自立的存在（？）による分類となると「自然的」という形容詞が妥当するのかどうか考えれば考えるほど判らなくなってくるが、とにかく、素粒子にはマクロの世界でいう「個性」がないからである。

　マクロの世界では、有性生殖をする生物集団に限って種《しゅ》というものは自然科学的実在である、と集団遺伝学者ドブジャンスキはいっている。交配できるか否か、交配の結果が不稔であるかどうかによって、同種か否か、同属か否か、をいいうるし、種と種の〝距離〟をいうこともできる。一方、多くのウイルスは無機物質としてかなり精密に分類されている。細菌は細菌を侵すウイルスであるバクテリオファージによる分類がもっとも精密である。しかし分裂によって増殖する種の場合、種間距離は測れないし、大腸菌といくつかのサルモネラ菌との相違が有性生殖をする生物における種の相違なのか、属の相違なのかは、わからない。そして将来、生物のＤＮＡにおける塩基配列がすべて分かったとすれば、これが生物の究極分類になるであろうが、これは、おそらく、一般に「家族類似性」ということになるだろう。突然変異その他のゲノム変化がある以上、すべての塩基配列が同一である二個体というものはきわめてありにくいだろうからである。もっともここまで来ると多細胞生物の場合は分類可能性をいわば「突きぬけて」しまう。体細胞もまた突然変異するからである。

　長々と書いたのは、分類が精神科医の頭の中で一般に占める比重の大きさを念頭に置いて、分類とはこのようなものであることを示したかったからに他ならない。おそらく、精神医学の分類は気象学における分類に近いものになるであろう。

第二にとくに精神医学においては、薬物が病気と対応しているわけでないことがあると思う。薬物の処方は、意識的にせよ、無意識的にせよ、患者の体質や行動特性等によって行なわれているようにみえる。その点では、精神科の薬物処方は、他の医学分科のどれよりも漢方医学に似ているといえよう。そして漢方医学は疾患分類を持っていない。精神医学の処方も、漢方でいう「証」に似たもので行なわれているといってさえよいと思う。そして目下のところ、そのような処方がもっとも当を得た――有効性の高い――処方になっているのではないかと私はひそかに思っている。

これは、臨床経験の積み方によるところが大きいであろう。臨床医学の学び方には二つの形式があり、それぞれ有用である。一つは明確な定式の適用がある。一般にこれが医学の実践であると思われる向きがある。しかし、もう一つの形式があって、それは、われわれの対人認識に似たものである。つまり、われわれは、初対面の人とあった時、これを既知の誰かに似ているとみる。そして、それからどこが似ているのか、どこが違うのかを考える。作家の伊藤整は、たとえば「第二の中村さん」というように記憶していったそうである。患者についても同じことで、過去のパターンが似た患者を思い浮べ、それからどこが似ていると直観する根拠なのかを考え、違う点も考える。この分析は、結局、患者という一つの場を構成するパラメーターの分析であるが、しばしば目にもとまらぬ早さで無意識に行なわれる。その結果が語りかけの音調やアプローチの仕方から薬物の処方までを決定する。これが現実の臨床家のいとなみである。先の章で、精神科の医療は原因療法でも対症療法でもなく、パラメトリックな治療であると述べたことを思い出していただくとありがたい。法律学のことばを借りれば、成文法主義に対する判例主義といおうか。ヨーロッパ大陸およびスコットランドはわが国と同じく成文法主義である。それにしても、判例が法を明らかにしてゆくという思想がある。判例主義という法の風土は私にはよく判らないけれども、あるイングランドの法律家の入門書のはじめに、大陸法がその精緻な成文法を誇るとしても、たかだか数万条（?）にすぎないその法文は、百万をこえるわが判例集に遠く及ばないだろう、と揚言していたのを、今も感銘を以て想起する。

しかし、精神科医は「百万の判例」を誇るわけにはゆくまい。精神科医の生涯において主治医としてある程度以上――治療と呼べるほどの――かかわり合いを持つ患者はたかだか数百を出ない。簡単な計算をしてみれば判ることで、一精神科医の活動期間は数千日を出ないのである。それかあらぬか、ほとんどの分裂病理論は、百から二百数十名の患者に対する経験から成り立っている。これには、一人一人が別の病気であるといわれる分裂病患者を構造的に認識する精神科医の容量の限界というものが別にあるのかも知れない。（考えてみれば、地球上に六〇億の人間が存在しても、われわれが個人として把握しうるほどに近しくなる人間の数は一生涯で高々数百人であろう。それをもとにわれわれの人間認識の基本的な部分が成り立っている。年賀状の数は社会的に活動している人で数十枚から数百枚だろう。それ以上なら年賀状を交換しているだけの関係ではあるまいか。）もっともこれも世間的人間認識で、より深い人間認識は家族と数名の親友によるものが基本となっているだろう。多くの分裂病理論もまた、その中核となっているのは、さきに挙げたよりもさらに一桁は少ない数の患者である。

かつて東大内科の沖中教授は自らの誤診率を発表して注目を浴びた。内科と同じ意味で診断的中率を云々できないが、おそらく、私の初診での〝的中率〟を直観的に評価すれば、それは二〇パーセント程度、いくら甘くみても三〇パーセントを出ないと思う。

しかし、初診である程度以上診断率を上げようとすれば、対象に過度の負荷を強いることになるとも考える。緊急度を測りつつ、患者の負荷を秤量しつつ、とりかえしのつかない行動をさけつつ、誤診をゆるされない疾患（たとえば脳腫瘍はあらゆる精神科症状を示しうる）から可能性をみてゆく。

かつてわが国のロケットは初期条件を厳密に定めてあとは無誘導で打ち上げる方式であった。それが失敗し、誘導方式に変ったことは周知のとおりである。これはたえざるフィードバックと軌道修正ということである。現実の医療が無誘導方式でありうるはずはないが、わが国の医師は、ごく若い層も含めて、どこか、初期条件を厳密に定めることこそ重要だと夢想しているのではないかという気がする。しかし、たとえば入院後一週間はもっとも事故の多い一週間であるが、その原因の少なからざるものが、入院ということ自体――樹木の移植に比すべき環境の激変――による。この時期に多くの検査が集中するが、緊急度の高く、侵襲性の低いものに限って始めれば事態はかなりよくなるのではあるまいか。とくに私が「回診病」とひそかに呼んでいるもの、つまり教授などの上級医師の回診の際にできるだけ多くのデータを述べ、ありとあらゆる質問に答えるべく、検査を準備することは、ほとんど、医師の無意識的習性となっている。この「病い」を意識することはおそらくすべての医師に重要であろうし、この「病い」の治療には、とくにその医療グループの作風を規定する上級医師の態度が重要であろう。まったく無用の検査も少なくなく、また、肉眼観察のほうがはるかに信頼できるものも決して少なくない。私の通ってきた臨床の場はこの病いをまぬがれている方であった。それが一般にそうであることが願わしい（私はむろん臨床検査そのものに反対しているのではない）。

さて、何とかやれている第三の理由は簡単なことで、要するに精神科という名に抵抗があるために、たいていの患者は思い切って、あるいはせっぱつまって精神科を訪れる。これは初期治療を逸する大きな原因にもなっているが、一方、実際上、問題があるかないかでなく、どのような問題であるかに直ちに入る場合が多く、おそらく、精神科は他のどの科に比べても「君は何でもない」といって患者をかえすことの少ない科となっている。実際、初診で語られなくても患者の治療へのニードは一般に高いとみるべきであり、どうしても「何でもない」のがよい場合も「私の方はいつでもあなたのために門をあけておく」と付言することが実際上必要である。

私は、かつて心療内科と合同で症例検討会を持った経験があるが、つくづく、心療内科の先生は大変なご苦労である、と思った。精神科を訪れる患者はすべてどこかいさぎよい感じがある。医師は、そのことによって非常に援けられていることを時には思い出してよいであろう。

実際の診療で大きな問題は、外来でやるか入院がよいかの見立てである。これは、何も精神科に限らないが、その辺のことは次章にゆずり「はじめが肝腎」とは導入部の重要性を総合的にいうので、決して、初期条件の厳密さを追求することではない、という蛇足を記しておく。

11 治療を決めるもの

1

治療の一時期、入院が必要か、外来治療でゆくかは、考えれば、わが国ではとくに重要な意味を持っている。

平均入院日数が着実に低下しつつある他国を尻目に、わが国の精神病院患者の平均在院日数は着実に増大しつつある。それは、数パーセントもの増加をみせて、一九八〇年現在、約五三〇日に達した。（このところ勢いはごく少し鈍化しているらしいが、長期的傾向となるとどうであろうか。）

この理由には、さまざまのことが、思いつくだろうが、加藤正明氏らの指摘するごとく、わが国の終身雇用制もその一因をなしているだろう。かつてアメリカでフォード大統領の選挙の時だったと記憶するが、副大統領候補の精神病院入院歴をスクープしたジャーナリストがいて、賛否両論が戦わされたことがあった。この論争に精神病についての偏見が背後にあるのは、いうまでもないにしても、わが国と比してその程度の違いはあまりにも大きく、ほとんど質の違いといってよいだろう。結局は、本人の自発的辞退で幕が降りたとはいえ、彼がそれまでの政治的経歴を昇りつめたことも見ておかなくてはならない。

わが国の患者が非常に再発をおそれ、精神科医の側も、生活臨床のような、きめ細かな再発防止方式を編み出した裏には、終身雇用制をはじめとするわが国の、あるタイプの社会的硬直性があるといってよいだろう。わが国の患者は、能う限り、たかだか一回しか入院させないようにしなければならない——この要請を硬く考えすぎることは必ずしもプラスとはいえないけれど、わが国の精神科医の頭の隅には、この思いは決して消えないでこびりついているであろう。とすれば、なおさらのこと、患者、家族はそうであろう。そして、だからこそ、初発の時を大切にしたい、というのが私のくり返して倦きない主張である。他の病いについてもそうである。

2

いかなる場合に入院してもらうか、というほうから考えてゆくと、これは一義的な答えが出せない問題となる。どういう場合なら外来でやれるか、というほうから考えるほうがやさしい。それは、外来のほうが、医師の自由裁量性がきわめて高いからである。これに反して入院の場合は、非常に多数の因子を考えねばならず、しかも、その時点では医師が自由に左右できない因子が圧倒的に多い。

われわれはどういう場合に外来でやってゆこうとするか。

それはまず、軽症の場合である。たとえば神経症の場合に入院を考えるのは珍しい。そういう比較的稀な場合は、すでにほうぼうで外来治療を試みて稔りがなかった場合が多いだろう。そうして、こういう場合は、入院しても決して坦々たるコースで治療にむかうとは限らない。神経症では入院を必要とする場合は、むしろ精神病の多くよりも臨床的には大変な事態と考えておくほうがよく、「神経症だから」と入院の合意をそそくさと済ませると、あとで本人も医師も看護も大いに困ることが決して少なくない。

逆に精神病の場合は、いちおう入院か外来かが問題となる。そのいちばん大きい理由としては、神経症の人は、外来治療中にふっつり来なくなっても、たいていは他の医師のもとを訪れていることが多いのに対して、精神病の人は、外来が中断した時は、私なら私という個々の医師に失望したのではなくて、精神科の治療一般に絶望してしまった場合が多い。ただ医療に絶望するならまだしも、人生一般に絶望してしまうことが決して少なくない。医師の眼でみれば、端的に症状が悪化したり、自殺の淵に急速に陥ろうとしているということである。

実際、外来主体を心がけ、入院患者を短期間に減らした一九六〇年代以降の西欧諸国でみると、患者の自殺数は数倍に上昇しているらしい。

外来でやるためには、治療者が初診で患者と、患者を支持するシステムというか「受け皿」を理解できていることが第一の条件になるだろう。

患者については、まず「待つ」能力があるかどうかが重要である。これは、診察を待つ能力に限らない。「待つ能力」は、治療が固有のテンポで展開し、健康をめざす自然な能力が自然に発動してゆくのを待つ能力、薬物が効果を現わすのを待つ能力につながる。また、面接の場が面接の場であるための条件でもある。医者の方が患者の語るのを「待て」なければ、これはお話にならず、そういう場合も決してないわけではないが、患者のほうも医者が語るのを聞くだけの待つ能力がなくては面接は成り立たない。さらに、面接の場が成り立つためには、対話の中に沈黙が必要である。これは相互に「待つ」能力が成熟してゆく尺度である。電話面接の最大の欠点は、この沈黙が生れにくいことである。そのため、電話面接は、よほどこの点を念頭に置かなければ、愚痴を聞き流すに終るか、やや押しつけがましい助言になりがちである。熟練してくると、必ずしもそうでなくなるが——逆に電話面接の技術の進歩の尺度は、このいずれかに堕す程度がどれだけ少なくなるかで自己点検できる。）また、この、沈黙——緊張を過度にはらまない沈黙でなければならない——を含む「待つ能力」は、患者が家族の間で過せるかどうかを決める最大の因子の一つである。

この点から、待合室の状態がすでに参考になる。患者が診察の順番を待っているならば、すでに「プラス一点」とみてよい。逆に、あらゆる〝待てない症状〟を示しているならば、今、病棟のベッドが空いているだろうか、くらいが頭をかすめてよい。

世間ではこういうことが思いの外しばしば起こっているらしい。それは症状によって入院を決めること、とくに幻覚妄想の有無によって決めることである。アメリカで何年か前、二〇人（だと思う）ばかりの志願者が、ただ一種の幻聴を訴え、それ以外は何もないことを明言して精神病院を訪れたところ、一名を除いて全部入院させられ、しかも、全員に精神分裂病の診断がつけられていたそうである。これは、精神医学的にも誤りであって、このように入院が決められている場合があるとすれば、まことにいまわしいことである。が、長年入院している慢性患者の入院時の記録の中には、それに近い場合をわが国でも見ないわけではない。われわれは、少なくともこういうことを発端として慢性入院患者をつくり上げることは止めるべきである。アメリカの実験の場合、全員が大体一九日で退院となっているが、一般に入院期間の長いわが国では、さてどうなるであろうか。

症状を、全然問題にしないと私はいうわけではない。患者に不安を起こしている症状にとくに注目することと、その症状の強さの時間的な勾配をとくに重視するべきだと思う。幻聴をたえず聞きつづけているとか、ひどくこみ入った妄想を持ちつづけているほうが、かすかなただならぬ気配よりも、教科書的には重症だろう。しかし後者がもし一昨日より昨日、昨日より今日と強まりつつあるならば、前者が三年つづいているよりも重大視すべきである。うつ的な気分変調にせよ、何にせよ、同じである。

ただし、前者の場合にも、一つ保留がある。それは、三年間なら三年間同じ症状をもちつづけていて、それは患者にとってとにかく悩みの種になっていたというのに、なぜ、今日という今日に精神科医を訪れたかである。精神科医のシキイはある高さを持っているはずである。来院には何かの事情が伏在している可能性が高い。たとえば、表現しにくい別の症状が現われてきたのかも知れない。彼を支持する「受け皿」に好ましくない変化が起こっているのかも知れない。不眠が加わっているのかも知れない。その症状が生じたそものきっかけに近い状況が再出現してきたのかも知れない。

あるいは元の状況の日付に近いからかも知れない(「記念日現象」による重篤化)。また、一般に症状に対する耐性には大幅な個人差があって、二、三十分の幻聴でパニックに陥る人から絶えず幻聴をききながら日常の仕事を行なっている人まであるが、この耐性が何らかの理由で急に低下したのかも知れない。その理由はわからないことが多いのだが、不安が高まっていると考えて間違いがない。いや症状への耐性の低下と不安の増大とはほぼ同義語であるといってさえよいだろう。

不安の尺度はいろいろあるが、端的には、不眠その他の睡眠障害となって現われることが多い。不眠の場合は、より深く身体にも影響するので、その絶対値も問題になる。しかし、この場合も、睡眠障害に対する耐性にはかなり個人差がある。とくに、長年月つづいている入眠困難――「ねてしまえばしめたものですか」ときくのがよいだろう――よりも、浅い眠り、とくに先週より今週、一昨日より昨日、昨日より今日がひどいという勾配が重要であると私は思う。悪夢にうなされた夜のあと、完全不眠が二日以上つづく場合がいちばん問題である。

また、忘れてならないのは身体的消耗である。身体診察は二重の意味で必要である。一つは心理的なものである。われわれは、「黙ってすわればぴたりと当たる」易者ではない。いや易者でもこう揚言するのは危険なおごりであったらしく、このことばをキャッチフレーズにした高名な易者は人に殺《あや》められている。とすれば、われわれはなおさらであろう。また、患者が、身体診察をおだやかに受けさせてくれるかどうかも一つの大きな目安になる。身体診察を受ける時の患者の落ち着きの程度の方が、向い合って話している時の落ち着きの度合よりも、それ自体が信頼できる尺度であるし、また、落ち着かないとみえても、身体診察を受ける時に目に見えて落ち着きの度を増すならば「傷は浅い」と考えてよい。逆に身体診察を始めようとするとパニックに陥る場合は、面接で落ち着いているようにみえても、その落ち着きが薄皮のようにあやういものである可能性が高い。むろん、身体診察といっても、ものものしい機械によるものではなくて、用具はたかだか、血圧測定や眼底検査に止める。主力は古典的ないわゆる理学的検査である。

第二の理由は、むろん、一般医学的なものであって、神経学的な偏奇も重要だが、その他のサブクリニカルな変化を認めることが少なくない。全体の消耗度を全身観察を含めて総合的に把握しておくことが必要である。この時、すでに述べたように、一見頑健そうな身体の人のほうが要注意である。おそらく来院までに力にまかせて長期間彷徨するからではあるまいか。悪性症候群や高熱性緊張病を起こすのはどうも筋肉質の人に多いという印象を私は持っている。

ついでにいえば、むかし安永浩に示唆されたことだが、うつ症状を主体とする患者の場合、腱反射の低下している方が高進している人よりも治療の軌道にのりやすいようである。おそらく同じ理由で、血圧の低下している人のほうが上昇している人よりも治療にのりやすい印象がある。また、分裂病圏の人については身体症状のある人のほうがそうでない人よりも、治療は中途で波瀾に富むけれども、予後はよい。中国の医師に聞いたことだが、脈が満ちて舌苔のある患者と、脈が虚で舌のきれいな患者とを区別する由である（〝肝実型〟と〝腎虚型〟)。私は脈診には自信がないが、舌苔があって、やつれた顔に脂が浮いており、どこか力んでいる患者と、舌がきれいで、肌も色白で滑らかな患者とでは差があるようである。どちらかといえば、前者が生活臨床でいう能動型、後者が受動型ということになるようである。外来治療の場合に、前者は、行動の予測が立ちにくいという難がある。一般に、外来治療の最大の条件は、次回の面接までの患者とその環境について相当程度の安全率を見込んだ予測がかなり確実に立つことだからである。後者の場合は、逆に、入院したら、そのままひっそりと絶望の中へ沈み込んでしまわないだろうかという気遣いが生じて、そこにできるだけ外来でやる意味がでてくる。「植え傷みのしやすい人」というべきか、なるべく環境の激変にさらしたくない人が多いように私は思う。

3

患者自体に劣らず、重要なのが患者の家族である。患者の家族のほうが患者よりも「待てない人」であることが決して少なくない。これは、患者の行動を見るのと同じポイントで分かる場合も多いが、さらに、家族に外へ出てもらって患者一人を診察している時に、耐えかねて入室する場合や、患者の話そうとするのをさえぎって、患者の代りに話し出そうとして止まない人さえないわけではない。

それは、家族の深い病理を表わしている可能性はむろんあるのだが、私個人の考えでは、患者の家族病理を深く考えすぎることは、この時点では差しひかえたほうがよいことが多い。

家族病理の研究者が指摘していることには、裏付けに事欠かないし、私はそれを否定しようとするものではない。しかし、時に私には「汝らのうち罪なきもの、まず彼女に石を投げ打て」というキリストのことばが頭に浮かばないわけではない。患者が、何度の死にもまさる苦しみ、いかなる身体病も問題にならないような苦しみ（いずれも患者の表現）の唯中にあることはいうまでもないが、患者の家族もまた、未経験の事態の中でまったく途方に暮れている。家族の中に病者が発生することは、何病に限らず不幸であるが、そういう不幸の認識だけに家族はとどまっていない。家族は恥じ、自らを責め、苦しみ、もがいている。病者の発生に限らないが、とにかく、危機というものは、それまで目にみえなかった個人の欠点を露《あら》わにする。なりふりかまわぬ余裕のなさがむしろ自然である。また、もがく中で、互いに責めを誰かに帰そうとする。患者に帰する場合もあるが、自分に帰する場合も、配偶者に帰する場合もある。危機は、それまで目に見えなかった家族内のひびを急速に拡大し、誰の目にもあきらかなものにする。どの家族も多少の病理は潜在させていて当然で、それがフル・ヴォリュームで発現するのがこの時期である。

治療者としてのささやかな経験では、家族を責めてよい結果の得られたためしはない。その責めにいかに正当な理由があっても、である。患者が家族を責めるのと、医師が責めるのとでは全然意味がちがう。患者が家族を非難する時に医者が調子にのって肯《うなず》いたら、百万の味方を得たと意気込む患者を私はほとんど知らない。患者の言を抑えにかかるべきでないのは、いうまでもないが、治療者は中立的態度を失ってはならない。そして、それは、われわれは、家族に対してすらも、患者の側に立つべきである、という基本原則と矛盾しないであろう。患者の側に立つということは、「医者は家族を含む社会との共謀者として患者を追い込んではならない」ということであり、医師として患者との間の秘密を守るという、守秘義務を実践することである。患者に対して「ひいきの引き倒し」をすることでは決してない。

われわれは、患者の精神的自立をよしとするが、患者と家族とのミゾを深める結果になるようなことはつつしむべきである。なるほど、患者の苦しみと家族の苦しみとはなまなかに通じあえない。そのことは悲劇的事実である。この通じあえないことが、お互いの苦しみを、孤立を深める。この通じあえないことそれ自体の苦しみを汲むことは治療的といえるが、通じあわないことを、いずれかの病理に帰して足れりとすることは治療的に不毛である。古典的精神医学は病者を暗黙のうちに非難しがちな構造を持っていた。より新しい精神医学は家族を血祭りに上げがちであり、時に、それは、すでに批判のあるごとく、一時は魔女狩りの域に達していたといわなければならないだろう。またしても、それは、治療が順調にゆかないことのひそかな正当化に使われなかったであろうか。

　たしかに、治療はなかなか順調に運ばない。医者と患者と家族との呼吸合わせは、治療の開始に当たってもっとも重要であるとはいえ、決して楽ではない。そして、その成否が治療そのものの成否に大きくつながることも事実である。（もっともこれは身体病の場合でもまったく同じである）。医者の自由裁量で万事うまくゆくなどという途方もない楽観論はありえない。われわれは、成功責任を口にする力はもっていないわけだが、しかし、努力責任はある。呼吸合せの調整役《コーディネーター》は治療者である。家族を敵にまわす治療が成功した例は、あっても少ないだろう。外来の場合、圧倒的に時間を共にするのは家族であり、いかに医者がはげんでもそれは及ばない。入院の場合も、結局家族のもとに患者は戻るのが正常である。前よりも緊張のゆるい形で、あるいはより適切な距離を置いた形、自立性の高い形であることが望ましいにしても。

　家族が、その一員の病気は不幸な事態であっても、恥ずべき事態でないことを納得した時、家族は、社会に対して（社会にいかに偏見があろうとも、いや、それだけにいっそう必要な）自尊心を回復する。それは終局的には患者の利益と合致する。打ちひしがれた家族の中では患者は安住できない。来客が来たら隠れよ、といわれないまでも、うわべをつくろうように言いつのられる。医師が家族を敵視する時は、しばしば医師が患者に対して陽性の逆転移を起こしてそれに気づかないでいる時である。それは、平たくいえば医者が客観的にものが見えなくなってひいきの引き倒しをやりはじめている徴候である。そういう時は、しばしば家族は医師の知らないところで患者にしっぺ返しをする。こういえば何か大変病理的にきこえそうだが「あんたがあんなことをいうものだから、私は先生に叱られちゃったよ」と書けば、かなりの親が言いそうなことだと感じられるだろう。しかも、医師は、家族に非難がましいことをいう時、ふしぎに、患者との対話の、洩らすべきでない内容を洩らしがちなものである。

ここで述べておかねばならないが、患者に、「君と話したことはたとえお母さんにも話さないよ」という保証を必ず医師のなすべきこととは土居健郎のかねてよりの指摘だが、同時に、家族に対しても「面接の内容を本人が帰ってきた時にたずねないで下さいね」と約束することも必要である。たずねる家族がむしろふつうであり、患者は大体それに抗《あらが》えない。しかし、多くの家族は「話すと気が抜けるからです」といえば納得してくれることが多い。治療の一時期、治療者と患者との呼吸のほうが合うために、一種の疎外感を家族が持つことが多いのは最近も小倉清氏の指摘しておられたところであり、ある程度は止むを得ないのだが、さきの納得はこれが厄介な問題に発展するのを防ぐ伏線の役にも立つであろう。

むろん、私は医者が家族に対していつもにこにこするべきだ、というのではない。さきに出た話だが、患者の話を家族が代って話そうとする時には、「私はご本人の口から話をききたいのです」とはっきりいうべきだろうし、「それでも……」といわれるならば「お話はあらためて伺いますから（「かまわない？」とここで患者の了承を得る）」といい、それでもまだ勢いが止まらないならば、「まるで、ご本人よりもお母さん（お父さん、その他）のほうがご本人のことをよくご存知のようですね」といささか辛辣なことをいってもよいだろう。これは本人にあるプラスの影響をもちうるし、ここではっと気づく家族も決して少なくない。

実は、いかに本人が問題でも家族自身に話題がむかった時、家族のことばの緊張はゆるみ、内容のある話となる。そして患者に関する真実も、多く聞けるものである。しかし、家族の気持を汲むといっても「家族の一員が病気になった人の気持」を汲むべきなのであって、決して、「ああいうお子さんを持った家族の気持」という方向であってはならない。この構えが患者を家族から距てる方向に持ってゆこうとすることであるのはいうまでもないが、家族は必ずしもそうしたいと思っているわけでない。家族が家族に寄せる思いは曰く言いがたいものであって、医師の知らぬところで、医師のことばに憤慨している家族も少なくないことをわきまえておくべきだろう。

4

一般に家族の負担能力を測るには、次のようにすればよいだろう。外来の場合である。それは、二日目、あるいは三日目にまた来てもらう提案をすることである。この時、家族がいかなる事情を中し立ててためらうか、あるいはそれ位なら入院させて下さい、というか、が一つの目安になる。一般に、家族の構造を図式的に云々するよりも、家族に実践的な提案をして反応をみるほうが確かである。

むろん、これは意地わるいテストではない。外来でやる場合には、最初に大量の薬を出すことはできない。また、最初から適合した薬になるとは限らない。その旨を伝え、「はじめは少量ですから利《き》かなくてもがっかりしないように。まだまだいろいろな薬がありますから。はじめは平凡な薬を出しますし、副作用はあったとしてもこれこれです。何かあれば電話を（どこそこに）下さい。しかし、ぐっすり眠って明日朝起きてこなくても、それは副作用でなく、すやすや眠っていられることを確かめたら、そのままねかせてあげて下さい。丸一日でもかまいません。叩き起こして薬をのませる必要はなく、目がさめた時に軽い食事とともに追加して、また、ねられたらねかせてあげて下さい。第一日によくねむられたら、まあ滑り出しは吉兆とみられてよいと思います。しかし次まで薬はつづけて下さい」といえば、本人はここ二、三日あまりねていないようです」という返事も返ってくるだろうし、場合によってはすでに述べたように最初の一錠を医師のいるところで服用してもらうこともよいだろう。向精神薬が、不安の水準を下げておけばおくほど有効なのはいうまでもないことである。

（一寸余談だが、フルフェナジンとパーフェナジンは、とくに十代前半にひどい大脳核症状を出し、時に斜頸となって救急車で運ばれてくることがあることを念頭に置いて、この少量で有効な薬物にあらかじめ抗パーキンソン剤を添えておくのが、出だしのつまずきを少なくすると思う。一般にこの年齢は大脳核症状が出やすいピークである。）

外来の第一週は、入院の第一週と同じ重要性と不安定性がある。面接の間隔は、治療者が予見できる範囲によって決定すべきだが、翌日に必ず来院というのは、せっかく眠りが得られたのを叩き起こして来院するという事態が起こりかねないので、少なくとも三日分は渡した上で、不眠なら翌日、第一夜によく眠れたら翌々日かその次を約束するのがよい、と思う。

「どうみても待てない患者」でなければ、入院か外来かの決定をこの二、三日の推移によって決める行き方がありうる。しばしば、このやり方で、外来の維持が可能であったし、そうでなくとも病気の〝根の深さ〟を測る上で有用であった。

しかし、家族の消耗も無視できない要素である。消耗した家族と〝呼吸を合わせて〟の外来治療は挫折しやすい。これは患者にも影響して、安心して治療中心の生き方ができない気持を持つ。現実にもできなくなる。

ここで一つの方法は入院であるが、いちおう、同居していない家族の一時的協力が得られないかどうかを知る必要がある。この場合、まず母方の家族や、別の家から嫁に来た人に注目するのがよいようである。それは、比較的追いつめられていない立場、少し距離を置いて接せられる立場だからでもあり、また、一般に、病人の発生した家族と違った価値観を持っているからである。父方のほうを次善とするのは、一般に、父方の場合、家族と同じ問題解決法を重視しがちだからで、そういう問題解決法はとっくに、患者が、また家族が行なって不十分なことが証明済みだからである。その方法をまた患者がすすめられれば、ただ落胆、失望、やり場のない鬱憤におちいるだけに終ることが多い。家族というものは、みそ汁の味がそれぞれの家で違うように、それぞれ固有の問題解決法を持っている。たとえば、マラソンをやるとか、写経をするとか、通俗書を集めるとか。時には思いもよらぬ方法もある。

母方の家族のよさは、家名などというものを優先させない確率が高いことにもよる。患者が子供の場合、父方の家族を呼ぶと、嫁である母親の立場は、一族の前で小さくなる。一般に母親の発言権が少なくなった方が好ましい場合は少なく、また、それが必要な場合も、母方の人に対してのほうが母親は発言権をゆずり渡しやすいし、そのための「副作用」も少ない。これで入院不要のこともある。

5

外来でやる場合も、精神病段階であれば、休業が望ましい。中年のうつ病の男性の場合、よく、どうしても出勤するといい張るが、「あなたがいなくては困る仕事があるのは当然と思いますけれど、誰だって、いつどんな病気にならないとも限らないし、ひとりが欠けたら駄目になる組織はどんなものでしょうかね」といえば、大体は組織の人、役割の人であるうつ病患者は了解してくれ、しかも患者の自尊心に対しても影響が比較的少ないだろう。同族会社の同族社員の場合「ふだんから皆の模範とならねばと気を張っていた」可能性について話し合うことが必要であり、同時にそれで同族社員である一族の納得を得やすい。皆、胸に思い当る話だからであろう。

診断書の期間は、三週間が最低であると私は思う。それまで活動していた患者にとって三週間は気の遠くなる長さと感じられるが、診断書に「長期的観点から」と付記し「予定とは未定ですから」といい、さらに「三週間と申しましても、最初の一週間は休息のための準備期間のようなもので、からだは翌日からすっぱりはゆるまないですよ。また、あなたはどうか判りませんが、診断書の期限が近づくと気持の休まらない人も少なくなくて、まん中の一週間ぐらいがほんとうの中味でしょうか。三日とかけば、もう、その先出勤することをお考えでは？」と説明する必要があるだろう。裏表のない事実だからである。「私は大丈夫ですよ」といわれれば「全然働けないと思っているわけではありませんが、医者は冒険をしませんし、今働くのはもったいないと思います」と告げるのが穏当のようであるし、「ブラブラしているのはどうも……」といわれれば、「いや治療という大仕事をしていただくのです」というべきだろう。今の時点では、最優先の大事業であること、いうまでもないからである。「薬をのむと頼ってしまいそうで……」とためらう人もいるが、これを抑圧した依存心などと解釈するのはあとまわしで、「薬は頼るものでなく堂々とのむものだと思います。もし具合わるい時はすぐいって下さい。医者はいい話をきくためにおあいするのではないのですから」という。このやりとりは、うつ病の人にとくに必要のようである。うつ病の人はしばしば礼儀正しく薬が合わなくても黙っているからである。

こうすれば、うつ病の場合、利きはじめの遅いといわれる三環系抗うつ剤も第一日から利くことが多いようである。

ただし、うつ病の人に対して、自殺念慮をきき、自殺しないという約束を行なうこと、病気であることを告げることの必要性はすでにくり返し語られているが忘れてはならないことである。うつ病の人はしばしばにこやかな顔のうしろに「富士の樹海」を秘めている。

存外、主婦の休養がむつかしいことが等閑視されている。あらためて言う。主婦に子供がいればもちろん、それが学齢期であればなおさら、主婦は休めない。そうでなくても、家で一人で休むことがむつかしい。回覧板、郵便、押し売り、等々、存外、訪問者は多い。電話も鳴る。玄関にカギをかけ、電話も冷蔵庫に入れてしまえばよいようなものだが、そんなふうにできる主婦はうつ病になりにくい人だろう。実際身づくろいをして構えていることが多いので、主婦に休養してもらう場合、主婦役の人に来てついていてもらうことが、少なくとも十分良眠が得られるまでは絶対に——といってよいだろう——必要である。むろん、気のおけない人であることが条件であり、来てもらった人への気づかいが加重されないことを見定めなければならないが——。

最後に、これは外来に限らないが、治療目標を告げておかねばならない。私は、「治るということは、病気にならない前に戻るということではないと思っています。病気になる前には、いつまた病気になるか分からない弱いところが、何か分かりませんけれども、あったのではないかという気がします。せっかく病気をしたのですから、前よりもどこかゆとりのある生き方に出られることが目安になるのではないでしょうか」ということが多い。「いつごろでしょうか」ときかれる時も、分からない時が実際は多いので、『その時になれば自然にご自分の感じでわかると思いますが」といい、患者の悲観性の程度を知るためもあって「ご自分ではどれ位と思われますか」とたずねる。妥当なことが結構多いが、「即日」などという場合は『あなたは治らないと思って少しやけになっておられるのでは?」とき返す必要があるだろうし、年の単位でいわれる場合は、「私は必ずしもそう思いません。今からそう決めてしまわなくてもいいのではないでしょうか」

というほうがよいだろう。何か月と明言される医師もあることを知っているし、その理由も分かるのだが、私としては「目安として、それまでどうなってゆくか、行ってみましょう」と言い添えたいところである。目標も大事だが、三か月なら三か月先ばかりに気が行って、それから先をあれこれ思案する人も少なくないことを頭に置くべきだろう。「アスファルトの一本道を先をみながら歩くのは疲れるものですから」ということもある。

6

最初に、睡眠が確保されるのは吉兆であるといった。最後まで外来でやりとおせると思ってよいのは、おそらく、便通が改善し、前後して、何か転機を意味する夢をみるところまで行ったあかつきであろう。精神病の場合、夢はやたらに聞くべきではないと私は思うが、睡眠をきく序でにさらりと触れるのはよいだろう。

うつ病の人はそれまでに朝のめざめ心地がさわやかになっていると思う。長年の肩こりが治ってきたという人もいる。甘いものが好きになったという嗜好の変化を語る人もいる。うつ病の症状で医師を困らせ患者を悩ませてきた朝のうつ状態は、今、向不安薬の中でもセパゾン（エナデール）の併用によって、以前より解消されやすくなったという印象がある。といっても、うつ病の人の一部は中途で夢が明るくなる。ということは夕方になると元気が出てきて、明るい夢をみて、うつ状態の中に目ざめるので、この落差自体が苦痛となり、時には、自殺を思うことさえある。これが一時的であること、改善のかなり確実な兆であることを告げる必要があるだろう。

分裂病圏の人の場合は「頭の中のさわがしさ」が減ること、何に対してあせっているか自分でも分からないあせりが消えること、「人にあった時のザラついた感じが消えること」、幻覚や妄想が夢の中に入ってにわかに昼間その力が急に弱まることが起こり、次いで悪夢をみたり、下痢をしたりするところまで漕ぎつければ、そのあとも外来でやれる確率が高い。ただし、このあと、うつ状態とみられやすい消耗期間がつづく。この期間はしばしば数か月である。ただし、何病であろうと、再発の危険が遠のくという意味での安定性には、どうやら、発病の引き金をついに引くことになった状況のそもそもの始まりから極期までの期間を見込む必要があるように私は思う。平たくいえば、ほぼ、あせりに身を任せてから発病まで、となろうか。

途中で家族が参ってしまうこともないではない。ただ参るだけなら、支持システムの枠内でやりくりできる場合が過半数であるが、患者が治ってゆくにつれて、家族の不安が高まるという逆説的な場合がある。おそらく、このような場合、家族全体が広い意味で病んでいる――病んでいるということばが濫用ならば（病気はいちおう個体がかかるものと限定しておくほうがよさそうだから）――行き詰り状態でもがいている、とみてよいだろう。こういう場合は、いわば水の洩れる桶のように、治療が予想されるペースで進まなかったり、足踏みして、ふしぎに思ってたずねると薬を止めてしまっていた、とか何かの鍛錬法をはじめているとか、家におれないから形だけ通学（勤）しようとしている、ということがわかったりする。このような場合は、いったん、患者と家族を離す意味で入院を考えたほうが長期的にはよいようである。あえていえば、新鮮例において、三、四週間のうちに急性状態が終らない場合、この〝水洩れ〟が起こっているのではないかと考えてみる必要がある、と私は思っている。

一般に、入院が成功した場合には、患者と家族の双方に、外来よりも大きな展望が開ける印象がある。しかし、入院決定の折には、医師の自由裁量の範囲はぐっと少なくて、しかも、無数の要素が短時間のうちに頭の中をかけめぐることになる。ふりかえってもかなり苦渋なひとときだ。

12　入院治療を決めるもの

1

医者が入院治療か外来治療かに長時間迷うことは思ったより少ない。たいてい決断には一時間とかからない。そのために、不信を買うことがあって、それももっともだ、と思うけれども、実際には何時間考えてもそれ以上のよい思案が出てこないことの多いのが実状である。ということは、医者の自由になる選択肢が非常に少ないということだ。

選択肢が少ないならば、それはそれで、はっきり、これこれと事項を枚挙できるならばよいのだが、実際はそうではないのだからいっそう困る。その時その医者の持ち合わせている選択肢が少ないということであって、時が違い医者が違えば選択肢の種類が違う。違うけれども、その少なさにそう変りはない、ということである。

たとえば、自分の病院あるいは病棟に入院してもらう場合を考えよう。たいていの精神科医なら今、空いている病床がいくつかを知っている。知っていても、他の患者で今日明日にも入院しそうな患者がいるかどうかを、さっと、まず、自分の受持患者について思いめぐらす。そのおそれはまずなくて、その点で大丈夫としても、同じ医者仲間がすでに予約簿にのせているかも知れない。予約簿はみればよいように思えるが、予約簿というものはたいてい、何人かの名前がのっているもので、のってはいても、なかには、そのうちに入院を必要とするかも知れないと思ってのせる場合もあり、そういう場合の中でも入院を必要とする危機は過ぎ去っているが念のためにまだ抹消せずにいる場合もある。抹消し忘れている場合もないわけではない。時には、予約簿にのせてあること、そのこと自体が患者や家族に安心感を生むために医者がのせつづけていることすらある。（ついでながら予約簿は患者の目の前で記入するほうがよい。）予約簿上の人々について実情を嗅ぎ分ける必要がある。外来看護婦はおおよその事情を知っていることが多いので、まず、そっと聞く。しかし「まあ大丈夫でしょう」といわれても、医者という人種は一般に誇りが高いし、また担当の患者をまず大切と思うのが人情であるから、ひととおり、それぞれの受持医の了承をとってまわらなくてはならない。病棟の責任医の指導力が強くて、他の医員が信服している場合は、彼との相談が大きな比重を持つだろう。彼を説得して納得してもらうことが、あとあとまでひびく重要性をもつ。彼が芯から納得していれば、入院してから後の、他の医師あるいは看護婦から出る苦情をうまく受け止めてくれるだろう。

といっても、看護側の事情を無視することはできない。何といっても四六時中患者と接するのは、彼ら彼女らであり、彼ら彼女らが、一つ一つは些細でもいちばんわずらわしい日常茶飯事の喰い違い行き違いをいちいちなだらかなものにしてくれるかどうかは、せっかく入院したことが患者にとって生きるかどうかの大きな決め手になる。入退院を決める決定権が彼ら彼女らにないだけに、彼ら彼女らに無際限の努力を課することはできない。また、おのずとできなくなるものだ。一般にある病院、病棟における安定した看護の「容量」は医師にはそれとなく分かる。この容量を決める変数はいろいろあって、その中でも「いざという時には必ず医者がすぐ現場に来て先頭に立って事態をなだらかなものにする」という安心感が患者と看護の側にある――それも実績の積み重ねの上に立って存在していることが重要だと思うけれども、それでも、むろん容量は有限である。

たとえば、入院患者数六〇人までは実に安定しているけれども、六五人となるとたえず厄介な問題がもち上がる、ということが経験的にはっきりしている病棟がある。また、非常に落着かない患者の容量というものが別にあって、その〝定員〟は一つの病棟につき三人とか五人とか、おのずと決っているものだ。その範囲内に収まるかどうかを考える。これは、すでに入院している患者の治療権というか居住権を大きく侵害してはいけないということであり、決して無視できない。無視すれば、むくいはすぐ眼の前にやってくる。

もう少し特殊な〝容量〟もある。「破瓜病者の一群の中にすさんだ躁病者を一人入れること、これほど破壊的なことはない」とサリヴァンは書いているが、そのような〝容量〟である。たとえば、重症の強迫症患者が同一の病棟の中にいると、どうも、〝強い〟方と〝弱い〟方との相互作用の結果、〝強い〟方がますますよくなって〝弱い〟方は悪化し、時には自殺の瀬戸際にまで行くことがある。何をもって〝強い〟とみるかはなかなか分からない。全員の相互作用の中で決まることで、予測がつきにくい。神経性食思不振症の人の場合にも、このような相互作用があるらしい（一般に〝個性〟の強い人と弱い人とが接触すると強い人はますます強く弱い人はさらに弱くなりがちである）。もっとも、病室が離れているのと、同じ病室か向いの病室にいるのとでは、相互作用が相当違うので、どこのベッドが空いているかも問題になる。時には、患者の部屋がえをして、何とかマイナスの相互作用を最小限にできないか、と考えてみることにもなる。

その他、病棟においては、集団生活に起こりうることはほとんどすべて起こる。たとえば、他の患者多数のスケープゴートになる患者がどうしてもできてしまうことが少なくない。医師側や看護側のスケープゴートになる患者もいる。こういう場合、受持ちの医師や看護婦も孤立しがちである。どういう患者がそうなるかは非常に予言しにくい。私の観察では、何かの点で強迫的なところのある患者が対象になりやすいように思われる。なぜそうなるかは、いくつか理由が思い浮ぶけれども、その追求よりも、「なぜか分からないが、強迫的なところのある人に対しては一般にそうなりがちだ」ということを少なくとも医師や看護者が自分の念頭に置いておくことの方が実際的であるようだ。それは、いわば、患者との相互作用において医師や看護者という立場に立つと起こる、一種の〝症状〟と解しておくほうがよいと思う。ひどく派手な動きをみせる人がスケープゴートになるとは限らない。

また、どうしても、入院患者中の少数者、たとえば社会階層の意味での少数者や病気の種類に関する少数者が不利になりやすい*。

＊少数者という意味では、急性期の患者も、実は、病棟内で少数者である。精神病院は、決して、急性期の人の治療向きにはできていないと思う。〔中井〕

これらのことは、完全に予測することなどとうていできない相談であるが、それでも、それぞれの病棟にはそれぞれの歴史があるので過去の経験がいくつかは思い浮ぶ。

その他にも、何とも表現できない〝合い性〟のようなものがある。この〝合い性〟は、内々ではよく病棟の婦長や主任のせいにされるのだが、それは一つの因子、あるいは一つの結果として目につくことのほうが正しいようである。精神科病棟には、それぞれ独特な雰囲気があって、まるで一つ一つが別の文化といってよいくらいである。

2

これらの事情が、入院が必要であるという判断につづいて医者の頭の中をあわただしくかけめぐる。

たしかにそれは一つの選別である。差別と紙一重だという見解もあろう。そういう面はある。しかし無差別の入院もまた無責任につながる。そして、すでに入院している患者の多くは——精神科に限らないと思うが——争いの少ない、調和的な雰囲気を必要としている。（とくに医療スタッフ間の争いが有害であるとは精神病院をはじめて実地に研究した故コーディル博士の見解だった。）これは、両刃のやいばの問題、悪魔と深い海のはざまの問題ということができるだろう。*

＊病院改革が、その病院の臨床能力を低下させるという逆説を生む最大のファクターでありうるかもしれない。改革運動というのは、なぜか、わずかな意見の相違やささいな対立を、拡大鏡にかけるように先鋭化させる力を内にもっている。これは改革に反対しているのでなく、この〝副作用〟をも計算に入れ、一時的、それもできるだけ短時間のものとするべきだということだ。〔中井〕

しかし、それでは、他の病院を紹介するかとなると、別の問題が発生する。紹介先の医師を十分知っていること、以前に紹介した患者の経過がよかったこと、そこの医師の得手とする病気が何であるかということ——必ずしも専門によらないことであって強迫症に耐性の高い医師があり境界例に耐性の高い医師があり、またかつては致死性といわれた高熱性緊張病患者をほとんどすべて救命する医師がいる——そういうことが念頭に置かれるが、一般に、ある時点である患者を前にした一医師が思いつく紹介先の数は実に少ないものである。大都市でさえ一つか二つ、時にはないことすらある。何百キロ、新幹線で何時間という先から患者を紹介されておどろくことも少なくない。（しかし一般に遠距離の患者は、他の条件が同一としても、予後はよくない。外泊や退院後の外来がむずかしいという理由もあるが、何らかの意味でその地域の医療にかかりにくい人であるからであろう。外的な理由——たとえば、地域社会で有力すぎる家庭の人——のこともあり、内的な理由——これはさまざま——のこともあるが。）

3

といっても、これまで書いてきたことは、精神病院の現状をそのまま肯定しての話ではないか、という反論がただちにありうるだろう。それはその通りである。その通りではあるのだが、精神病院の改革ほど困難なものはなく、また、歴史上有名な改革も、改革者の生命より長つづきしたものがほとんどないことを知って愕然とする。

それは一体どういうことであろう？　社会が現状のような精神病院の形態を要求しているのであろうか？　そういう面もたしかにあるだろう。しかし、一〇〇パーセントそうとはいい切れないと私は思う。かりにそうであっても、社会改革が行なわれるたびに、欧米の人々はこんどこそ精神病院が不要になるだろうと期待したのだが、その期待はその度ごとに裏切られてきたのだ。一方では、隣接する精神病院で、たとえばともに公立でほぼ条件が同一でも、双方の雰囲気がまったく違うのに一驚する場合がある。

精神病院では建物や付属環境それ自体が治療の最大の手段である、という認識は古くからあった。ピネルが患者を鉄鎖から解き放ったということはあまりにも有名な物語だが、ピネルのあと、そのような拘束が跡を断ったわけでは全然ない。逆に、彼以前、フランス革命より半世紀早く、とくにフランスで通風や衛生に留意した精神病院を一流建築家が競作した時代がある。博愛主義《フィラントロピズム》──啓蒙主義の後期の時代である。

精神病院に強力に働いているのは、例の、官僚組織についての「パーキンソンの法則」のように思えてならない。いいかえれば、こうもあろうか。なるほど、精神病院を建築する時に斬新な機軸を盛り込もうとする人は多い。また、実験的な意欲にもえる人も多い。しかし、精神病院は重要な治療用具ではあるが、いささか長持ちしすぎる。そして、実験的な意欲も──それ自身の副作用がありうることは別として──あまりに早く組織人精神と化してしまう。官僚的組織人といわないまでも、である。病院という建物、病院という組織の方が患者を医者を看護者を家族を規定してしまう。

パーキンソンは、組織は立派な建物ができるまでが花であるといった。わが国の現在の法規では〝立派でない〟建物で精神病院であることが許されない。たしかに十年前までは、病院の外観がある程度その良し悪しを推定させた。医療金融公庫が精神病院の不燃化に最優先の融資を行ない、日本の精神病院の大方の不燃化が完了した今では、病院の外見はほとんど何も教えない。むしろ、あまり見栄《みば》えのしない病院でまともな医療が行なわれていることが少なくないくらいである。かつての社会からの眼差の弱かった時代にいちじるしい「原始蓄積」を行なっていないからである。

一般に、中根千枝の、日本人は気の合った五人から七人がチームを組む時にもっともめざましい力を発揮する、という法則にしたがって、それに合った病院がもっともまともな、治療的活気をもち、思わぬミスの少ない状態を維持しうるというのが、実状に近いところであろう。その場合、入院担当患者数は三〇—四〇人、外来担当患者数は四〇—五〇人となるようである。(どうやら、これはおのずとそうなるので、前にも少しふれたが精神科医が精神科医としての機能を発揮しはじめるならば担当患者が外来も入院も四〇人をこえ出すころからにわかに非常な負担感をもつようになる、という自然法則のようなものがあるらしい。実際、急に気を抜いてしまうようになりがちである。)私自身の経験でいえば、精神科医として働き始めたのは、魚が水の中を泳いでいるような感じで自然に働けた環境があったが、ただ、このような状況はなかなか永続しない。数字の上ではともかく、事実上は、精神科医は絶対に不足していて、このようなチームのメンバーは方々から求められるために、どうしても一〇年以内に分散しがちである。ほんとうは、精神科医が無名であればあるほど、患者はよく治るのであって、肩書きのあればあるほど、患者の過剰期待がやがて失望に代り、安定した治療関係は得にくくなる。一般向きの本を出すとさらによくない。この「肩書き効果」に逆らって治療者としての水準を維持できる人もないではないが、そういう人はよくみれば、巧みにこの効果を消すいとなみをたえず行なっているようである。そして、この消去作用のうち、本人が肩書きを気にもとめない、ということほど、どうやら強力なものはないようだ。

4

このような比較的好ましい状態が時間とともに変質するのは、メンバーの離散だけではない。兆候は、まず、書類と会議の数の多さに現われる。これらを三つや四つふやすことはいとも簡単であるが、一つ減らすことがいかに大仕事かは、やろうとした人の皆知るとおりであろう。こうして精神病院が次第に〝自閉的〟となる。それは円滑に動いているのだが、次第に入退院患者は減り、すなわち私が「ダムの話」で言った「有効病床数」は減少し、病院も医者も患者とともに老いることとなる。

社会学者パーキンソンは、こういう状態になった組織はスタッフを総替えしなければならない、と説いている。それでも駄目なら、建物を土台からダイナマイトで爆破しなければならない、と物騒なことを述べている。

実際、欧米の公立巨大精神病院が次々と閉鎖されていったのは、まさにパーキンソンの勧告の実行であり、その他に手だてはなかったにちがいない。わが国の病院の八割は私立病院であることがしばしば歎かれるが、その気になれば、欧米の巨大精神病院よりもパーキンソンの手段に訴えやすい利点があるだろう。（わが国の国公立の施設に指を触れるむつかしさは欧米より少ないとはとうてい考えられない。）しかも、数千床、時に二万床に及ぶ欧米の巨大病院からすれば、最大で千百床、平均がおそらく、二、三百床のわが国の病院は、すべて小病院である。欧米では巨大病院をこの規模の病院に分割することが最初に直面した課題であった。一病院の病床数と患者の平均在院日数が比例する――小規模病院の方が治療的――とははやくも一九五三年（と思う）にＷＨＯの指摘したところであった。

しかし、それではなぜわが国の病院の平均在院日数は欧米をはるかにしのぎ、しかも増加しつつあるのか。（入院を考える上で忘れてはならぬ問題だ。）わが国民は、大人数の組織を動かすことがあまり上手でなさそうである。実際、五百床規模の病院を小規模などという欧米人並みのセンスをわれわれはもてそうにない。自分ひとりの力では進めることも止めることもできない巨船上にある思いである。「日本人の特性」と片付ければ、それでおしまいなのだが、ひょっとすると欧米の巨大精神病院並みの単調さがわが国では病床数の一桁少ない病院に生じているのかも知れない。人間は、物質を摂り込みエネルギーを摂り込む存在であるだけでなく、情報をとり込む存在でもある。単調さとは情報量がゼロに近いことである（不安を伴わない単調さであるとしても）。わが国の〝小規模〟精神病院は、情報（――不安を伴わない変化、負のエントロピー）の飢餓の程度において、欧米の巨大病院並みなのであろうか。カナダはブリティッシュ・コロンビア大学の林宗義教授の御教示によれば、一五〇〇年の歴史をもつあるイギリスの精神病院の記録をしらべさせたところ、ヴィクトリア時代（一九〇一年まで）、ヴォランティアが活動していた時の入退院率（病床数不変ならば同一）は、一九〇〇年以後の数倍に及び、向精神薬到来後をもしのぐ由である。わが国の病院は諸外国よりもむしろ人家密集地に近く、外来治療には――公共交通網の比較的発達していることとともに――便利なのであるが、社会に対する閉鎖性は依然として高い。これは社会の側からの閉鎖性と両々相まってのことといわなければならないが――。

こういうこともあるかも知れない。わが国で組織を構想する時、そのモデルはどうも今日もなお軍隊であるようだ。病院に限らないが、組織といえば、班がつくられ、班長が指名され、係が割り当てられる。何病を問わず病人にはまず休息を、という大原則は、しばしば精神病院にはあてはまらない。少し歴史の古い精神病院は幾分兵営の匂いがする。これは怠惰を悪とし、精神病患者を怠け者とした欧米の精神病院からの引き継ぎかも知れないが、前近代すでに勤勉の倫理の強かったわが国情の中にも十分素地のあったことであろう。西の「働かざるもの食うべからず」と東の「一日働かざれば一日食せず」は同じことである。

その上、わが国の場合、私的権利を尊重する習慣は最近のことである。その代り、面倒見がよく、こまごまと世話をやく。その副作用は、患者を次第に子供扱いにすること、患者もそうなってしまわないと大変なので子供っぽくなることである。他にも書いたが慢性分裂病の「症状」は急性期とちがって退屈している子供、親の言いなりになるのを回避している子供の行動に似ている。（お使いを断りたい子供が拒絶症や反響言語を示し、退屈している子供は常同行為をしたり幻しの相手に話しかけながら一人で石けりをしたりする。）また、患者も「無意味に笑っている」かも知れないが、医師も——やはり無意味にというべきだろう——いつもにこにこ笑っている場合が少なくない。事実、病院長には善意にあふれて「患者って可愛いものですよ」と言われる方が多い。けしからぬ、ずるい、怠け者とみるよりはるかによい結果を生むだろうが、「自閉をすすめ」「拒絶能力の発揮をすすめ」（神田橋條治）「嫌人権を認め嫌人部屋をつくる」（誰がいい出したことだったか）のが緊要だという主張は、まだごく一部にしか滲透していない。

精神病院には、あるシステムの外から力が働くとそのシステムはその外力を打ち消す方向にうごく、という物理化学の法則が実にあてはまる面が多い。病院精神科医と患者との関係が慢性化すると、どちらもほんとうには全然満足感がないのに変化を避け一日延しにする心理を共有するペアが生れる。もっとも、このことは端的に非とできない点がある。慢性患者が安心できるような関係が生れるより先に患者に変化を強いる医師は結果的には大いなる悪をなすものである。

5

こと、急性期の治療に関しては、私は、内科並みの、個室に近い部屋、しかし、ものものしくなく、やわらかな光の注ぐ部屋――とにかく休息にささげられ、せめて一般科並みの医師数のある病室が欲しいと切に思う。*一見逆説的にきこえるだろうが、急性期を過す病気は一般科の病室に近づけることが、理論的にも可能であり、実際上も治療効果が高いと思う。そして、休息と治療のために好ましい改良を加えられてゆくならば、次第に精神科病室は、そのマイナスの意味での特殊性を失ってゆく見込みがあるまいか。

*入室して、ベッドに身を横たえたとき、ホッと手足をのばせる部屋になっているかどうかが大きいだろう。〔滝川〕

もちろん、一般病院が無条件に理想なのではない。病室に泊ってみれば分かることだ。近代的な病院は二四時間操業の治療工場のようなものだ。そのことには〝医学の進歩〟に伴う必然性があろう。しかし、一方、たとえば病室の夜が意外に明るいことにももう少し注目すべきではなかろうか。精神科以外の病棟に呼ばれてゆく時、家族の看護に付き添って泊る時、いかに病室が無機的な光の交錯にさらされ、また、不安をかきたてる、さだかならぬ物音に満ちていることかを、誰しも味わうだろう。しかも、しばしば壁も天井もカーテンさえも白一色に包まれて――。せめて鎧戸のようなものでも窓につかないだろうか。さもなくば自宅で服用するよりも眠剤が利きにくくても不思議ではないと思う。*

*光線だけの問題でなく、外部と薄いガラス一枚だけでへだてられているという感じが、おそらく、安んじて眠ることをさまたげているかもしれない。G精神病院の開放病棟では、「患者が夜、外からの侵入者をこわがる」という理由で格子がはずせない。雨戸をつければ解決することなのだが――。〔滝川〕

それに、人々の生活が次第に夜型になっているのに、病院の夜は早く、朝も早い。これは、精神病院でとくにいえることだ。前にも述べたように、朝方はＲＥＭ期が頻繁に訪れる時だ。「夢作業」がまるで目ざめるまでの時間の短かさを知ってあせっているかのようなパターンである。ここでチャイムか何かで起こしてしまうのは、治療的にひょっとすると大変もったいないことをしているのではあるまいか。何も精神病院に限らない。入院患者が自由を制限されているのは、精神病院に限らないことだ。ただ、一般病院では患者のほうも、治療上必要なのだ、あるいは病院とはこんなものだと受け容れている度合いが大きいだけだ。むろん治療上必要な制限はいずれの場合もある。そして一般病院でもそのことを具体的に患者に分かるように知らされているとは限らなさそうだが、そういった事情がかもし出す緊張がわが国では少なそうにみえるのは、コーヒーか紅茶かといった些末な事柄まで個人の自主性にささげられている欧米のホテルと反対に、客に呼ばれる時以上に客に対するお仕着せを受け容れねばならぬ日本式旅館のあり方にみられるような、一般に〝外泊文化〟とでもいうべきもののわが国の特徴によるのではあるまいか。それだけに旅館とおなじく「泊ってもらう側」が配慮することが必要なのだが、わが国の病院は東西の〝外泊文化〟のはざまに落ち込んでいる嫌いがないでもない。

もっとも、ごく最近の病院は、精神病院も含めて、この辺の配慮にはかなり前進がみられる。たとえば、よくすべる病院の廊下は随分減ってきた。といっても、私の一寸した経験だが、たまたま病院改築の際に、一時、明治時代に建った、現代よりもヨーロッパの直接のコピーに近いと思われる木造洋風の病室に移動したことがあった。それは元来小児科の病室だったのに精神科の開放病棟として十分機能したし、むしろ、開放病棟として設計された新しい病棟よりも、患者も医師も看護者もおちつけたと思う。実際、去る時はいささか名残り惜しかった。これは懐古趣味かも知れない。しかし、私はよく思うのだが、精神病院の設計は、いわゆる病院専門の設計家より、一般住宅の設計家で頭の柔軟な人が主体になったほうがよいものができるのではないだろうか。欧米の小さなサナトリウムには民家そのものの転用が少なくないようである。また、たしか一九五〇年代に、茨城県の友部病院ではじめて精神病院に障子が導入されたが、その効果はまさに数十年の風雪に耐えたというべきであろう。

急性精神病状態の入院治療は、たしかに楽ではない。しかし患者にとってはいっそう苦痛な、おそらく身の置き場のない状態であろう。そして彼らにとってこそ（われわれには多少の職業的馴れがあるが）未曽有の事態であることはたしかである。この時期に、彼らが「心の生ぶ毛」とでもいうべきものを磨《す》り切らせないことが大事なのだ。彼らの繊細さ、やさしさ、そして人への敏感さを。なぜなら、この「心の生ぶ毛」のようなものこそ、彼らの社会復帰——というべきか加入というべきか——におけるもっとも基礎的な資本であると私は思うからである。彼らが社会に生きる上でおおむね不器用な人であるとかりにいわれても、彼らの「心の生ぶ毛」とでもいうべきもの——私にはそれ以上うまく表現できないが——は必ず、世に棲む上で、共感し人を引きつける力をもつであろう。それを世間的な意味での立ち廻り上手よりも高く評価する人間は、社会の側に必ずいると私は思う。急性期において、われわれのまずめざすべきものは患者の心身の休息であり、保存に努力すべきものは「心の生ぶ毛」であるといいたい。外来が無条件に善であり、入院を無条件に悪といえない理由はそこにある。家庭は発病した場である。その場を構成するパラメーターのどれかが発病促進的、あるいは治療干渉的に働きつづけていないかどうか、よく見すえなければ、外来治療は貫徹できない。せいぜい「外来ホスピタリズム」に甘んじなければならないだろう。（院内ホスピタリズムにまさること数等の場合が多いが。）

6

われわれは、まだ急性期における治療や看護のガイドラインをはっきりもっていない。いつわらぬ現状である。もしそうでなければ、急性期の患者にしっくりした急性期病棟がとうに生まれているだろう。われわれは、患者を休息にみちびくたしかな方法論さえ持ち合わせず、間に合わせの環境で、間に合わせのやり方でその日その日をしのいでいるといわざるを得ない。

といっても、病気としての輪廓がいちばんはっきりしているのは急性期である。そのことは、治療と看護のガイドラインが見えてくるための一つの条件ではないだろうか。

7

精神科医になった時、私は、どの科でも、重症の患者ほど設備のととのった病院にいるのに、精神科はその逆であることに驚いた。何を平凡なことを、といわれるかも知れない。しかし、これは精神科の病いが十分医学の圏内に入っていない事実の反映であるまいか。少なくとも当時はそう考えた。事態は少しはよくなっているだろうか。

しかしまた、精神科以外の現状を考えると、もっとも機械化されない科である精神科、いわばヒポクラテス以来の手づくりの医学のおもかげを残し、他科ではあまり問題にしないこと、たとえば、なぜこの人は他ならぬ今に病人となったのだろうか、どういう生活条件の組み合わせがこの人にとって発病しやすい組み合わせだろうか、どういう条件がこの人が安心して病気から治ってよい気になる条件だろうか、を考えるわれわれの習慣、面接の間隔や、相対する位置と距離に敏感なわれわれの習性は、逆に一般医学に何かをもたらさないだろうか。

精神医学の医学化とは、私は、そのような道をとおって行なわれるように思う。少なくとも、精神医学の医学的科学面の進歩だけでは、得るものもあろうが失うものも多いのではないか、と考える。といって、私は精神科医が現状においてもっとも医師らしい医師だというわけではない。しかし、精神科の中には、逆説的にも、まっとうな意味で「医師であること」への道が、すくなくともその萌芽が、あるように私は思う。

ただ、最後に言うべきことがあるだろう。「カイサルのものはカイサルに、神のものは神へ」である。医師は、患者の運命決定に対してはその一歩手前で立ち止まらなければならない、と私は思う。「病気の最中に重大な人生決定をすることは得策とは私には思えない、治ってくるとともに、ものの見方が変ってくるかも知れませんから――」というような助言は必要である。しかし、親切が世話やきに転じやすいわが国の文化で育った医師には自戒しなければならないような事柄が少なくない。たとえば、何も精神科に限らない。医師の「不治宣言」はしばしば濫用されていると私は考える。ある時点で「治療法がない」と告げられたために、その後、治療法が開発されたのに、医療に背をむけてしまった家族を私はいくつも知っているからである。「今、適切な治療法がないけれども、医学も少しずつは進歩するようですから、(たとえば)一年毎にでもまたたずねて来て下さいませんか」と告げることで、その運命が大きくかわったであろう場合を思わずにはいられない。精神科医も同じように、職業選択その他についていささか決めつけすぎる。正しくは、できるだけ患者が余裕をもって考え選ぶところまで同伴するのがわれわれの仕事であろうし、治療目標とは「そのようなことができるゆとりを持てること」だと思う。私は、治療目標をそこに置いてきたし、患者にもそう告げてきた。脳外科医の藤原一枝(もと墨東病院医師)は今はなき「ミクロスコピア」誌(新潟)において、精神科医が予後判断の変化を過去の患者に告げないことを非難している。彼女は過去の担当患者にそうしてきたというのである。

13　往診のすすめ

1

入院か外来か、二つの中から一つを選ぶ話を書いたが、第三の方法はないか、という問題が当然あるだろう。それは、往診である。

昔、といっても私の幼いころだが、医師はよく往診をしてくれた。幼い私には、それは楽しみでさえあった。暗い病室がその時だけは仄明《ほの》るく感じられた、といえば、いい過ぎだろうか。

往診がすたれて行ったのには、さまざまな理由があろう。第一、昔は、医学、医療は医師の一身に具現していたようなものであった。その代り、肺炎患者一人を治したら一人前の医師とみられたものである。むろん、抗生物質以前の時代の肺炎治療のためには、医師は患者の家で徹夜する覚悟が必要だった。「冷せ、あたためよ、辛子泥《からしでい》を塗れ、……」その有効性はともかく、そういう医師の姿は、荒天を行く帆船の船長のように畏敬の念でみられたものであった。

医学も社会も、その時代から大きく変化した。第一に、医者は、もはや医学を一身に具現している存在でなくなった。巨大な設備の病院ではじめて機能できる存在に変化した、とさしあたりいってよいだろう。

しかし、何事も無条件に善の方向へ傾くことはない。医師は人々の前から遠ざかった。薬の種類や量と反比例して、「医者」が処方されることは少なくなった。

何病であろうと入院したことのある者は、はじめから来室しないと告げられていない限り、消灯時間のぎりぎりまで主治医を心待ちにしていた記憶があると思う。医師の心得として、来られないならあらかじめそう告げておくのが患者の心の負担をせめて軽くするのだ、といっておきたい。

一部の患者は、看護婦の検温時間が五分おくれても内心の不満を抑えるのに苦労する。いささか幼稚だ、と人は思うだろうか。しかし、何科の病気であろうと、自由が制限され周囲への依存度が増すのに応じて患者は子供に近づく。また、適当に子供っぽくなることが、近代的病院に適応するいちばんよい方法であることを患者は意識的無意識的に会得してゆく。実際、外での社会的な地位に応じた成人の態度を崩さない患者はいささか煙たがられる。

このことは、精神病院における慢性患者の持ち味の形成について私たちを大いに考えさせる問題だ。よい患者とは、幾分、よい子供の演技ができる患者である、といえばいいすぎだろうか。この点に関してはナースにも考えてもらいたい点であろう。そもそも、ナースは、乳母と看護婦の二つの意味がある。その二つが同じことばで表わされるには、それだけの根拠があるのではなかろうか。とくに精神科の場合、入院期間は一般に他の病気の患者より長いのである。

病いそのものによる幼児がえりについて、精神医学は随分論じてきた。しかし、慢性病棟の患者たちの〝子供らしさ〟のうち、そういう幼児がえり――退行――によるものは、一目みて分かるところでは、思ったより少ない。

病理論からいえば、まとまった一人格のままで安心して退行できるのは、精神病ではないとさえ私は思う。

退行が人格の解体の危険をもつために、進退きわまったり、部分的に退行して成人の面と小児的な面とをあわせもつということはありうるし、現実にみられるところであるけれども——。

そういう病理論から遠いところにも慢性患者の〝子供っぽさ〟があると私は思う。そうしなければたいへん居心地がわるくなるためにそうなってゆくのではないか、という疑いを私は持たざるを得ない。慢性病棟で〝嫌われる患者〟の全部とはいわないが、意外に多くはそのような意味で〝よい子〟を演じない、あるいは演じえない患者でなかろうか。非常に幼児的な患者は意外に〝嫌われ〟ず、〝困ったものだねえ〟といわれながらも、〝憎めない〟存在として世話されている。

話をもどすようだが、それは何も精神科に限ったことではない。近代医療には、その状況から切り離せばあられもないような恰好をさせられる場合が少なくない。そういう時に人間はみずからの威信を守るために一時子供になる。うまくなれない〝不器用〟な人は災難である。医者が患者になった時、いちばん〝たちのよくない患者〟になる、という定理は、その一特殊例だろう。

2

何も、病人になった時まで〝突っ張っている〟必要はない、と人はいうだろう。（しかし、それは多くの医師患者がしてしまうことである——「医者よ、自らを医せ」（聖書）。）それはたしかに一理はある。しかし、ここでもう少し考えてみてもよいだろう。現状の肯定ならばいつでもできることである。

医学は次第に身体の非破壊性を顧慮しつつある。多くの検査法が身体の非破壊性の向上の方向に改良され、革新され、新方法に置き換えられつつある。放射線医学にしても血液学にしても、歴史をその線上にたどることができよう。

とすれば、医学の次の命題は、患者のもつ目に見えない大切なもの——威信といおうか人間の尊厳といおうか——の非破壊性の向上ではなかろうか。「ディグニティーの非破壊性」——身体の非破壊性の次にめざすべき技法の進歩の目標にこれを掲げても、もうよい時機だと思う。むろん、なりふりかまわずでも治療が成功することが第一の眼目である、という場面はいつまでも残るだろう。高度の身体の毀損を伴っても救命、延命をめざすのが現在至当である領域が存在するのと、それは同じである。医療のフロンティアあるいは緊急状況では、つねにこれからもそうだろう。しかし、もう少し余裕のもてる領域ではすでに第一の非破壊性は十分顧慮されなければならないとされているし、現在、さもなくば法廷での論議の対象とならないとも限らなくなっている。そしてすでに臨床眼をそなえた人は、個別に第二の非破壊性、すなわち人間的尊厳《ディグニティー》の保全をもあわせて顧慮しつつあることを私は知っている。尊敬する何人かの医師を念頭に置いて私はいっているのだ。

精神科でも、ぼつぼつ、そのことを意識する必要があるだろう。慢性病棟においてもしかりであるが、単なる問診においても、精神療法の現場においても、その必要性はかわらない。いや、いっそうそうでなくてはならない、といってもよいだろう。

端的な実例を挙げよう。往診といえば、残念ながら、入院のための往診であるのが大部分だ。私を含めて何人かの医師が、最大限に合意による往診をめざして努力したことがあった。結果は予想外に可能であることだった。ただし例外があった。すでに〝乱暴な往診収容〟を経験している患者であった。私たちはひそかにそういう場合を〝手負い〟と呼んでいた。悲しくも、前回までの往診によってディグニティーを破壊されていた患者のことである。われわれがいっそう〝ハト派的往診〟を心がけるようになったのは、万一、再発した時に往診する未来の同僚のためでもある、とわれわれは実感し、いい合ったものである。そのための、きわめて実践的なマニュアルをわれわれは作製した。それはコピーで思わぬところまで流布した。しかし、ここはそれを述べる場所ではない。おそらく、内容も次の世代による大幅な改善を必要としているだろうからである。私がここで述べようとしているのは、むしろ裏も表もない、ただの往診である。

3

昔の医師はよく往診したといった。今、その意味がうすれたのに現実的根拠があることも述べた。しかし、いかに現実的根拠がうすれたかにみえようとも、医療の近代化は、健康者というか強者である医療者のもとへ弱者である病者を来させるという倒錯を伴っていることを消去するものではない。むろん、それが医療の最終的な形ではないだろう。現に救急医療がそれを補っている面があるだろう。さらに電話線を用いての遠隔診断は、弱者の下に強者が赴くという、自然な形を新しい形で復活させるかも知れない。

すでに、精神科においてもスウェーデンでは大精神病院の分割の段階をすぎて、医者とナースとケース・ワーカーのチームによる機動診療を主体とする段階がとりあげられている、とはスウェーデンの青年医師オーグレン氏の私への直話である。ただ、医師不足と医師の高給とがその全面的実現をはばんでいると氏は述べた。

私は、日本の現状がスウェーデンより少なくとも一段階——おそらく二段階——は遅れているだろうと思う。また、精神病院の存在を、閉鎖病棟さえも、それ自体が悪であるとは思わない。滝川の持論のごとく、閉鎖を常態とし、開放を恩恵とみなすことが倒錯なのであって、治療は何科の治療であろうと自由の制限を伴うことは現実である。開放が無条件に善なのでもない。とくにそれが恩恵的意識の下になされるならば

――。内科であろうと外科であろうと、二四時間、いかなる患者にも無制限の自由を認めているわけではない。もしそうであれば、それはきわめて無責任な医療である。腹部手術の翌日の食事を外科医は患者の恣意にゆだねるであろうか。問題は、自由制限が前提ではなく、何科に限らぬ治療の場としての最低限の自由制限の上に、治療的見地から種々の度合いの自由制限が患者のために処方されることである。そうしてはじめて精神科は医療として他の科に肩を並べることができるであろう。おそらく、この見地からのみ、われわれはふつうの医師として、心に無理のかからない活動ができるようになる。

ということは、現在進行中の精神科病棟開放化運動に水をさすことではない。この運動のために必要な視点の転換こそ、滝川のいわんとするところなのである。それは開放率を競い合うことから、われわれの――もとより私の――視野を拡大させるものであって他の何ものでもないと私は思う。

しかし、私は、現在の開放化運動が、越せない壁にぶつかりつつあるという感じがしてならない。それは、まず病院周囲の住民運動である。

多くの精神病院の周囲は急速に市街地化、あるいは新興住宅地化してきた。まことに喜ぶべきいくつかの例外を除き、何かのきっかけで周囲の住民は、開放化反対の火の手をあげる。時に、行政に手紙を書く運動が行なわれ、日に百通もの手紙が市役所に殺到する。病院に対してさまざまなレヴェルからの圧力が加えられる。

周囲の住民の差別意識を非難することはやさしい。その同じ住民が、家族に患者が発生したならば、掌を返して、病院に治療を、それもできるだけ非拘束的な治療を、と頼んでくるではないか、と反論することもやさしい。けれども、おそらく実効はないであろう。人里はなれたところに病院が移転すればそれは開放化の意識を空虚化するだけのことである。いや、一般住民への説得はまだやさしいであろう。少なからず、総合病院においても、開放化は、精神科以外のスタッフから歓迎されているとは限らない。機械化の少ない〝不採算部門〟であるからには、精神科の発言力は弱くなる。軽症患者に限るとする妥協が成立するのはまだしも、閉鎖されることが少なくない。この十年間、どれだけ、総合病院の精神科病棟が閉鎖されたことであろう。

社会と精神医療との接点が、この局面では実にいやらしい不協和音の発生源となりうる。

4

おそらく、一つの微光は往診も含めて、精神科医療の機動化にあるであろう。

現在、それは全面的実践の機運にはぜんぜんない。精神科医の数は絶対的に不足している。全医師数の二〜三パーセントが、全病床数の三分の一以上を担当しているのが、精神医療の掛け値のない現状である。十分といわずとも、ある程度専門的訓練を受けた精神科医数となるとその半分であり、精神科適性の範囲に入る者は——いうを憚ることだが——さらにそれより少ないであろう。その点では事態は絶望的にみえる。しかし、一方、医師数の絶対的増加と、医学の機械化は、その事態を変化させる、少なくとも潜在的な、要因である、と思う。

現段階において、先行試行はすでに必要である、と私は考えている。

なぜならば、それは第一に治療的見地からであるが、第二には教育的見地からでもある。精神科を志す医師の数が今後増大傾向に向うとすれば、少なくとも一時的には指導的位置にある精神科医の数は相対的に低下するはずである。水準の低い精神科医が大量に生れることは、控え目にいっても怖《おそ》るべき事態であるが、それはありえないというには相当の楽天家である必要がありそうである。

医学教育上、精神科は大きな不利を背負ってきた。

ここ十年は跡を絶ったと思うが、昔は、授業に患者を〝供覧〟するところが多かった。これは患者のディグニティーの大幅な破壊を伴うと考えられるだろう。実際は、供覧用の患者がいて、教室へ来る途中に、助手と「例の話をまたやりますか」「うん、あれをやってくれ」といった会話を交すこともないわけではなかったらしい。これは、もっとも不幸な「本職患者＊」である。しかし、また、これでは患者の〝供覧〟がほとんど馴れ合いのショーに堕していたといわなければならない。（そうでなければこんどは痛ましい「ディグニティーの破壊」がその都度起こるという二律背反がある。）

＊こういう患者がどんな扱いをうけても平気な人であったということはできない。少なくとも世界でもっとも有名な「本職患者」の場合はそうでなかった。彼女は、精神科診察を描いた絵としていちばんポピュラーな、シャルコーの診察の場面に出てくる女性ブランシュ・ヴィトマンである。エランベルジェ教授といえばその大著『無意識の発見』において精神医学史上の歴史はじめて患者の精神医学に対する貢献を具体的な例をもって力説した人であるが、教授によれば、この「ヒステリー女性」——一九世紀においてはヒステリー患者は二〇世紀における分裂病患者と同じく差別の対象とされ、また創造の源泉ともされた問題的存在であることをいい添えよう——は、その後シャルコーのもとを脱院し、ジャネの弟の治療を受け、そして放射線技師として働き、放射線による腫瘍の犠牲になるのである。しかし、ヴィトマンは、重なる手術にも、止めることのできない苦痛にもヒステリーらしい態度はいっさい見せなかった。「十字架を背負ってカルヴァリオの丘へ歩むキリストのような科学の殉教者としての死であった」とエランベルジェは結んでいる。これでもヒステリー患者だからさといわれるだろうか。〔中井〕

しかし、こういったショーが無意味としても、精神科の講壇教育が一つの教養番組に堕しかねない現実もいっておかねばならないだろう。

わが国における精神科教育は、むろん講義だけではない。世にいう〝ポリクリ〟がある。教育医の診察――多くは初診だ――を数人の学生が取り囲んで見学する、あの方法である。しかし、精神科以外でもいろいろ困難はあるだろうが、精神科の場合、とくに限界は大きい。

精神科においては――この科だけでないと思うが――初診は、すでに述べたように、かけがえのない重要な合意の場である。その前段階、前提条件として初診の場ですでに治療的な方向づけがなければならない。さもなければ、患者がどうして、今後の治療が自分に有害でなく、助けになるものであることを感得しうるであろうか。そしてこの感得なくして治療への合意が可能であろうか。ところが教育医の意識も、患者向きと学生向きとに分裂しがちである。二兎を追っては一兎をも得ない。しばしば私は身体診察に力点を置かざるを得なかった。身体診察しつつ問診することによって、場の雰囲気を治療的なものに近づけようと試みた。

それが正解であったかどうか、分からないが、身体診察は、少なくとも精神科医が「黙って坐ればぴたりと当たる」ような魔術師でないことを患者と学生に示すであろうし、また患者が、医者の診察を受けている、という、おそらくすでに体験した図式の中にいることによって不安と戸惑いを軽減する傾向を示すかも知れず、したがって、私の得られる診療上の情報も決して少なくなかった。身体診察自体からの情報も軽視できなかった。治療的合意の道も程度の差はあれ、なだらかになったと思う。

学生のもつ印象は、区々《まちまち》であろうが、あるいは、一般医の診察に近いと思われたかも知れない。「それでもよい」と私は思った。彼らが一般医の診察に接する機会はほとんどないはずであるから。しかし、私の側に不満足感が残ることが多かった。おそらく患者の側にも同じであったろう。第二回の、つまり次の診察は一対一であることを告げ、第二回の診察までの時間をできるだけ少なく――しばしば翌日――したけれども。せめて薬物の副作用その他の情報を学生にたずね、彼らを単なる見学者でなく治療の協力者としようとしたが、さてどれほど成功しただろうか。

まだ、病床実習というものがある。しかし、例外を除き、日本の大学の精神科病棟は三五床程度である。そこに主治医がおり、研修医がおり、看護スタッフ、業務部に属する受付部員の他にしばしば看護実習生がいる。もっとも病床実習の期間は二週間程度である。これでは、自衛隊の〝体験入隊〟程度を出ることがむつかしいのではあるまいか。

5

おそらく、教育と治療が矛盾しない場を求めれば、一つは精神科救急医療であろう。医学生に産科当直があるからには、精神科当直があってもよいのではないか。また、精神科に進む学生以外にとって、将来もっとも必要なのは、そこで体験する緊急医療ではあるまいか。そして、卒業後の専門医教育においても、もっとも充実した場、治療と教育の矛盾のない――少なくとも飛躍的に少ない――場は往診の場ではなかろうか。なぜなら、往診の場においては、指導する側も、まったく、何らの権威、病院という既成の場、その他のかくれみのの背後に身をかくすことができない。自らの治療者としての力だけを頼りに、現場を治療的な場と化し、治療的な雰囲気をかもし出さなければならない。その意味では、もっともきびしい条件下に置かれるが、それは、指導する側の医師をきたえる場ともなり、その力量向上に資するであろう。

そして、彼はまた、自らの持つ〝芸〟をあますことなく用いることができる。また用いなくては、往診の場はつくり出せないであろう。一方、指導される側の医師も、指導する側の医師をもっとも赤裸々に、関与的に身を入れて（たとえば自分ならどうするだろうと思いつづけながら）観察するであろう。しかも、彼は単なる観察者ではない。治療チームの不可欠の一員なのである。なぜならば、往診は二人で行なうことがきわめて望ましいからである。その理由は多々あるが、たとえば、正念場となるなら、一人では席を立つこともできないことが多い。必要な介助を行なうもう一人がなければ、どうにもならないことが多い。また、患者がどちらか一方だけでなく、他方に話しかけることもあり、その間に一方は、治療的な仮説や考想を立てる余裕を持つことができる。またしばしば、家族と話し合う役目の入用なことが多い。そして、医者二人が患者や家族の眼の前で相談することは、それ自体、表裏のない行為であって、医者が柔軟な精神の持主で人情を解する限り、有害でなく、一人の医者がしばしの沈黙ののちに宣告的に方針を述べるよりも好ましいであろう。

往診の段階では、患者と家族は、しばしばお互いに長年の家族関係を破壊するような言動の最中であることが少なくない。これは、いずれが正しくいずれが誤っているというわけではない、と私は思う。患者がいささか極論を提出する嫌いがあるとすれば、家族はいささか当面の問題解決にならない一般的常識論をくり返し唱える嫌いがある場合が多いが、その場ではそうでしかありようがないように見える。患者も家族も、実は、焦りと無力感と孤立無援感の点では同じであるとみてよいことが多い。患者は家族に対応できない以上に、自分自身にも対応できないことが多い。自分に対しても他者に対しても、どのような対応を試みようとも、鍵が鍵孔にはまらない。それが錯乱というものの一面であり、さらに錯乱を強化する一面であろう。そこに医師が存在するだけでも、しばしば、場の緊張に一種のゆるみが生じうる。（もっとも医師がどちらか一方の側について相手をいっそうの孤立に追いやることがなければ、のことであるが。）

錯乱といったが、それは大声でわめくことや、はげしい行動に出ることだけではない。静かな錯乱というものがある。錯乱した沈黙という雰囲気がある。

その中で、建て前や強がりでない、真実の希《のぞ》みの声を聞きとることが治療者の第一の仕事といってよいだろう。逆にいえば、治療者の第一の治療道具は、みずからの余裕感である。(その意味で、身体的であれ、身辺の事情であれ、内心の問題であれ、余裕を失っている時は往診しないほうがよい。)

医師のこの力は、格別、何の魔法によるものでもない。家庭というものが、そもそも、緊張をゆるめる、リラックスの場としてはきわめて有効であり外圧にもまあ強いが、内部に発生する緊張《テンション》には弱い、という特性を持っているからである。家庭の中で正邪が論じられるだけでも家庭はすでに危うい。そういう脆さを持っているのが家庭である。そこに守秘義務を持つ第三者の有効性がある。そして、第三者は、家族と違って、嫌ならば縁を切ることができる。家庭の中で語ったことは実に長く記憶に残る。(守秘義務のことは患者、家族に告げて置くことがよい。なお、序でながら、患者――できるだけ家族とも――と向い合って坐るよりも、並んですわる方がよい。いちばんよい席はどうやら患者の右側、同方向で、不安を起こさない範囲で近い方がよい。)

さらに、薬物の使用の際に、患者にもであるが、家族にもその効力を予言し、目のあたりに納得してもらうことができる。それは、今後に好ましい影響を残すことが多い。また、身体診察を行ない、薬物の使用に必要な注意を払うことは、家族との間の信頼関係を生む方向に働くだろう。家族の不信から厄介な問題が派生するのは、治療開始後一週間以内がいちばん多い。それは患者の治療に忙殺され、家族とゆっくり話す暇のない時期である。

患者が鎮静し、――たいていの場合はそれまで睡眠障害があるから――おだやかな眠《ね》む気をもよおすように薬物を考え、効果が現われるまで傍らにいる旨を告げ、実際、立ち去らずにいることが望ましい。このような状況では、病院で使用するよりも相当少ない量で同じ薬効を起こさせることができた。入院は患者にとって、大なり小なり〝植え傷み〟を起こさせる事態である。不安が高まっている状態で鎮静をはかるのであるから、薬物量が増大するのもいわば自然であろう。サリヴァンが入院第一夜をとくに重視し、しばしば自ら付き添ったのは、そのことを洞察してであるだろう。

患者が鎮静してゆくにつれて、家族もおどろくほど急速に変貌して温和になる。しずかに眠る患者の脈をとりながら、家族の、患者と直接関係のない苦労話を聞いたことも何度かあった。その間、外来はもちろん、入院の場合でも、おぼつかない推測を樹《た》てるのが関の山であったろう家族メンバー間の力動関係をはっきり目のあたりにみることができた。

第一回の往診のあと、時には交代で往診しつつ外来につなぐこともあり、数回の往診のあと、合意による入院となることもあった。深夜一回の往診で劇的な変化が生じ、次に来院されたのは挨拶のためだったことも一度あったが、これは病気の性質と、その人の自然回復力の強さのためであったろう。

6

これはケース・ワーカーのすることだ、といわれる方もあるだろう。そうかも知れないが、現状ではケース・ワーカーの数も少なく、また、治療行為に制限が多い。またケース・ワーカーの教育に当たられる医師には、この種の経験が望ましいであろう。

偶然かも知れないが、私が、医者としてもち合わせた乏しい何かを伝達し得たという手ごたえのあった若い同僚には、ともに往診した経験の人が多い。誰の身の上をも襲う加齢現象は次第に私からこのような機動的な医療をてきぱきと行なう力を奪いつつあるし、また、現状では一般化できない方法ではあろうと思うが、病院開放化と精神科教育の手づまりを打開する一方向とはいいうるのではあるまいか。なお一言、――前提としてその地域特性の具体的把握にふだんから努めておくことが必要であると思う。*

*公立病院の医師は、官僚的服務規定に縛られて、自在に病院の外へ出動できにくい。私立病院では、採算面から収容でない往診治療は歓迎されにくい。もっとも自在に往診活動が可能なはずなのは、医師数も多く、(よくも悪くも)医師が身軽で、採算も度外視できる大学病院であろう。教育的見地からも、大学は往診治療に力を入れるべきだろう。ただ、大学の医師は、他にくらべて自らの身を守るに急な印象がある。患者に自宅の電話番号を知られること、病院以外の場で——往診であっても——患者を診療することなどに、警戒心が強い。この警戒には、「治療のワクを守る」という節度や治療的配慮だけで説明しきれない別の面が潜んでいるように感じられる。(教室のカラーによってちがうかもしれないが。)〔滝川〕

私はしばしば往診に研修医や学生を伴った。これは一回ずつ文書を出して許可を求める事案であるらしいが、そうする教授がいないらしく、問題にならなかった。私は運転ができないので、乗せて行ってやるという意識で諸君は合理化してくれたらしい。明日アメリカ留学という医師が運転してくれたこともあった。彼はその宅の犬が私の横にきて私が立てば犬も立ち、すわればすわるのを面白がった。〔中井〕

14　精神病院開放化の視点変換

1

現在の精神科医が二重の任務を帯びていることは、すでに述べた（『分裂病の精神病理5』、笠原嘉編、東京大学出版会、一九七六年）。それは、一方では、長年、精神科病棟に〝沈澱〟している患者にどのような新しい可能性を開くか、ということ――それは、いわば過去のツケをどう払うかということだ――と、これから、いや今、現に発生しつつある患者をかつての運命にできるだけ追い込まないようにすること――これは未来の負債をできるだけつくらないということだ――という、二つの任務である。

ちょうど、われわれは、二十年前に結核医がいたのと同じ位相にいるのかも知れない。われわれの先輩は、結核の予防に力を尽すと同時に、新しく到来した抗結核剤やその他の治療薬をもって新しく発生した患者に立ち向って行った。さりとて、すでに療養所に長く入院したままの、古い患者たちをどうするかの問題を避けて通るわけにもいかなかった。福祉につなぎ、無理のない社会復帰の途を模索し、さまざまの理由で退院できない患者のために療養所の雰囲気を明るいものにしようとした。

それがパーフェクト・ゲームだったとまでいおうとするのではない。結核の退潮が医師の努力、あるいは抗結核剤による、というというわけには行かないように。しかし、戦中戦後の絶望的な時期においてさえ、結核対策に力を尽した経験は、精神医療の現在にとって他山の石とならないとは思えない。とにかく、かつては結核療養所の門をくぐることは、生涯の多くをあきらめることを意味した。結核患者とその家族は、露骨に、あるいは隠微に、差別、疎外の対象とされた。今日では事情は、完全といわなくとも、大きく変化した。そのことは、いかなる悲観論者、慎重派といえども認めるであろう。

反論は直ちにありうると思う。まず、結核菌を撲滅することと、精神衛生を向上させることとは違う、と。たしかに、病原菌の存在は、予防、治療を考える上で恰好の攻めやすい急所である。それは認めよう。しかし、抗結核薬は——他の抗生物質も同じだが——菌の最後の一つまで撲滅するものではない。せいぜい菌数を一〇〇分の一ほどに減らす。あとは自然治癒力を構成するさまざまの因子が片づけてくれたのである。とくに公衆の生活の向上が、こういった因子が働く上で好ましい影響を与えたと推定されている。食生活の豊富化と住居の過密の解消がまず思い当たることだろう。

人間通過をくり返すことによる菌自体の弱毒化や、感染すればとくに重症化しやすい個体の死滅といった因子もあるようだが、それは省く。前者は、精神科の病いではありえないことと思われるが、後者は、重症精神病の人は子孫を残す率がすくないのに、なぜ、何万年も経てなお精神科の病いは存在しつづけるのか、というイギリスの生物学者ジュリアン・ハクスリの素朴な疑問があることを記しておこう。（それに対する一つの答えは『分裂病と人類』、UP選書、東京大学出版会、一九八二年に提出しておいた。二〇一三年復刊）

問題は、公衆の生活が結核の消退に好ましい方向に働いた、かつての事態に相当するような傾向が今の社会に見当たらないようにみえることだろう。それどころか、結核を消退にみちびいたと同じ戦後の社会変化が、精神科の病いを重いものにしたとはいわないまでも、社会との壁を厚くする方向に働いたという人がいてもふしぎではないであろう。この点で、われわれはなお、「向かい風」の中にいる。

しかし、精神医療を何とかしなければならない、という動きは次第に熟しつつあると思う。精神医学界の中だけをみれば、そうとは思えない、という意見が多いかも知れない。しかし、より広くみれば、私はそうではないと思う。少なくとも、わずか数パーセントの医師が、全国総病床数の三分の一以上を診ているという事態は、急速に改善されないとしても、次第に鋭く意識されつつある。

しかし、精神科医が新しい発想の転換をしない限り、機はたとえ熟しても、それだけに終わるだろう。精神科医の責務は、いうまでもなく、いぜん重い。そういう意味で、この章は、私より一世代はたっぷり若い人の意見にしたいと思う。この見解の要約は、私が前章に引用したが、彼（滝川）の主張は、この見解をまだ、ごく狭いサークルにおいてしか発表していないので、全文をここに出してもらうのがもっともフェアなやり方だと私は思う。私見によれば、彼は、精神衛生法適用をできるだけ少なくし、医療法によって――いや少なくとも医療法の精神にのっとって――精神科の治療を構想するものであり、その点に主張の真価があると考える。医療法の線に引き直して考えようとする習慣は、すでにわれわれ精神科医が、少なくとも、もう持ちはじめておそくないものではないだろうか。

守秘義務、人権、身体の非破壊性をめざすこと、さらに、前章で私の主張したごとく、人間的尊厳の非破壊性をめざすこと、いや、小さくは診断書の問題に至るまで、実はすべての医師の心がけねばならぬ問題である。精神科医がこれらに敏感であることには悲しむべき何ものもないが、もしも、精神科医が、精神科の患者だからそれを心がけなければならない、と考えるとしたら、それは、一種の視野狭窄であり、医者も精神科の患者を特別視していることといわれうるだろう。それらは、実はすべての医師に要請されていることであるが、肝腎の精神科医が忘れがちである。

それは単なることばのあやだけではない、と私は思う。一例をあげれば精神科医が、――その後進性のゆえにといわれてもよい――なぜこの病気はほかならぬ今、この状況で起こったのか、と考える習慣は、何病に限らず、考えられてよいことである。腎炎であろうと糖尿病であろうと、ある条件がととのえばいつでも起こってよいはずなのに、きわめて特徴的な「今」において病気、すなわち身体の平衡保持性の失調、として出現するのであるからには――。さらに、精神病院の現状がいかに不満足であろうとも、精神科以外の病院は、患者にとってどうであろうか。精神科以上に、発想の原点を患者に置いて作られ運営されている、といいうるだろうか。

この章を、冒頭に述べた精神科医の第一の任務にかかわるものとすれば、次の章は、第二の任務に関して、ふたたび、一世代以上若い精神科医の見解を提出する手助けをしたいと思う。文責はそれぞれ明らかにするが、私と十分討論を重ねたものであることは付記しておく。〔中井、以下本章は滝川〕

2

精神病院のイメージを暗く冷たいものにしている第一のものは、おそらく、あの鉄格子の窓と鍵のかかった扉であろう。これらはまるで中にいる患者の日常生活への帰還を厳しく阻もうとするかのような、また治療的援けを求めてその門を叩こうとする者をも冷やかに拒もうとするかのような外貌を、病院に与えてしまっている。

突拍子もない比較だが、やはり「サービス業」で、鉄格子や錠前と縁の切れない業種に銀行というものがある。しかし銀行は――ひとりでも多くの顧客を得ようとの狙いだろう――鉄格子の与えがちな物々しい圧迫感や権威的雰囲気を建物から除こうと腐心している。たとえば西部劇の銀行にみる窓口の頑丈な鉄格子は、今日のモダンで明るい銀行のカウンターからは姿を消した。精神病院の建物も、自由競争が進んで、少しずつ変わっているようだ。

精神病院にはなぜ鉄格子と鍵がつきものなのだろうか。

まず歴史的理由――つまり「伝統」といったらよいか――が挙げられよう。私たちが目の前にしている精神病院は、まず最初に鉄格子と鍵のある存在として誕生し（むろんそれだけの時代的必然性があってのことだが）、以来そのようなものとして発達し、システム化され、完成されてきた。精神科医療も看護も経営も、この枠組の中で育ってきた。入院患者もまた、いかにもそれにふさわしい患者となっていったかのようだ。この間、多数の精神病院が新築、改築されてきたけれど、大半は、なるほどいろいろ改良は重ねられたにせよ、基本構造は最初のスタイルの踏襲を出なかった。開放化とか精神病院の改革に多少とも手を染めてみるなら、この「伝統」の根の深さに驚かされることだろう。

もうひとつは実際上の理由で、格子、鍵などで行動制限を加えることが治療上やむをえないケースが確かに存在する事実である。どの程度存在するかといえば、いちおうちゃんとした水準の臨床能力を備えた病院で、患者を選択せずに受け容れてゆくとするなら、全病床数のおよそ二～三割の閉鎖病床が必要といわれている。（逆にいえば、入院患者の七～八割までは開放病棟で治療可能なわけになる。）

しかし――ここから問題が始まるのだが――ほとんどの精神病院はこれをはるかに上回る閉鎖病床率で運営されている。本来は不必要な行動制限がそれだけ行なわれている勘定になるが、これには多分ふたつの理由があると思われる。

残念ながら相当数の精神病院は水準以下の臨床能力しか備えていないこと、これがもっとも大きなわけではあるまいか。ときに槍玉にあがる「悪徳」病院はその極端な、しかし必ずしも例外的でないケースだが、これが「徳」の問題として、すなわち倫理的に解決されうるとは思えない。「良心的」な病院ですら、人員の慢性的不足をはじめ多くの悪条件に悩まされながら、辛うじて精一杯の水準を維持しているのがいつわりのない現状である。

いまひとつは、先に述べた歴史的伝統の重みの問題である。歴史の古い規模の大きな精神病院が新しく変わるためには、少なくともその病院がこれまで経てきただけの年月はたっぷりかかるのではないだろうか。それも「変えよう」という衝迫が絶えず働いているとしての話である。

3

患者の行動制限に関していえば、これは精神病院だけのことではない。内科外科の一般病棟は、格子や鍵はないにせよ、決して開放病棟ではない。入院患者が、パジャマを背広に替えて、好むとき自由に街に出歩くことは認められていないのが原則である。病院の外へ出られるのは何か特別なときに限り、それもそのつど主治医の外出許可がいる。したがって、自由に出られない点では、平均的な精神科閉鎖病棟の患者と実際上の生活条件にはさほど差はないともいえよう。

内科外科では、こうした制限がとくに問題視されぬのはなぜだろう。格子や鍵の与える被強制感のないことが、むろん、あるだろう。しかしそればかりでなく、社会生活の心理基盤が奪われてしまうほど入院期間が一般に長くないこと、また、重症患者はベッドから動けぬことが多く、実際上行動制限のいかんが問題にならないことのためであろう。（もっとも、内科病棟でも拘禁反応やホスピタリズムがぜんぜん起こっていないわけではなく、将来には問題にされる可能性は考えられる。）もし、精神科疾患がベッドを離れられぬほど重症の人ばかり（たとえば有熱性緊張病）か、逆にひどく短い入院治療で済むほど軽症ばかりであれば、病棟の閉鎖性も、内科外科同様、さほど問題にあがらなかったかもしれない。そうではないから問題になるという面が確かにある。

もうひとつ挙げれば、「病人はおとなしく、じっとしているもの」という通念は身体病ではひろく承認されているので、かなりの窮屈さもプライバシーのなさも入院生活につきものの仕方ないこととして、本人にも周囲にも受け入れられている面も見逃せないだろう――。ちなみに「病人はおとなしく……」の通念から、治療的意味合いを抜き出せば「安静と休息」の原理であろう。これはなぜか精神病者には十分適用されることの少ない原理だが、では逆に、精神病院が「活動と行動」の方なら患者に十分保証しえているかといえば、どうもそうではない。しばしば精神科病棟は、急性期の集中的な治療を行なう場か、回復期の患者がゆっくり病いを養う場か、社会への足がかりを失った長期入院患者のリハビリテーションの場なのかもはっきりしなくなっている。この混乱は、病棟が患者には居心地が悪く、治療者には使いこなしにくく、看護者には管理しづらいものとなりやすい主な原因と思われる。

4

内科外科と違って精神科で開放化が大きな問題とされる背景には、これまで過度の行動制限が不用意になされすぎてきたことへの反省があるだろう。たとえば、入院患者の無断離院や自殺にぶつかるのは必ずしも精神科医だけの話ではない。だが、こうしたハプニングを治療スタッフがどう受けとめるかは、精神科と他科とではかなり相違がみられよう（それなりの理由はあるとしても）。仮に内科病棟で投身自殺が続いて――事故は妙に続くものだ――対策に迫られたとしても、すべての窓に鉄格子を入れようと考える内科医はまずいないのではあるまいか。

精神科医のように、物理的手段を用いてまで、全患者を万が一ありうる自殺の誘惑から護ろうと計るのは、ある意味で一種の「過保護」ではないかとの内省は、ときにあってもよいかもしれない。過保護とは普通あるタイプの親子関係の病理を説明する概念で、その心理機制については、ほかならぬ精神科医ならよく知るところだ。つまり――過保護は、真の保護ではなく、実は「過干渉」と「拘束」を意味している。相手を独立した人格としては尊重しておらず、その背後には保護者自身の内心の不安が潜んでいる。したがって保護する者とされる者との間に信頼が形成されていない。この点が真の「保護」との決定的な違いである。過保護は、結局、相手の健康な発達を妨げてしまう……。これは実にわれわれの問題によくあてはまるところがないだろうか？　当事者には自覚されにくいのも過保護の特徴である。もちろん、真の保護は大切であって、医師は患者の自殺をないがしろにしてよいと私はいいたいのではない。その違いはむろんお判りいただけると思う。

これまでに精神病院が実に多数の長期入院患者をつくり出してしまった苦い経験が、多くの精神科医に病棟の開放化をさしせまった必要と感じさせている。と同時に、すでに多数の慢性患者を抱え込んで身動きできぬほどになっている現実が、ますます改革を困難なものにしている。（悪循環というべきか。）

一般に、入院年数三年を越えると患者の社会復帰は目にみえてむずかしくなるのがわれわれの印象である。しかるべき治療が三年以上続けられたとして、なお退院までいけない人は、もともとそれだけ重症だったといってしまえばそれまでだが、長期間自然な社会生活から隔離され続けてきたハンディキャップが困難をよりいっそう深いものとしている事実は否めないだろう。

精神病の古い症状として記述されているもののどこまでが病気そのものか、の議論は昔からある。かなりの部分が、病院の中で、とざされた、情報に乏しい、自由選択や意思決定の余地の少ない、単調な生活を長期間強いられた結果の人工産物ではあるまいか、という考えがありうる。人工産物というのは極端としても、少なくともどんな症状も何らかの治療アプローチの関数ではなかろうか。むろん、反論がないわけではない。しかし、果たしてそうかを知るもっとも合理的、科学的な道は「試してみること」にある。開放化は、手間はかかるにせよ、かつてあれほど果敢に試みられたロボトミーに較べれば、はるかにリスクの少ない穏当な臨床実験のはずである。開放治療が定着してもなお残る慢性化問題は当然あるに違いない。何が残るだろうか。――こうして問題をひとつずつ詰めてゆくなかにしか精神医学が（精神医学ほど「科学《サイエンス》」にこだわる「学」はないように思うのだが）、科学たる道はありえない気がする。

5

ある病院が開放のシステムで運営されているといいうる必要最低限の制度的条件を考えてみよう。

開放率でことがらを云々するのは、必ずしも公平でも実際的でもないだろう。開放率は、むろん高いにこしたことはないけれど、それぞれの病院の治療スタッフの力量や、患者の選択、抱えている患者の内実、立地条件などの要因がからみ合って相対的に決まるものだからである。

あくまで制度として捉えるなら、入院患者は原則として開放患者とし、その中で一定の規準《クライテリア》でチェックされた患者のみをやむをえず選択的に、一時的に（その規準に該当した状態の間のみ）閉鎖病棟におく入院システムがとられている場合、その病院を開放化されていると定義してよいだろう。このシステムを〝開放ベース〟（つまり開放を基準線として治療的介入を秤量すること）と名づけておこう。この反対が〝閉鎖ベース〟で、入院患者は原則としてまず閉鎖患者とされ、そこから一定のクライテリアに適《かな》った者だけを開放患者に選び出すやり方である。つまり、前者では「開放」がまず基礎にあり、「閉鎖」は特殊なあり方と観念される。

後者はこの逆である。いずれにせよ、開放率はさしあたっては二次的な問題になる。

つまり、こう分けると、問題の所在がいくぶんか整理できるように思われる。私の考えでは、〝開放ベース〟で開放率五割の病院と、〝閉鎖ベース〟で開放率七割の病院に較べれば、前者の方が開放率は低くてもより治療的な施設と感じるが、どうだろうか。もう少し考えてみよう。

6

従来の精神病院が、大方〝閉鎖ベース〟であり、そこで徐々に進められてきた開放化の努力も、当面〝閉鎖ベース〟の中で「開放患者の規準《クライテリア》」を緩和してゆく方向のものだったのは確かだろう。この努力はそれなりの実を結んできたけれど、いくつかの問題も残したような気がする。

一般に、閉鎖を基礎においてそこから開放患者を選ぶとき、その基準《クライテリア》は案外あいまいなものになっていないだろうか。きちんとした標識が定めにくいといってもよかろう。実際には開放にして問題の起こりそうにない患者の方が全体の中では多いわけで、その中からとくに幾人かを選ぶとなると、〝気働き〟のできるというか、状況に合わせて気を利かせて行動できる積極的な型《タイプ》の患者がいかにも開放にふさわしい患者としてまずピックアップされがちになる。自然にそうなってしまう。治療者の側に、なけなしの開放病棟を少しでも有効に使いたいとの気持が働く面もあろう。

たとえば、控え目でもの静かな破瓜病の患者は、開放病棟にやってもどうせ部屋でじっとしているだけだから、との理由で閉鎖病棟の隅に置き忘れられることも多かった——少なくともあと回しにされがちだったようである。開放病棟は、知らず識らずのうちに、「積極的な患者」「気働きのできる患者」の病棟になってしまうことが少なくない。病院によっては「開放病棟」は「作業病棟」の異名をとるようになり、「開放」と「作業」がセット化されると同時に、作業療法は治療としては実り少ないものとなっていった。一度こうなってしまうと、本来の姿に戻るのは難事である。

開放患者が、特別患者《スペシャル・ペイシエント》とまではゆかなくても、院内で一種のエリート化する傾向も、〝閉鎖ベース〟の副作用かもしれない。閉鎖患者が一般状態であり、そこから（どんな基準であれ）選ばれて開放患者になるのであれば、選民《エリート》意識が生じても不思議でなく、これは患者の責任ではないだろう。入院患者には萎縮し自信を喪失している人が少なくない。だから何らかのプライドをわがものにすること自体は捨てたものではない。

けれども、「（ほかの者とは違って）自分たちは開放患者だ」なるプライドは、実ははかないかりそめのものである。一歩病院の外へ出ればぜんぜん通用しない。病院の中でせっせと働き、何くれと気がつき、職員にも受けのよい患者の方が必ずしも社会復帰に成功しやすいとは限らぬのは――あれでどうして退院できないのだろうと周囲は首を傾《かし》げるわけだが――この辺りに理由が潜んでいようか。開放患者が閉鎖患者にフトみせる一種微妙な差別意識《プライド》を垣間見るのは、辛いことである。このプライドは管理者の顔色をうかがう卑屈さに通じかねない。精神科病棟の中での気働きはそうなりやすい。

こうした問題は、開放率が高まれば少しずつ薄まってゆきはしようが、開放化の過程で多かれ少なかれ障害となることは間違いない。

少し、マイナス面のみを強調したかもしれないが、もう一つだけ触れてみたい。次の(A)、(B)を較べたとする。

(A) 開放ベース
閉鎖の規準《クライテリア》
① 自殺のおそれが強い
② 行方不明になるおそれが強い

(B) 閉鎖ベース
開放の規準《クライテリア》
① 自殺のおそれがない
② 行方不明のおそれがない

(A)も(B)も、同じ内容を観点といい廻しをかえただけにみえる。結果的には同じことになるだろうか。理論上は別として、現実には大きな差が生じるだろうと私は思う。なぜなら、「自殺のおそれ」ひとつを取り上げても、実際には「おそれがある」「ない」とハッキリいいうる患者は一部で、多くはその中間帯に位置するからだ。そこで、(B)を採れば規準《クライテリア》を厳密にしぼるほど、中間帯のグループは閉鎖に残されることになる。(A)でいけば開放に繰り込まれることになろう。開放化の課題が、大半を占める中間帯の患者をいかに開放患者としてゆくかにあることはたやすく理解できるところだろう。

述べられてきたマイナス面は、〝開放ベース〟をとれば、すっかりといわぬまでも、かなり解消できるような気がする。また、ごく常識的に考えても、患者の人権と自由に制限を加える方、つまり「閉鎖」とする方に具体的で厳密な規準を設けるべきで、その逆であってはなるまい。

「閉鎖」の規準は、その病院なりの実情にあわせて、治療スタッフの間で合意しえた線で、具体的に定めるのが実際的で無理の少ない方法だろう。最初は慎重を期して、かなり広く規準がとられてもよいので、開放化を進める過程で、経験をつむとともにより狭く絞ってゆくようにすることが望ましいであろう。いたずらに「開放率」を誇ることは虚栄であり、長期的にみて不毛だろう。

7

多数の患者を開放病棟におくことは、治療スタッフにとって管理面だけとっても、きわめて労の多いことになるのはまぎれもない事実である。医師は個々の患者の把握により細かな心を配らなければならないし、日常的に接する看護者はなおいっそうのことである。

あるいは、こうして治療密度がいやおうなしに増さざるを得ない点が、実は開放化の隠れたメリットかもしれない。もっとも、これまでもそうであったかと問えば、事実はむしろ逆で、開放病棟は「軽い患者が多い」という理由で看護者の配置も少なく、医師の方もつい手を抜き、治療密度は粗くなりがちな場合が少なくなかった（人手不足という大きい問題が背景にあるにしても）。入院患者の間では、開放病棟は自由に散歩に出られる病棟であると同時に、「もうこれ以上治らない患者の終着駅」とひそかに信じられていることも稀ではなく、事実、開放病棟からの退院率は決して高くない。これは厳粛な事実である。これから少し変わるだろうか。

開放病棟が増すにつれて起こってくるさまざまの困難や面倒は、精神病院固有の問題ではなく、不特定多数の人々を何百人もひとところに長く共同生活を送らせた場合に普遍的に生じる問題だと考えた方が妥当であろう。そのような場としては、ほかに兵営や刑務所がある。こうした場所で、とにかく管理のしやすさと、いっさいのトラブル回避に力点を置くなら、物理的・心理的な拘束力と階層秩序を貫くのがもっとも簡単である。

精神病院の構造や雰囲気が、ことさら意識的にモデルとしなくても、つい兵営風――刑務所風とまではいわぬとしよう――になりがちなゆえんかもしれない。開放化は、いわば、大集団を極力拘束や権威的な階層秩序の圧力なしにまとめて調和的なものにしてゆこうとする——ほかに例をみない——試みともいえる。困難なのもあたり前と承知すべきだろうか。大集団を小集団に分散させれば、つまり小さな病院をたくさん作る方向に精神科医療が進めば、かなり解決しやすくなるかもわからない。

8

精神病院改革のもうひとつの困難は、航海を続けながら船を改造すると同じ困難である。せめて一年位はドックの中で休んで改造にかかれたらずっと容易だろう。

開放化の途上で、治療スタッフ全体の意気沮喪を招くほどの思わぬ事故がおき、そこで一頓挫をきたすといったことは、決して稀ではないように思う。そしてたいていの場合、事故の原因は大胆な開放化を不用意にやりすぎた結果というのではなく、一瞬のエアポケットに落ち込むように、治療者が普段ならまずしない手抜かりをおかしていたというようなことにある。

病院をなおすのと患者をなおすのと二つの仕事を同時に進めることが、治療者にある無理を強いるのだと考えるのがよさそうである。全体として仕事量が増えることもさることながら、質の違った二つのことをする負担が大きいだろう。(治療の進め方の波長が不安定になりやすくなるといおうか。)

病院をより治療的なものにするべく努力が進められると、その病院の治療能力は——少なくともその期間中は——低下するというのは、深刻な逆説である。よい解決法は思い浮かばないが、そういう現象があることをよく知っておくことは、改革をも治療をもより慎重で副作用の少ないものとしてくれるだろう。〔滝川〕

15　気働き文化の力

1

精神科の病いはこころの病いである、とはいろいろな教科書や啓蒙書のはじめに書いてあることだ。あたりまえの言い草にきこえる。だが、はたしてそうだろうか。

こころとは何だろうか。そしてこころは病むようなものだろうか。私はここで素人ふうの哲学論をくりひろげようとは思わない。ただ、この表現が誤解を生みやすいものであることをいっておかねばならない。いみじくも、河合隼雄氏は、ある講演の中で、「私はこころの病いということばを絶対に使わない。たいていは周囲の人に〝こころがけが悪いからなる病気だ〟ととられて患者が叱られるのがオチだから」と、語られた。

私の心は病んでいるかと自問自答してみると、健康だ、と胸を張っていえる状態ではとてもないが、病んでいる、という実感はない。日常用法に即していえば、「こころが病む」という用法も「こころが疲れる」という用法もめったにない。われわれは、精密な定義を追求しさえしなければ、こころというものが分かっている。その証拠は、「こころ」と話相手にいわれた時に途方に暮れたりしないことである。ただ、「こころ」が「からだ」とはまったく違ったあり方で〝ある〟（〝存在〟する――このことばも同じ意味では「こころ」と「からだ」に使えないだろうが）ことも分かっている。「病い」という意味も当然同じではないだろう。身体の概念を軽々しく援用することが現に患者を追いつめるならば、慎まなければなるまい。いろいろな保健衛生の教科書や家庭医学書、それにこのごろつぎつぎに出る啓蒙書ではどうなっているだろうか。

ついでながら、こころはまず「傷つくもの」であるようだ。漱石の『こころ』はおそらく、いろいろな含みのある中で、第一に「傷つくもの」としてのこころ、だろう。長く長く、皮膚の下でうずきつづけたこころの傷である。

その他、「こころ」は、「はずんだ」り、「沈んだ」り、いろいろする。どうも、心身二元論とか心身症という時の「心」と「こころ」とは随分ちがうようだ。われわれには、身体に対立する一つの「もの」（というか「こと」――事態――というか）を指すことばがなさそうである。「気」は「沈む」が、「はずま」ない。「気づかい」と「心づかい」は微妙に違う。

ただ「こころ」が傷つくのに対して、「気」が傷つくという用法はない。「気」は病む。「病気」とはまさにそういうことばで、中国医学の考え方が入っている。もっとも中国の「気」と日本の「気」とは違う。われわれの「気」は身体の中のほかは、せいぜい人と人との間にただようもので、中国のように天地に充満しない。この辺の論議は日本の精神科医が戦後意識しはじめたところである。土居健郎、木村敏、ほか。

多くの患者とすぐ話の通じることだが、彼らの感じているものは、頭の疲れ（たとえば算数の問題を解いた時）でも、体の疲れ（たとえば山に登ったあと）でもなく、「気づかれ」である。そして、「頭のつかれや身体のつかれは一晩眠れば治るが、気づかれはそうはゆかなくて、長く尾を引く」とも。

もっとも、これは何も患者に限らなくて、誰でも味わうことのようで、たいていの人に通じる。

2

しかし、「気」という概念はよいことばかりではない。たいていのものごとは、そういうものだ。純粋あるいは無前提に善であるものは、あっても少ない。

「気」には実にさまざまな用法があるが、その大部分は、たしかに対人関係的なものだ。「気づかい」「気の毒」「気が張る人」（これは相手にするとこちらの〝気〟が張るような人のことだ。関西弁で〝シントイ人〟とは、相手にするとこちらがやり切れなくなる人のことで、「疲れた人」ではないことも同じで、ちょっとフンギな形容詞の使い方である）。これは、木村敏はじめ多くの人が指摘していることだ。ただ、すべてが対人関係に源を発するわけでないことは、「気」が沈んだり、晴れたり、たかぶったり、することからも明らかであろう。とにかく、われわれは、「気」というものに、とても敏感で、「気」を重視しているようだ。合理的解決よりも「気がすむ」ようにはからうほうがよしとされる。たとえば、「三方一両損」。

このことが、患者の社会復帰には、現にかなりマイナスに働いている。

これは、現在のわが社会が「働くこと」を重視する社会であることが前提になっての話である。ちょっと軽みを帯びさせるために「働きカルチュア」と呼んでおこう。

今日では、われわれも多少、そのことを意識している。しかし、「働くだけが人生でない」と説く人も、電車が定時運行せず郵便が確実に着かなければ、怒り出すだろう。だが、両方はセットになっているのだと思う。

カナダの大都市で、トロリーバスの運転士が、バスを停めて下車し、悠々とサンドウィッチを食べ、牛乳をのむのを見たことがある。わが国だと、乗客は少なくとも苛々するだろうし、怒り出す者もいるだろう。

一人くらいは市当局に投書して、この運転士をクビにさせるかもしれない。しかし、カナダの乗客は落着いたものだったし、私も、空腹をがまんしている人が運転しているバスより安全だな、と思った。実際、バスの運転士は一般に「こちらが目的地につく」というためのサービスを第一に考える。その町のバス停には停留所名がない。その代り、乗る時に行き先をいえば、最寄りの停留所にきた時「どこそこへ行く人、ここで降りなさい」といってくれる。こちらの顔を覚えていて、こちらが立って降り口に行くまでは繰り返す。外国人でことばが十分でないことが分かっているようだ。そして降りる時に、目的地までの道順を教え、くり返させる（プロとして地理をよく知っている）。その間、乗客は当然という表情で待っている。

3

わが国でも、そうする運転士はいるだろう。親切で「気が利く」人だ。感謝の投書が行って表彰されるかも知れない。しかし、カナダの運転士は「気を利かせて」いるのではなくて、サービス業の一環としてやっている。こちらが求めなければ、「気を利かして」やってくれたりはしない。わが国の運転士は、同じことをしていても、悠々とは遠い心境だろう。刺すような乗客の視線を「気」にして「気が気でない」だろう。終ったら、責任を果したという安堵感でなく、「乗客の皆様」におわびの放送をしなければならず、ふだんより急いで発車させる態度を示さねばならない。そこではじめて乗客は彼を許し、たたえさえする。こういう人をみていると、ただでさえ運転士の職業病といわれる胃潰瘍に、これではまっ先になりはしないか、とひとごとながら「気になる」。

わが国の現在はこういうタイプの「働きカルチュア」である。ただの「働きカルチュア」ではない。極端にいえば、労働量よりも何よりも「気ばたらき」がわれわれのいう「はたらき」である。課長が入室すれば、仕事の手をやすめて（目礼しないまでも）課長の入室をそれと認めるしぐさをすることが大事である。他国の多くでこういうことがぜんぜん起こらないとはいわないが、重視されはしない。

たしかに、「気ばたらき」の巧みな人をみていると、一種の美を感じる。「甲斐甲斐しい」という感じである。「気ばたらき」には独特の美学がある、といってよいかもしれない。外国の彫刻家が働く人体に認めた美とはまたちがった美である。集団の美ともちがう。一斉にオールをそろえてボートを漕ぐ美やマス・ゲームの美ではない。

4

「働く」という意味がわが国において、このようなものであることを指摘したい。たしかに「気ばたらき」があまり重視されない職種もある。しかし、そういう職種は低くみられがちなのが、わが「働きカルチュア」の一特質である。ノルマの何倍を果たすかが問題となるソ連のスタハノヴィズムからは実に遠い。「なりふりかまわず働く」ことは、そうせざるを得ない境遇にあれば同情されるが、一般には、働きの美学からはあまり評価されない。「一人でこつこつやる」人は、ある程度の敬意を表されるが、「手を休めずに」というところに注目されるようだ。「しばしも休まず槌打つひびき……」という〝森の鍛冶屋〟である。ある種の長期的な仕事は、だらだらやってゆくことが一つのこつなのだが、それはまったく評価されないといってよいだろう。

5

この「気ばたらき文化」を私はよいともわるいともいうつもりはない。ただ、多くの患者にとって、職を持ち収入を得る上で大きなハードルになっていることを、われわれは意識する必要がある、といいたいだけである。

就職した患者、職場に復帰した患者が解雇されるきっかけに、この「気ばたらき」ができない、ということが多い。患者が自分から職場をやめる理由の中に、これができない、あるいは、気がきかないと皆に思われているようでいたたまれない、ということがよく聞かされる。直接そうでない場合でも、気ばたらきしようとして気疲れして、ということが少なくない。気疲れ、という奴は長く尾を引くものである。

私がいわんとするのは、患者あるいは元患者が、気ばたらきできない、という性質を持っている、ということではぜんぜんない。気ばたらきは一種の曲芸、といわなくても対人関係における、たえざる緊張と目ざとさを強いるものである。病気から回復途上の人にそれができない、ということは、そうすることは回復をさまたげるから自然にそうなっているのだとさえ、考えてよい。生命の保護作用であり、アレクシス・カレルの「生体の英知」の延長線上にある、というべきか。第一にそういうことである。

その証拠には、対人関係における気ばたらきを重視するうつ病患者も、病気の最中や回復期には、気ばたらきをしない。こういうことにたいへん価値を置くので、できなくてもがいたり、好転の兆がみえると無理に病室の内外を掃除したりする人が少なくないが、そういう時は「せっかく病気をしたのだから、前より無理の少ない（余裕のある）生き方をされてもよいのではないだろうか」と呟くようにいってみたらどうだろうか。このことばを「病気という代価を支払ったのだからそうしても許される」という含みで受けとるうつ病者もいると思うが、それでよいのである。うつ病者に多い、社会の眼を自分の眼として自分を眺め、検閲し、責める傾向や、代価なしにものを受け取れない傾向に対するいくらかの「ゆるめ」をもたらす機微があると思う。

「気ばたらき」が軽業《かるわざ》であるのは、また、過ぎれば「世話やき」「おせっかい」「他人の仕事にくちばしを入れる」「うるさい」奴に堕する、その微妙な一線をたえず意識していなければならない点にもある。ふつうの、業績原理による、達成度評価という一方の努力ではなく、二方向の努力の調整活動、まさに平衡をたえず回復する綱わたりである。

　これが一般にあまり精神衛生によくないらしいことは、「肩こり」が日本人の国民病であることからも知れよう。「肩こり」が対人的緊張から生じることは「肩のこる人」（その人を相手にするとこちらの肩がこる人のことだ）という表現が例証となるだろう。ところで、私は医学生時代、肩こりに当る外国語がないのに驚いた。その後、米軍基地に出入りしているマッサージ士に問うたところ、アメリカ人はほんとうに肩がこらないらしい。（ではマッサージをどこに、ときくと、背中全体が同じように〝こる〟ということだった。）嫁姑問題も、「気働き文化」と深い関係にあるだろう。「気が利く」嫁であればよいのではない。時には嫁姑間に「気ばたらき競争」が発生する。これは抑止力がないので、ついには、敵意が発生する。より正確には相手が敵意をもって「気働き」しているようにお互いに感じはじめる。特に「気働き」は息子あるいは夫のアルコール耽溺を深みに追い込むようだ。

　こういう文化がどこから発生したかは、分からない。むかし山村の伐採人といっしょに「アルバイト」をした経験があるが、山の人の文化は違うようだ。漁村の文化も違うらしく感じる。どうやら半農村、あるいは江戸時代の武士（実質は官僚）辺りからではあるまいか。秀吉の、大家族同居の禁が多分拍車をかけただろう。

6

そういうことは歴史家か社会学者にゆだねるとしよう。とにかく、われわれの心得ておかなければならないことは、日本の治療者が深く「気ばたらき文化」に浸透されていることだ。彼らが「気ばたらき文化」における達人だとはいうまい。それならば多分、他の職業についているだろう。といって、その文化に対して、ある距離、ある価値自由性をもってみているとは限るまい。

さらに、医者には医者、受付などの事務、看護には看護の小社会がある。米国の精神病院研究者にならってカーストというべきか。この小集団は、それぞれ別の「気ばたらき文化」を持つ。そして医師団と看護団との小摩擦は――それ自体は日本に限ったことではないが――、嫁姑間の摩擦にも似て「気ばたらき」の競合であることが多い。（どちらかが落伍して、アルコール耽溺者とその配偶者との関係に近づくこともあるようだが。）

小集団相互間はそのようであるとしても、患者に対しては、一方では、「気ばたらき文化」の一員であることを求め、他方では、しばしば「世話やき文化」に堕しがちな「気ばたらき」を過度に行使するという面がある。（同一集団内部にはある抑止力がないから。）さらに患者の家族――しばしば治療者集団に対して正当な発言権をもちえないといちばん感じている人たちだ――がいる。何病でもよい、病人の家族になってみれば、家族が治療者集団に対してどれだけ「気」を使っているものかが肌身に沁みて分かるだろう。家族病理といわれるものの何パーセントかはそれであり、さらに何パーセントかは、拡大鏡のように、病理を拡大してみせるといったら間違っているだろうか。かなりの家族は病院に入った時から「うろたえ」「まごつき」がちである。

日本の医者は一般に米国流の適応理論にはある反撥を感じているようだ。しかし、実際は性急に気ばたらきを求めているように思えてならない。私の感じでは、日本の医者は、非常に分裂病性欠陥《デフェクト》に敏感であり、また、いささか性急に欠陥の発生を云々する。欧米の医師ならば、おそらく、欠陥を云々しないだろう、という例が多いのではないかと思えてならない。また一度ならず、急性状態の去った直後に、欠陥を「発見」している場合に遭遇した。急性状態の直後は消耗していて自然であり、また、当面そうみなすことが治療的にプラスであろうと思われるのに。

それだけならよいが、欠陥状態を「発見」すると、急に医者が「やる気を抜い」て代りに作業療法などを処方する例が少ないとはいえないようだ。おそらく、休息がもっとも必要なこの時期に。

ついでにいうが、私はほうぼうの医学部出身の若い医師たちに、欠陥状態をどう習ってきたか、たずねたことがある。実際は区々《まちまち》で、荒廃に近い重症の意味にとっているところと、傷あとをいくらか残して治った軽い意味にとっているところと、二つあるようだ。木村敏によれば、ドイツ語の用法では一般に後者だそうである。

わが国で「欠陥」が大いに云々されるのは、わが国の医師が「気ばたらき」の〝欠陥〟に、わが国民の一員として、敏感であるからではなかろうか。

社会復帰病棟ではしばしば「気を利かせること」が高く評価される。面会室では家族が患者に「気のつく人間」になるよう説教している。そんな場面に一切ならず出会った。

この段階では、そういうことはみのらない。患者の劣等感を生み、強化するだけである。くり返しになるが、「気ばたらき」がここでは生命にとって有害だと考えたほうが妥当である。何病であろうと、気をつかう病人はみるみるやせる。病人でなくてもやせるであろうが、病人はとくにそうである。結核患者の例を思い浮べてみるとよい。

成功した、とみえる例でも、身体障害に対する旧式のリハビリテーションのように、みてくれだけの恰好をつけるに終り、長期予後をかえって悪くするのではないか、と思う。身体障害のリハビリテーションはそういう段階から大きく転換したと聞く。精神科の領域でも、骨折して間もない患者に歩行を求める、それも健康人と歩調を合わせて歩くように求めることとは違った面が、もう少し打開できないだろうか。生活臨床のメリットの一つは、患者に気ばたらきしなくてもよいことを保障した点にあった、と私は思う。

7

分裂病圏の病気を経過しつつある人は、病気になる前は、反抗を知らない「よい子」であった、という見解がある。多くの親がそう話すし、患者自身がそう語ることも少なくない。多分、そうなのであろう。とすれば、幼い子供が、大人の眼からみて口をさしはさむすきを与えないほどのパーフェクト・ゲームを演じつづけたことで、たいへんな「気ばたらき」というべきであろう。(恐怖によってか愛によってか。)しかも、孤独な、むくいられない「気ばたらき」とみるべき場合が少なくない。発病前の生き方に無理があったからこそ病気になったと考えれば、そこに戻るような動きを患者が避けても、あるいは、患者の生命がそれを抑えても、それは健康な、生命保護的なものであるまいか。

8

わが国は、精神病患者の世界最大の病院収容国になりつつある。しかも平均在院日数はこの十年に四百日から五百日以上に延びた。それでもなお、野放し論が再燃している。これはどういうことか。(戦前には野放し論はなかったと思う。）他方、わが国戦後の犯罪率は低い。工業国中最低、殺人は米国の十分の一である。（わが国の次に低いのが英国で、わが国の倍である。）わが国民は思いつめた時、犯罪者よりクレージーになることを選ぶ〝内向的〟な人間の集りなのだろうか。しかも、殺人の半数近くは——〝精神病者〟であろうとなかろうと——家族関係者にむけられた行為である。息づまるような感じがする。

9

私は、米国のような、急激な大開放をわが国で主張するものではない。そもそも、日本の現状をまねいたものは、精神科医の数が少なく、教育システムも乏しく、臨床中心でないままで、二十年に五倍という急激な病床増を行なったところにあると思う。その愚をくり返さず、十分の準備をするべきだろう。ある、日本をよく知り、日本語を完璧に使う外国人教授は、日本の精神病院を視察して、患者の半数は退院できる状態にある、と判断された。私はあらためて日本の社会のハードルの高さを思わずにはいられない。問題は決して、家族の崩壊ではない、と思う。それならば、彼地のほうがはるかに進行しているはずだ。私には、日本において求められる「働き」の質が高いハードルなのであろうと思う。この「働き文化」の影響は「治療文化」のあり方に深く滲透していることもあわせて指摘したつもりである。

私は何も「気働き文化」に正面から挑戦しているのではない。それはそれ自体の美学をもっている。おそらくそれ自体の運命をも持っていよう。（変る時には変るということだ。）ただ精神科医は、常識と社会通念とを区別しなければならないと思う。社会通念は、しばしば、患者を怠け者のごとくみなし、「働けることが治ること」という定式をかかげている。常識はどうであろうか。すべての病気は、急性期には鎮静、回復期には休息、そして十分な休息ののちに社会に加入するための探索行動（模索と足ならし）という順であるからには、多分、精神科の病いにおいても、ことは同じであろう、と示唆しないであろうか。同じかどうか、鎮静と休息にもう少し力点を置いて結果をみたらどうか。

実際、患者は、働くのが下手なのでなく、休むのが下手（あるいは休むとあまりに対人的安全保障感が低下するので休めない）というほうが実状であろう。よく働ける人は必ずうまく休息する人である。二宮尊徳は「働き文化」のイデオローグとして引き合いによく出されるが、彼の全集の一冊も読まない人が彼を引くのは笑止である。彼は実際には、その辺の機微をわきまえた人であった。働けるが休めない人は、一種の病人でなければ、そのように人前をつくろっているにすぎないことを知っていた。

精神科医は、おそらく患者が休息できる条件を、生物学的、心理的、家族的、社会的、の各レベルでさぐってゆく必要があるだろう。たとえば、生理学的にも、われわれはまだ、なぜ、患者が、もっとも深い、第四相の睡眠に入らないかを知らず、現在の薬物をもってしても、なぜ、それがほとんど達成できないか、を知らない。

西欧精神医学史をみると、魔女狩りのあとに成立したものは勤労を神の召命《コーリング》とみるカルヴィニストたちの手になる、患者の労働改造所（浮浪者、売春婦とともに）であることを知る。西欧の精神病院はこの伝統を承けており、実際、百年前まで、病院はその生産物によって著実な収益をあげていた。われわれが〝社会復帰〟を、働くという側面だけでとらえていることも西欧受容と江戸後期以降の労働文化との結合の結果であろう。〝社会復帰〟には、「働くこと」と同等の権利で、いやそれより深く、住むこと（社会に安住し根をおろすこと）が加えられるべきである。「根をおろすこと」が「働くこと」と同義だと考える人があるかも知れないが、それは違うことである。

本章はこころで始まって「気」に深入りしたが、「気」にあまりとらわれてはなるまい。「気づかい」と

「こころづかい」のような対をいくつか作ってみると、「気」と「こころ」の含みの違いが浮き彫りにされてきはしまいか。日本語で「こころ」と呼んでいるものは、傷はついても病むものではなさそうであり、「気」中心のビヘイヴィアより「こころ」中心のビヘイヴィアのほうが、余裕とうるおいのある、「こころ」やさしいもののように思われる。この辺りはもう少し考えてみたいが、「こころの病い」ということばに慎重でありたいという冒頭の言をくり返して終る。

16　急性精神病状態の治療原則――家族への援助

1

　再発が本人にも家族にも、また治療者にも大きな絶望に近い落胆を生むことはすでに述べた。社会の眼もつめたくなる――「一度病気になったものは」「何とかうまく行っているように思えたけど」「やっぱりね」。再発のくり返しにつれて、患者は次第により管理的な病院に送られる傾向がある。一部ではあるが、設備と人員の比較的整ったいわゆる「良い病院」が「仏の顔も三度まで」と考えていることも決してないではない。

　アメリカのように人間が住居を変え職を変えてゆくことがふつうであるところと、わが国とは事情が違う。隣りの州で顔を洗い直して新規蒔《ま》き直しとはなかなか行かない。わが国の精神医学が再発論と再発防止論に一つの焦点をあてて進んできたのも、そういう社会的基盤あってのことであろう。

　私たち*は診療の場をともにした五年の間に、まず、初発に対して周到慎重丁寧に対処することから始めようという合意に達した。私たちが精神病院の慢性病棟で日々を送っている人たちをやるせない思いで診るにつけても、いま私たちが初発に立ち会う患者が同じ道をたどることのないようにと思わないわけにはゆかなかった。

＊中井、中里、滝川、向井（文責・中井）

私たちは初発でも、とくに最初期、つまり急性期と寛解期初期が重要ではないか、という見解に傾いていった。この時期は私（中井）がかつて「易傷期」と名づけたが、患者がとくに外部の印象を心に深く受けてしまう時期である。たとえば、ここで一見些細に思える「心ない扱い」を受けた患者は、そもそも人間とは、医者とはそういうものだと、その後の長い間、思いつづけがちである。あるいは医者のふと洩した片言隻句が非常に深い意味を帯びて心に残る。医者の人生哲学が丸のまま入ってしまう。

一方、急性期におけるほんとうに妥当で実践可能で有害性の少ない対処法はまだ実に乏しいことを私は指摘しつづけてきた。その傍証は、われわれがまだ、急性期に適合する病棟を構想しえないでいることにある。慢性幻覚妄想状態の患者と同じ病棟に起居させられているのが大方の実状である。初発患者が、そこに未来のおのれの姿、将来おのれの受けるであろう扱いをまざまざとみて絶望しても誰が抗弁できよう。実際はその確率が高くないにもかかわらず。この絶望が治療に有害なことはいうまでもない。（神経病棟ではこの弊害はさらに高く、医師にさえ耐え難いと聞く。現実に存在する問題である。）

私より二世代はたっぷり若い人たちは次第に実践と直接の見聞の中から、自分の答えを私にむかって語りはじめた。その中には、私が立ちどまったところから出発しているものも決して少なくなかった。

実は、この前身を『からだの科学』に連載していた時、多くの人たちから感想や批評や追加が寄せられてきた。この本がはじめの予定をはるかに越えて長くなったのも、実はこの相互作用あってのことであるが、とくに本章と次章は、古く中井の論文（たとえば宮本忠雄編『分裂病の精神病理2』、東京大学出版会、一九七四年に所収）に出発するが、現在、向井巧を中心とする端的な実践のシステムの一部を話しあってお互いのメモを集め、中井がリライトする方法をとることにした。なお向井の主張全体は相互に連関して一つの系を形成しつつあり、名古屋市立大学で一九八〇年以降実践に組み込まれ、将来別途に刊行されるであろう（たとえば論文集『風景構成法』――山中康裕編、岩崎学術出版社にその一部が載るはずだ）。今はその一端である。〔中井〕

2

患者とその家族とのやりとりは、発病過程の中で実にさまざまに変る。

発病の過程は、「余裕の時期」から、ある特定の事態に対して全力を挙げて対処しようとする、硬い構えの「無理の時期」を経て、無理な努力が空転し焦りだけが次第につのって、しまいには何にむかって焦っているのかさえ判らなくなる「焦慮の時期」を通過する。

はじめの「余裕の時期」では、多くの患者はひっそりとめだたない人である。ひきこもりがちのことも、けっこう活発な生活を送っていることもあるが、いずれにせよ「まだほんとうの自分には達していない」という感じと、「いざとなれば」という一種の幻想的な万能感とを心に秘めていることが多い。家族とのやりとりは表面おだやかで、家族は、すなおな「清く正しく美しい」子と思う。（病気の中で〝ほんとうに〟この時何を感じていたかをきかされておどろく家族も多い。完全に相手に合わせているという状態は、考えてみれば実はたいへんな努力と無理の結果である。それは深い「安全保障感欠如」のなせるわざであろう。）

「無理の時期」には、本人はさらにことば少なになる。ただ決心を断定的に述べることがあって、それが時には唐突さと場違いの感じを与えるために、ひともめすることもあるが、多くの場合は、なお「よい子」の線に沿うもので、「うん、あの子がとうとう思い立ってくれたか」「思い立ったからにはやりとげよ」と支持や激励を受けがちである。それが患者に背水の陣を敷かせてしまうのだが、この時点では家族と本人の関係はなお「相互支持性」のほうが「相互破壊性」よりまさっている。お互いに認め合い助け合おうとしていることだ。なるほど患者の動きにおよそ無関心な場合もあるにはあるが、それでもなお破壊的とはいえない。

発病過程のうちに、ほとんどといってよいほど、患者はそっと弱音を洩らす。疎外感や孤立感を洩らされて「気が弱いからよ、しっかりしなさい」と切り捨てる親もいるが、いちいちきいて安心させようとする親も少なくない。対人関係に気をまわし、些細な事件に重大な意味を読みとるようになってきた場合でも、「馬鹿なことを」と突き放す親もあるが、相手を一人一人訪ねあるき、確かめまわる親もけっこういる。一般に思い違いを本人に気づかせようとする場合が多いのだが、本人の見方をまず信じてかかる場合も少ないわけではない。さらに病勢が進んでも、親戚一同が集って、興奮している本人につき合い言い分をきこうとすることもある。

友人が助け役を買って出ることもある。夏休みを費して友人の家に通い、不審なもの音のするたびに確認に行った例さえある。この中学生はこの段階から危機を脱した。だから、こういう段階で折り返して、精神科医のついにあずかり知らぬ例も決して少なくなさそうである。

ここではまだ家族をはじめ周囲の者は、患者のことを一時の気の迷い、気の弱りと考えている。当世風にいえば「ノイローゼになりかけている」というくらいのところだ。

3

しかし、不幸にして折り返しが起こらないとする。（この段階そのものが長くつづくこともあるが、数日くらいで通過してしまうことも多い。）すると次には、相互に無理を押しつけ合い、焦らせる「焦りの渦巻きの関係」へと次第におちいってゆく。患者より一歩二歩おくれて、周囲も「無理」から「焦慮」への段階に進むのである。
たとえ本人の言動にいちいち応じても、慰めや励ましのことばをあびせつづけても、事態はもはやそれではおさまらない。逆に本人のほうが家族に苦痛を訴え、安心を得ようとしても、むなしいあがきに終るようになる。

どうしてだろうか。不眠と不安と警戒心の高まりが一役買っていることは事実のようだ。たとえば、本人が一室にとじこもっていたとする。別室で家族が話している。患者が便所へゆくついでにふすまの外を通りかかる。何か重大な、自分の運命に関することが談合されているような気がする。本人ががらりと襖をあけて「今何を話していた」と血相をかえて叫ぶ。家族は「何でもないことよ」「明日○○ちゃんの遠足のことを話していたの」と答えるとしよう。本人はそこによそよそしさとわざとらしさを読み取る。で「白ぱくれるな」と一段と声をあげる。「どうしたのよ」「何よ、その態度!」家族関係は、ガラスにひびの走るように悪化する。お互いに、過去のよくない材料が持ち出される。「そういえば、五歳の時、お母さんはぼくをのけものにして——」「そういえば、あの子は昔からこんなところがあった。」お互いに過去を引き合いに出しはじめればきりがない。この悪循環は家族だけでは止めることがむつかしくなる。

実際の対応は区々《まちまち》である。おしだまる親もあれば、突然平手打ちを喰わせる親もある。そっと一人減り二人減りして部屋に誰もいなくなり、あとには本人だけが仁王立ちになって残ることもある。時にはこの期に及んでマラソンなどをすすめる親もあろう。しかし、それは患者がとっくにやって失望していることだ。

患者が家族外に救助信号を出すこともある。昔の級友に突然長い手紙を書く。家出して遠い親戚の家へ行く。それが思わぬ憩いをもたらすこともあるにはあるが、相手が対応に困って結局、問題が親にさしもどされてくることが少なくない。ここで「人に迷惑をかけて……」「世間に恥をさらして」と叱る親も出てこようものである。私は患者に「ひいきのひき倒し」をするわけではないが、患者はぜんぜんそんなことをするつもりでないと思う。追いつめられ、一すじの光のみえる方向に突っぱしるのだ。しかも目標はさだかでなく、そして逃げ水のように追いつけない。

家族も次第に、患者にわずか遅れてではあるが、大切な余裕をまったく失うに至る。（なお心の底からにこやかな親があるとすれば、それはどこか奇妙で不自然な人でさえあるだろう。）家族は自らを守ろうと固くなる。時に困惑の状態から脱出しようとして、ことさら破壊的に出る。一般にどのような家族の中にも「相互支持性」の底に「相互破壊性」が潜んでいる。ふだんは「意地悪」の形で、一種の薬味のように働いているだけのことだ。それがのっぴきならぬ、誇張した形で現われる。一方、家族は外部に対しては必ず孤立してゆく。そこでとっておきの家族伝来の価値観がもち出される。（たいていは硬い標語の形で表現される。）そのもとで結束することもあるが、一般に家族相互の折り合いもしばしばむつかしくなり、バラバラになり、背をむけ合い、本人はのけものになる。なおも「ふつう」にふるまおうとしても演技で、ぎこちなく、わざとらしく、そしていうことと態度とが食いちがう。*

＊この辺のことは日本の小家族で起こることだ。大家族の崩壊をなげく声はかまびすしいが、実は、古く秀吉の「大家族同居の禁」に発している（おそらく鷗外の小説〝阿部一族〟のような事態をさけるためか）。だから江戸時代の家族も実際は小さく、だから「つとめざれば三代にして亡ぶ」のである。それから、戦後の〝民主化〟以前に大戦下の家族親戚の食物や住宅（疎開など）をめぐっての、なりふりかまわぬ争いが「家族も信じられない」外傷体験となって、今四十代以上の人に残っていると思う。だから家族ユートピア夢想としてのマイホーム主義のかくれた一つの根をこの世代は持つ。もっとも二〇〇人以上より成る中国の大家族は、患者が出ても、かなりの間もちこたえるが、医者の前に出た時は大体手おくれになっている（クライマン、林《リン》『中国社会における

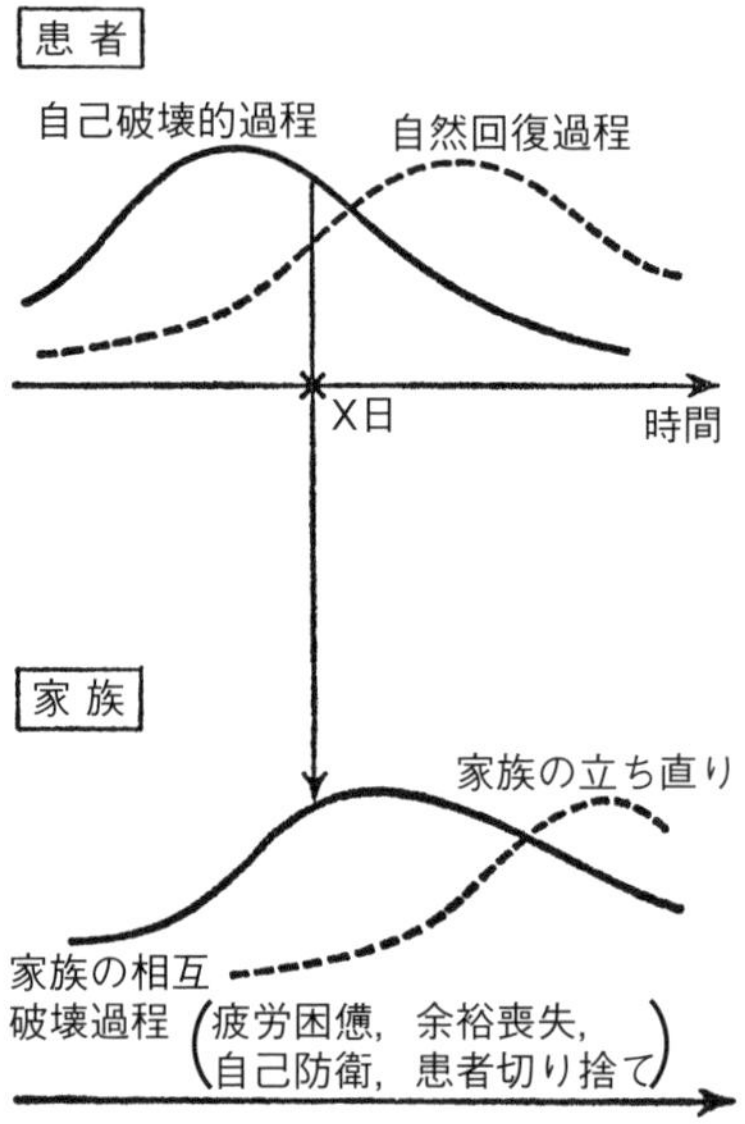

図9〔向井原図〕

正常と異常』ライデル社、一九八〇年）。何ごとも無条件に善ではない。〔中井〕

4

前節の末尾のありさまはほとんど精神病状態である。個人の概念を人間集団に軽々しく拡張するのはつつしみたいが、ひとつの例外状態であり、感応性の集団精神病状態ということも許されよう。（精神科における家族研究の多くが、この段階でなされていることをいっておきたい。）ふだんの家族がふくむ不協和音を、ボリュームを最大にして鳴らしたものとなってもふしぎではない。

これが注目すべきものである理由が二つある。

ひとつは、家族の「例外状態」が患者の急性精神病状態よりも遅れてはじまり、おそらく残りがちなことである。また患者が治っても家族の傷が残る。家族の「例外状態」はそれ自体ひとつの問題である。

第二には、双方の過程の時間的なずれが患者の回復を妨げることである。図9をみていただくとよい。たとえば、X日をみよう。患者の自然回復力はかなり芽生えている。この時点、——まさに自然回復力が自己破壊力をしのごうとしているこの絶好の時点で、家族はまったく余裕をなくし、疲れはて、自らを保つのにせいいっぱいで、患者と自分たちとの間にシャッターをおろしたがる。

このことは家族の自己防衛本能とみることができる。道徳をもち出して非難するべき性質のものでなく、それはだいいち有害無効である。

そうだとしても、このズレは、患者の寛解過程にいちじるしいマイナスである。しばしばみられないであろうか、この時期には患者のほうが自然でもっともであり、家族の方がかたくなで、無理解か、公式的であるのを。

これをみて多くの精神科医は、「あんな家族なら患者が病気になるのも仕方がない」「患者のほうがよっぽどまともだ」とつぶやく。時には家族に説教してますます家族を硬化させたり萎縮させたりする。そこで家族が医者を患者もろとも切り捨てようとすることもある。(この辺で転医を考える家族が多い。)逆に医者が患者が思うように治らないことの合理化《いいわけ》に「家族の受容性の低さ」などというレッテルを使ったりする。

実は、——全部とはいわないけれども——こういった紛糾の多くが、この「時差」による可能性がある。患者の急性状態が一過性なように、家族の例外状態も本来的には一過性なのである。ただ、そのズレが*、決定的な時点において致命的でありうるということだ。

*この、ズレが新しい病理を産む、という見解が向井氏らの創見であり、卓見である、と私は思う。彼らは、患者における心理過程と生理過程のズレも似たような形式で新しい病理を産むと考えている。(中井)

5

急性錯乱が患者にとって——忘れるという天の恵みもあるにはあるが——生涯消えない記憶となりがちであることは比較的知られていよう。しかし、家族の場合も、その傷の残ることは本人にまさるとも劣らない。再発の時、いや現在安定している時ですら、家族が患者のことを語るよう求められると、語る内容は何よりもまず急性期のことである。たとえ、急性期を家族が患者とともにすごしたのが数時間、数日であっても、また、その後何十何百日何年を経ていようとも事情はそう変らない。

このことの裏には、むろん医者に対する時の家族心理がある。家族は「訴える《アピール》」のであるから、医者の心を動かすものでなくてはならないと思うことである。同じく、とにかく読んでもらおうとする新聞の見出し程度には悲劇が強調されているだろう。その結果、席のあたたまらない忙しい医師は、静穏な時期を聞き洩らして、いつも家で荒れているように思ってしまう。寛解期と悪化期の交代具合が診断のいちばんのきめてである。多発性硬化症の場合、静穏期のことをとばして話をきき、稀有な位置の脳腫瘍を想定してしまった例も実際に手術されてしまった例もある。逆に生活史や病歴を空白の期間なしにきくことは、いかなる壮大な検査機械にもかえがたいパワーを持っている。

しかし、ただそれだけではない。急性期の記憶のみが異常に強く家族に記憶され、不幸にして再発した場合に、それがまるで昨日のことのように生々しくまっさきに語られるという事実をさらにじっくり考える必要がある。

6

分裂病原性の母親ということを言い出したのはフロム－ライヒマンと記憶する。その後の家族研究はたしかにわれわれに多くのことを教えてくれた。しかし、今日、家族研究は正直にいってきわめて停滞的である。いうべきことはいいつくされたのだろうか。それとも？

この研究には副作用もあった。二十世紀の魔女狩りという批判が端的にそれを表わしている。ドイツのテレンバッハのように、ほんとうは父親が問題だという人も出てきた。いちばん目だたない人物が真犯人だという推理小説の定石からいえばそうかもしれない。実際、夫に支持されない妻はにわかに不安を起こしやすくなる。不安を表に表わすまいとすれば、他に非難がむくのも自然である。

ただし、それだけでもないようである。ゆくりなくも私は思い出す。ある精神発達遅滞児のお母さんがいた。実におちついた、ゆとりのある態度の人だった。永久に大人にならない子供をかかえた母子関係、いわば永遠の母子関係というものは、かずかずの不幸を代償にあのような魂の平和をさずけてくれるのだろうか、と私たちはひそかに思いさえした。(ほんとうのお母さんの心中まで察していたわけではなかったろうが。)ところが、その子が思春期に入って緊張病性錯乱をにわかに呈した。養護学校の模範生として「一校の輿望を荷って」就職して一週間目だった。私はその子の入院に立ち会ったが、お母さんがまったく変貌して精神病の子をもつお母さんそのものになってしまっているのに一驚した。

おそらく、人格よりも、状況であろう。鍵が鍵孔にはまるような正解が得られないやり取り。答えのない問題の前に逃れなく佇むこと。些細な問題がどのような大きさにまでひろがってゆくか、それもいつそうなるか判らないこと。くるくる変る局面と、いつもかわらず立ちはだかる将来への不安と、周囲の眼を怖れる気持と。記憶の深井戸の奥へと「原因」をさぐって迷う視線と、「原因」の如何を越えて自らを責める悔恨と、他者への抑え切れない憤懣と、自らへ向いがちなやり場のない怒りと。時には自分のほうが錯乱したらいっそ楽だろうとさえ思え、いいたいことをいい放題のようにみえる本人に腹が立ってくる。「いつも本人の味方をする医者にも腹が立つ。」そして孤立無援感——。

こう記してみると、ほとんど患者の感じていることとそのままであるのに気づかないだろうか。

7

ここで家族にこういうことは少なくとも有害ではないだろう。「病いというものは、急性の、さかんな時は、美しくないもの、受けとめかねるものを出しがちです。血や膿や大小便や体臭を考えてみて下さい。手もかかるし不快でもあるでしょう。でも、だからといって病人が体の中まですっかりそんなものでいっぱいであるわけでもないし、これからもずっと出しつづけるわけでもありません。病いが治ってくると出なくなるのは何病でも同じです。」

急性期に本人がさし出してくる問題には、たしかに鋭く真実を突いた面があるだろう。しかし時にそれは鋭すぎて誰も対応できないのであり、それだけならまだしも、その刃が何よりもまず本人自身を深くきずつけてしまいかねない。この大地震の最中に、本建築をたてようと試みることが賢明か可能かをも考える必要があるだろう。*

*同じように、家族にとっても、精神医学の用語そのままを使って説明をうけても途方にくれるに違いない。患者にとっても家族にとっても今は医学辞典などをひく余裕があるか、かりにあってもよいことかどうか。「医者が患者の肩を持つ」と非難する親もいるが「ひいきのひき倒しはしませんが、この人の味方（弁護側）は他に何人いるでしょう?」と話すと分かってくれるようだ。〔中井〕

しかし、本人の病気をきっかけに、本人を含めての家族関係がよくなることもたしかにある。そして、その方向にむかって準備することは、本人を寛解過程にむかうチャンネルにみちびく意義がある。

病気の原因は、分からないというのが正直であろう。それは何よりもまず一つの不幸であり不運なのだ。誰のせいとわかるほどのものならここまで紛糾しない、とさえいってよいだろう。まず家族に休息を保障し、家族自身の生活をとりもどさせることである。頻回の面会よりも、入院当初は、三週間前後の面会しない期間を置くのはそのためであるが、そのためであることはちゃんと家族に伝わっていなければならない。そして、何かあれば、いち早く連絡すること、面会の代りに、時日を決めて主治医なり担当のナースが会うという保障を行なうことが、必ず付言されなければならない。

多くの家族は、ようやく子育てのヤマを越したかにみえ、自分たちの生活を持とうとしている時に、子のにわかな発病を迎えるのである。それまでのバラ色にみえたかに思えた人生コースが暗転する。しかも、彼らの多くは、子供にかかり切りになれない。社会の要請がある。他の子供たちも、老いたる親だって、いるかもしれない。親は孤立無援感だけでなく、深い自信喪失の中にある。しかも多方面からの要求に忙殺されているかも知れない。その中で自らの教育を責める。責めれば悔恨の一つや二つ出ないほうがふしぎである。(たいていはそういうことがあるにもかかわらず発病しないでいるのである。)そこを突くのは控え目にいって心ないわざである。

後からならば何とでもいえる。戦記物にあるように、なぜミッドウェー海戦で発見した米空母に攻撃をかけなかったか、なぜ第二艦隊主力はレイテ湾に突入せずに回頭したか。結果が眼前にあるからには反論できないのが〝敗戦の将〟の悲しさである。しばしば内攻した怒りは患者にむけられる。直接そうはならなくとも、「治るまでは私は病気になれない、いや身体を休めることも自分に許すことができない」という思いつめた気持になる。結果的には、患者の家族がなかなか病気(どんな病気にでも)にならず、高齢になっても一見年を取らず気の張った人でありつづけるのも、そのためかもしれない。しかし、その副作用は、硬く冷たく、お互いに自分を責めつつ自分の中に閉じこもる家庭が生れがちなことである。

逆に家族の語る、あまりあたっていない思いつき、たとえば「気の持ちようが原因なのでは」「体を鍛えれば良くなるのでは」「気晴しに旅行へ連れていこうと思う」「宗教で治したい」「結婚させればなんとか」も専門家ふうに笑い去るべきものではない。そこには父母性が働いているからだ。むしろ「親心としてもっともですね」「お子さんのことが心配でなんとかしたいお気持ちなんですね」とまず受けとめ、それから傷ついた父母性を励まし、抑えられている父母性を外へ出してもらう。そして押しつけがましくなく、治療者は、静穏と鎮静化からはじめる自分の治療戦略を説明する。これだけでも家族はかなり落ち着きを取り戻せるし、この戦略の片棒をかつぐ気になってくれることが多い。

治療がある程度奏効し急性症状が消退すると、一時、病者は心気的な不安を抱き、薬物量が一定であるにもかかわらず副作用があらわれてきたりするが、これは実は寛解のはじまるサインである。そして父母がこの変化を心配し、多少わずらわしいほど病人の容態をきき合わせてくるのは、うるさいどころか歓迎すべきことである。患者が身体のことばを使って対人的な関係へ心を開きはじめ、父母もまたそれに対応し始めたのである。この頃の患者は、自分の弱々しさを意識して「寂しい」あるいは「甘えたい」と訴えるものだ。

ところで、治療の成功のためには、この時点までに家族がすでに治療者と治療戦略について合意し、自分たちだけを守ろうとする、自己弁護的な態度を柔らげてくれる必要がある。急性状態をぬけきる前に家族面接をくり返しもつのもそのためである。家族との関係は「相互破壊性」よりも「相互支持性」が優位になる可能性をもちはじめる。たとえば母親には次のように話す。「もういちど子供を育てなおす気持ちでいてください。お子さんのそばにいてつきあってあげてください。体は大きくても今、心は弱々しいのです。甘えても決して〝いい年をして〟などといわないでください。しつけなおそうと思わないでください。子供の頃には手のかからなかった甘えないお子さんが、いまそれを取り戻そうとしているかもしれないのです。それにつきあう適任者は誰よりも先ず母親なのです。これから先お子さんが人生の苦難に直面したとき、お母さんとのよい体験を多くしているほど、くじけずにすむのです。子供のような甘えは長くても数か月以上は続かないでしょう。お子さんは一人歩きしはじめますが、そうしたらそれをやさしく見守ってあげてください。けっして焦らないことです。」

この時期を故意に短縮してしまうのはいかにも惜しい。父母にとっても父母性を回復する好機だからである。やがて「相互破壊性」は退き、反対に「相互支持性」が一段とまさってくる。母親は自分の母親性をかつての子育ての体験とは違った形で体験し、子供の方は幼児期体験とは別の母親体験をする。親も子もこの「相互支持性」を通して、父母性の中に子供を癒す力が備わっていることを自覚する。防衛は急性期ほどかたくなでなくなり、親もかつての自分の破壊性を指摘されても受け容れられるようになる。

このようにはこべば患者を慢性的に入院させておく家族になりにくくなるようだ。逆に家族の絶望は本人を、手の届かない〝狂人〟と規定し、家族自身の「立ちなおりの力」（図9〔二三六ページ〕の破線参照）を放棄させる（これはいわば感応性精神病様状態の慢性化だ）。家族の立ちなおりと病者の寛解はほんとうはきりはなせない。患者は、寛解過程をやりなおそうとして再急性化（これは寛解過程のスタート台にもどることである）することがあるが、家族のほうはそれに呼応して「しきりなおし」をすることはもうむつかしい。こうして患者の再急性化だけがむなしくくり返されれば、それは再発の一つの形となる。自らの「子供を癒す力」を家族が自覚することは、本人、家族がともに寛解過程の出発点に立つことであり、それぞれが病的過程から抜け出るためにはこの上なく有益なのである。

ある母親は「子供と性格の治しっこをしています」と述べ、子供は横で「治るかしら」と笑っている、といったこともある。せめて子供の依存的構えに対して母親が、この子供はまだ弱々しくて支えが必要な時期なのだとおおように考えられるようになれば、それだけでもう上出来といわなくてはならない。

17　急性精神病状態の治療原則——患者への援助（1）

1

急性精神病状態が、人間の体験する事態の中で、もっとも苦痛なものであるだろうことを、あらためていう必要があるだろうか。

たしかに、患者は苦痛を訴えないことがしばしばある。しかし、苦痛を訴えられるのは、苦痛に対してある距離をもてる場合であろう。余裕のある場合である。苦痛と一体化し、苦痛そのものとなっている場合には、苦痛を訴えるゆとりはあるまい。

非常な身体的苦痛の場合と、それはどう違うのであろうか。実は非常な身体的苦痛の場合も、訴えは、それほどでない時よりもむしろ少なくなる。それはたいていの人が見聞きしているだろう。

それでも、極度の身体的苦痛と急性精神病状態の苦痛とは違う、といわれるだろう。それはその通りであるらしい。そして、そのことは患者自身がいわば全体感覚的に直覚して分かっていることなのだ。

急性精神病状態を経過した人自身、あまり多くを語らない。およそ人間は忘却能力なくしては生きつづけにくいだろうが、その恵みは多少は働くらしい。けれども、実は意識の皮一枚下に生々しく残る体験であるらしく、急性精神病状態のことをそれが過ぎ去ってから聞き出そうとすることは、精神科医の間では強く戒められていることである。再発あるいは悪化につながる。つながらなくとも、数週間にわたって患者はひとり苦しむ。これは一般の人にも知っておいていただきたいことである。患者あるいは患者だった人を理解しようとすることはそういうものではないのだ。これを「失恋」「不合格」「破産」と置きかえれば、そういう種類の過去の体験を根掘り葉掘り聞こうとすることへの慎しみは当然のことであることが分かっていただけよう。

いや、一般の人よりもやはり精神科医が強く自戒せねばならぬことであるようだ。一般の人の聞きただしはどこか見当はずれのところがあるし、医者ほど権威をもって「話さないと君のためになりませんよ」という無言の——無言でなければなおさらであろう——圧力を加えるわけでもない。患者は一般に拒絶能力が弱いとは神田橋條治の指摘するところだが、患者もまだしも一般の人に対してはこの能力を行使できよう。むっとして黙り込んでも、怒っても、立ち去ってもよいからである。これに対して医者の方が、自分でも何か大義名分があるように思い込みがちであるし、患者も——何度も苦い幻滅を味わうまでは——藁にでもすがりたい気持になり、また話せば何かよいことがありそうに思ってしまう。医者の大義名分は患者のためもあるが、教育のためということもある。（しかし大学病院の患者がもし二週間に一回ずつ新しい実習生のために体験を話させられるとすれば、くり返しかさぶたをはがされている傷の持主と同じことで、病気はこじれる一方であろう。実習のためには別の工夫があるべきだと思う。レクリエーションの付添いとか、救急の際の助手とか。）主治医が回診の時に報告するためという筋ちがいの大義名分もあるだろう。（これは何も精神科に限らないので、何科でも回診の少し前に検査の行なわれる数が妙に多いのはどうしたことであろう。これは回診する側が気をつけておくべきことである。そうでなくとも治療のためというより医者の自己防衛のための検査というものは——アメリカで指摘されているとおり――決して少なくない。たとえば訴訟されることに備えて、といった、医師患者関係の社会的変化に伴う、しばしば無意識的な行動として。）集団療法でも暗黙の半強制が絶無でなかったようだが、これは一般に破壊的であるはずだ。さらに、あえていえば、精神科医療の問題を告発する場合でも、患者でなく、たとえば精神科医が、患者に語ることを求めるのは、それだけの危険を冒しているのであること、この危険は患者負担であることをわきまえてのことであるべきで、もしないとしたら、強く戒められるべきことであると思う。（患者がまったく自分の意思で語る時でも、この「副作用」はなくなるわけではなく、主治医はそれを念頭に置いて、援助の心準備をしておく必要がある。）また、かりに、一対一の治療の場で患者のほうから語りはじめるならば、発病の時に似た状況に患者が陥っているのではないか、似た心境になっているのではないか、と考えてみるべき事態であることが多い。語調とかその他の要素によって、別の意味であることが分かる場合もあるにはあるが、用心にしくはない。

実際、そうでなくとも、再発の恐れはすべての患者の心の底に深く沈んでいる恐れである。患者が口にしないとしても、それは、この恐怖がないためでなく、恐怖を口にするだけの余裕がまだできていないと考えたほうが当っていると私は思う。再発の怖れを医者が語って、たとえば服薬の継続を促すことは、無益だとはいわないが、不安を一方で増大させつつ不安を鎮める薬を出すのであるから、薬の効力自体もかなり低下し、そこから悪循環が起こることもありうる。

再発の怖れを患者からたずねられた場合には、単なる否定や肯定では、控え目にいっても不親切というものである。「たしかに麻疹のように一回かかれば免疫ができるわけではないでしょう。しかし、再発しない人の方が多いし、（心身の）余裕感の大きくなる方向へ方向へと舵をとってゆけば再発しない可能性が時間とともにふえてゆく。余裕が十分ある状態から突然再発した人を私は知らない。少量の薬は、何かの形で、余裕が減っていることをわかりやすくする役に立つことが多い。たとえば、同じ量の薬で妙にねむくなってくるとか。自分でわかるようになってくれれば、それだけ薬の必要性が少なくなる。また、私の医者としての腕や判断にもよるでしょう。」（と医者としての共同責任性をはっきりさせておく方がよいと私は思う。将来再発するかどうかが患者だけによるものではないことは事実だが、医者はここで何となく逃げ腰になりがちである。）「あなたとご家族と医者である私との呼吸が合うかどうかで大きく違うことです」という意味のことは告げておく必要があると私は思う。また、もし再発しそうになったり、再発した時には「あなたが望めば私の方は引きうける準備がある」ことも付言する。患者は——患者でなくとも一般にこの種の怖れを持つ者は——非常に先案じをするので、「もし私が転勤しても照会すれば私の居所は分かるようにしておく」と私はいうことにしている。私は、再発から遠ざかるような具体的な生き方を語ること自体が再発を遠ざける効果のあることをいいたい。時期をえらんで「再発の恐怖」というテーマをとりあげてよいくらいだ。たいてい退院、社会（学校）復帰、就職、結婚などの節目《ふしめ》に当たるときだ。本人がこのおそれを意識する時だから。逆に「もうしない」という場合は「一寸甘いかも。まだしていない人も、これから病気になりうるのだから、生き方によっては」と水をかけてもよいと思う。

そして病気をした過去は土居のいうように、「大切な体験として宝物のように人にいわないでよい」と、医者が保障することがよい。新婚旅行に薬をもたせる時、「ただ不眠に弱いからその時はこの薬をのむようにと持たされたの」といってもよく、これはどちらも眠れないことの多い時だから相手に喜ばれたりして以後の治療継続の滑りだしがよくなる一徳もある。婚約中に相手なりその一族があまり根ほり葉ほり過去をきく時など「さっさとこちらからふってしまったら」と患者にいったこともある。実際、そういう家と婚姻関係を結べば病気のほうへ患者をふたたび押しやりそうだ。この例では患者は愉快そうに笑い出した。

患者に回想させることの害と再発についての患者の恐怖を書いたのも、実は、急性精神病状態が患者にとっていかに苦痛であるかをいわんがためであった。

2

質のちがう苦痛と苦痛とを比較することは、同一人の体験でない限りまったく不毛である。極度の身体的苦痛とどちらが強いかをいうことは、実はできない相談であろう。ただ、両方を経験した患者が、身体的苦痛はものの数でなかった、と話してくれたことはある。また、たいていの患者は身体病で亡くなるのだが、分裂病圏の場合、患者が従容として死を迎えるのに襟を正したという体験を多くの精神科医が持っていると思う。伝達できなかった長年の苦痛から解放されることにどこかほっとしているのではないか、と思い入れしてしまいそうな体験である。

精神病になりやすい人が身体的苦痛には超然としているからそうなのだ、という反論があるかもしれないが、少し考えると、これは不毛な循環論法になってしまうことが判るだろう。私のいいたいのは、身体病の人も極度の苦痛の時、すなわち苦痛と一つになっている時はむしろ訴えないが、周囲は、表情や呻き声や一目みて分かる身体の状態から、その苦痛をただちに察せられるということだ。意識のない場合でさえも、周囲の人は、痛いだろうと思い入れしていることが多い。これが急性精神病状態とは大いに違う点だ。

なぜ違うのだろうか。十や二十の理由はただちにあげられそうである。ただし、本人は、どんなに鈍感あるいは楽天的な人でも、状態がふだんとは違うことは認識していると思う。また、重症の身体病でも、見る者を目をそむけたい気持の一方、恐怖と畏怖と同情と無力感との相克に苦しませるが、そういう気持が急性精神病状態にある人を見る者に起こらないとはいえない。ただ、端的に救援行動に走らせない点が違うのである。なぜであろう。

身体病でも、周囲の態度は病気によって変る。たとえば失明した人は悲劇的な印象を周囲に与える。目の見えない人をからかうのはかなりしたたかなワルである。ところが、耳のきこえない人はしばしばからかいの対象にされる。なぜだろう。考えてみてほしい。

実は精神科の病いでも微妙な違いはある。分裂病圏の病いの人はどこか厳粛な気持にさせる。(リュムケは彼の「プレコックス感」が医者がうぬぼれの鼻をへしおられて患者に劣等感をもつから起こるのだという。)これはアルコール症の人に対する時の感情と大いに違う。アルコール症の人に対しては、安易な優越感と、何かもっともらしい教訓をたれたい気持にさせられるようだ。(医者はアルコール症の人に対して一般にきびしいのだが、ひょっとするとアルコール症の人の〝超自我〟——社会的なルールが自分の中に寄生してしまった奴で、たとえば立小便の時うしろめたい気持にさせる奴だ——に仕立て上げられている、というか、その位置にすすんではまり込んでいる、というか、そういうのが実態ではないだろうか。アルコール症の人に対して〝代理超自我〟を演じても実は不毛なのだが——病理を深めるとまではいわなくとも。「アルコール症の人は相手の中に自分の〝代理超自我〟をつくらせる傾向を示す人だ」と定義してもよいだろう。)うつ病の人の深刻な訴えは、聞く者の心に反響せず(シュルテの指摘——シュルテはそれが内因性うつ病の症状の一つだというのだ。私がアルコール症について述べたのも同じく〝症状〟かも知れない。)むしろうんざりさせる、という。ヒステリーの人がどこか「自分もあんなにふるまえたらいっそ楽だろう」という羨望の気持を起こさせるのに対して、強迫症の人は、はるかにルールを守り、お行儀がよくても、治療者を苛々させ、攻撃心を誘い出させる。(病棟勤務者の苦情は強迫症の人を対象にしがちで、ヒステリーの人にははるかに寛大である。）わけもなく苛々させられ、腹を立たされたことに腹を立てる、という悪循環が起こる〝プロ意識〟が傷つくからか、ほんとうのプロはそんな超然者ではないが――。

こういうことは、意識すればそれで万事よしというわけではないが、わきまえていなければ、患者と同じような形で病気にふりまわされて、しかもそれに気づかぬということになる。意識するとしないとで大違いなのは確かである。

急性精神病状態に体面する時にはわれわれの中にはどういう感情が湧き起こってくるのであろうか。人によって違うかもしれない。しかし、私をむろん含めて、治療者などの周囲の行動からみれば、無力感と、苦痛の過小評価と絶望と希望的観測の混合と、――「とにかく嵐が過ぎ去るのを待とうという気持」ということになるのではあるまいか。でなくては、たとえば、もっとも大量に薬を使う時期でありながら、「薬物が有効である」という実に素朴な言明すらほとんど実際になされていないという事態をどう説明できようか。（こういう言明の自信がないのに大量の薬物を使うのはとんでもないことだろうし、実際には急性精神病状態の鎮静という限りではかなり薬物が有効なのにもかかわらず、である。）ところで、ひょっとすると、いま述べたことは、おそらく患者が感じていることと、強度の差はあっても、同じことではないだろうか、つまり、病気という、患者と患者に関与する人々とをまき込む事態の中で、関与する側に起こっている「症状」ではないだろうか？

「嵐が過ぎ去るのを待つ」態度は、急性精神病の人の態度としても、それに関与する人の態度としても、決して最悪のものではない。「いたたまれないので何でもいいから干渉せずには気がすまない」よりまさること万々である。といっても、急性精神病状態が医学的にそれにふさわしいよりはるかに粗略に扱われている「事実」――といってよいと思う――を帳消しにするものではない。

リュムケは、すべての分裂病症状が、健常者にも起こりうる、とし、ただし、それは二十秒くらいしか続かないといって、では、問題は持続時間だろうか、といった。このことばに異論があるとしても、ふつうは二十秒くらいしか耐えられない状態が何日もつづくのである。（というかそれ位なら自然に回復する――それ以上続くとかなり重要な部分に対して破壊的であるからそれまでにいそいで回復する、と考えてもよさそうだが、そこから先はまたしても循環論だ。）

ひとは「狂気の復権」という。しかし、その〝狂気〟と、少なくとも急性精神病状態との差は、観念上の「死」と実際の危篤の時に予感される死との差があるだろうと思う。生涯、死についての詩を書きつづけてきたリルケがその急性白血病による死にのぞんだ苦痛の中で「これはまったく違う苦しみだ」と記していることが思い合わされる。イワン・イリッチの、病気との共存という考えも、慢性の病いについては示唆的だが、急性精神病状態との共存は私には考えられない。むしろ、この共存不可能性をもって急性精神病状態を定義づけてもよいと思う。さきに述べた、回想させることとの破壊性は、急性精神病状態の体験が、意識的自我にきわめて統合されにくいものであることを例証するものであると私は思う。（意識的自我に統合されにくいとは、平たくいえば、それを丸ごと意識すると、意識のまとまりがこわれそうになる、ということである。私には、それは、四次元のものを三次元に無理に押し込もうとする――三次元〈立体〉を二次元〈平面〉にでもよいが――ことに似ている、と思える。）

私は思うのだが、「狂気の復権」も「病気との共存」も、安全な岸の高みから、患者でないものが語ることではないように思う。それは、社会にむかっての発言にとどめられるべきだということである。そうである限り、患者が自らの正気を証明しようとして周囲に行なう努力が、ますます患者をクレージーにみせ、それを察知した患者が正気を証明しようとする努力を倍加して深みに陥る、という不幸な事態を軽くする力があるだろう。ここでなぜその努力が患者をクレージーにみせるか、といえば、患者であろうとなかろうと、自らの正気を論証あるいは例証しようとする行為はすべてクレージーである――それは論証、例証できるような性質のものでない――からだ。これは前にも述べたことであるが、ほとんどいうまでもないことのようだがあまり注目されていない。

3

ここで、急性精神病状態の治療について、われわれの立場から、ほぼ妥当と思われる原則について述べよう。

以下は向井と中井の対論の中井のメモと、および向井と滝川との対論をまとめた滝川のレポートとを、中井が取捨選択し、追加して書き下したものである。（結局一部しか入れられなかった。）よく考えると、急性精神病状態に限らず、あるいは精神科の病いに限らない含みがあるかも知れない。きわめて緊急を要する事態であるにもかかわらず、どんな原則もほとんど語られていない領域である。以下の原則は完全というにはほど遠いし、例外のない原則はない、というだろう。しかし、さきに述べたように急性精神病状態は「それに直面する治療者を無原則化する」（アノミー化するといった方が分かりやすい方もあるだろうか）という〝公理〟を考え合わせれば、原則を樹てる必要性を了解していただけるのではあるまいか。

4

第一の原則は、治療は、すくなくとも、身体生理レベル、知覚と意識のレベル、心理レベル、家族レベルをにらみ合わせつつ行なうのがよいということである。「複数レベルの原則」といおうか。

身体生理レベルは、これまで、身体疾患の伏在を否定するための検索という意味合いがもっぱらであった。それは依然、第一義的であるが、それだけではない。

患者はしばしば、初診に先だって食事を十分とらなかったり、彷徨したりしている。脱水その他、生理的平衡の乱れが、一般に思われているよりも多く存在する。しかも、この乱れは、顕在化する時け、一挙に、しかも全幅的に顕在化する。その引き金を引くものが最初の抗精神病薬である時は、「悪性症候群」と呼ばれ、自然に起こる時は「高熱性緊張病」といわれるのかも知れない。

「悪性症候群」の場合の薬物は、単に引き金である場合つまり一時的不適合である場合のほうが多そうである。回復後、あるいは途上で薬物を再使用しても、「悪性症候群」が再現するとは、必ずしもいえない。

この二つは極端な場合である。その他にもはっきり同定できない身体失調がしばしば見られる。とにかく、身体的事故が起こりやすいのは、入院の場合でいえば、入院後一週間である。この期間には、家族との信頼関係が十分できていないことが多いので、医療事故として、訴訟その他に発展することが多いだろう。だからとはいわないが、とくに注意が必要な期間である。

なぜか理由はわからない――「素質」といってしまえば分かったような気になるだけだ――が、身体的な乱れの顕在化は、全《すべ》てか無かである（悉無律に従う）印象がある。また、一つの機能だけが突出して乱れ、他はほぼ正常範囲に収まっていることが多い、という印象がある。（今は「印象」というに止めるが。）

たとえば、高熱が持続し食事はまったくとらないままに二か月経過しても、高熱性緊張病の場合、輸液をつづけていれば、体重が減少してゆきながら、血液の残余窒素も上らず、血糖値も下らず、肝機能も悪化しない。全体として平衡を保ちながら縮小してゆくのが、実に不思議な印象を与える。（放置すればどうなるかは分からないが、そういう人体実験はゆるされない。）こういう場合が他にあるだろうか。わずかに思い合わされるのが、「病的酩酊」の場合に経験したことで、アルコールの摂取量に比例せず、酒をある量のむと、突然血圧、脈拍が急降下する。それまではいわゆるヴァイタルサインに変化がなく、また一見しらふである。

入院後、熱計表で脈拍、体温、血圧などをみていると、一週間から三週間は、正常範囲内であってもその後に比べるといちじるしく動揺している。眺めていると、入院前の生活の乱れのほかに、入院というきわめて多数のパラメーターが変化する事態あるいは薬物が体内に入ったという事態によって乱された平衡に身体が必死に適応して何とか新しい平衡点を発見しようと苦闘しているという印象をもつ。同じ目的で私は外来治療でも熱計表をつけてもらう場合があるが、要するに治療開始後何週間かは、精神病的過程と治療への適応症状群とが重ね合せになっているのをわれわれは観察しているのだ、とみるべきであろう。さらに、これに薬物の身体的影響が重なる。これらの総和はきわめて複雑な過程である。（たとえばクロールプロマジンは一般に副交感神経緊張症状群に似た身体効果を示すが、速脈は顕著な例外である。実践的には脈拍一分間一二〇で薬物が飽和量に達したという標識に使えると考えている。ほかに口渇と便秘の増強があるだろう。）

薬物の身体に及ぼす効果をいえば、精神薬理学は今のところ、多数ある抗精神病薬のいずれを選ぶべきかについてはほとんど教えないので、まったく経験的に、ほとんど漢方医学の薬物選択のように、患者の広い意味での「体質」によって選んでいるのが実状だろうが、少なくとも、一つ、まず考慮すべき因子がある。それは、薬物効果の、自律神経等への作用と運動系（大脳核？）への作用と抗精神病作用（一次的には間脳だろうか）とへの配分比である。大脳運動核症状ばかり出て抗精神病作用がほとんど現われない場合がある。個人によってこの比は違うが、年齢によっても（十代の人に多いと私はみている）、薬物の量によってもその時の状況因子によっても違う。運動系への影響と抗精神病作用とは反比例することが多い。（抗精神病作用の方が優勢な場合にのみ「運動系への影響が出現する量まで増量するのがよい」という、従来いわれてきた原則が使用可能となる。逆にジル症状群へのハロペリドールの有効性は、運動系への作用に秤が大きく傾く場合である。こちらも、全例に有効というわけでない。また効力が出ると精神的苦痛が増大する場合にも遭遇した。）これに対して自律系への作用と抗精神病作用とは比較的平行する感がある。自律系への作用は、過剰鎮静にならない目安としてある程度使用できる。といっても十分な平行ではないので、体温低下がいちじるしいのに抗精神病作用は不十分である、という場合も、やはりとくに若い人にみるところである。

考えると非常にややこしくなるのは、口渇と便秘で、急性精神病状態にほとんど必ずつきものであり、抗精神病薬によって増強する。*便秘の方は独立に改善する方策を講じるのが実践的である。（江戸時代、精神病治療に秀れた漢方医はセンナ末を巧みに使った。現代中国の精神科医も同じであると、ある北京大学医学部卒業生にうかがった。）便秘の改善は少なくとも有害でない。生理的には、抗精神病薬の、稀だが重い副作用である消火器麻痺に対抗する意味もあるかもしれない。心理的にも（便秘をよしとしないわれわれの文化の通念も手伝っているかも知れないが）有害ではなさそうである。逆に、便秘が続く間は、急性精神病状態が終っていないのではないか、という疑いを置いてもよい、と私は主張してきた。急性精神病状態の終末を告げるものの一つはしばしば便秘と下痢の唐突な交代である。（かなり確かな標識だが、必要条件であって十分条件ではない。）

＊安永浩の指摘のとおり、精神病の際の身体症状と抗精神病薬の出す身体症状とは、方向性の似ているものがかなり多い。つけ加えれば、余裕のある時に抗精神病薬をためしにのんでみると、かえって幾分クレージーになる感じがした。だから、家族がためしに患者の薬をのんで翌日医者に抗議にくることがある。大ざっぱにいえば毒を以て毒を制す的なところがありそうだ〔中井〕

薬物に関連していえば、第二の因子は、逆説的反応の出現如何である。ただし、これは、一般に「少量で賦活、大量で鎮静」と定式化される抗精神病薬の中間量が出されている場合が多く、原田憲一氏の指摘されるように、精神病の増悪と混同しないことはもちろん、この状態がたいへんな苦痛を追加するものであることを付言したい（後の「十分性の原則」——次々章参照）。

睡眠についてはすでに触れたし、他にも多数の論文がある。ただ、便秘以上に、十分な睡眠が得られないで急性精神病状態が終ることはないと私は考えている。これも十分条件ではないが必要条件である。ただし良質の睡眠とまでは行かなくともよくて、次の時期はしばしば、質を量で補うような長時間の睡眠となる。急性精神病状態の続く間にそうなることもある。それは必ずしも良い徴候ではないけれども、不眠よりはましである。

睡眠については、目覚めた時に「たっぷり眠った」という熟睡感が意識にのぼることが重要である。同じことは食欲についてもいえる。私は、食物を摂れるかどうかということと、おいしいかまずいか、つまり味が分かるということとを問診の時に区別するよう、学生などに強調してきた。前者は急性精神病状態の比較的初期に再生するが、後者は急性精神病状態の終了の、少なくとも間近いことを告げる事態である。体重増加が後者を伴わずに起こることはあまりうれしくないが、後者を伴うならば、それは良徴である。逆にまったく体重増加をみない時は「マイナス」と考えたほうがよい。

夢については、急性精神病状態の間は、ほとんど回想夢がなく、その終了に先立って、幻覚あるいは妄想の夢をみ、終了の標識の一つに、悪夢——自律系を巻き込む夢かわけの分からない夢か内容の恐ろしい夢かいずれか一つ以上——をみることがあるのはすでに十年ほど前から述べていることである。ただし、この夢が目覚めてから二時間以内おそくともその日のうちに内容を忘れるか、少なくとも細部がぼけてしまうことが「プラス」であり、その鮮明な記憶が次の睡眠まで残ることは、同じ悪夢をみつづけるという悪循環の発端になりうる。「悪夢をみた」ことを知れば足りるので、内容を克明に聞く必要はない。

私が身体レベルを強調するのは、今まであまりに無視されてきたというだけでなく、治療の里程標に役立つものが少なくないこと、患者を生理的に苦しめず心理的に恥ずかしめずに知りうるものが多いこと、しかも単純で一義的であり、医学の訓練を受けた者になじみやすく、特別の才能を要しないこと、のためでもある。

18　急性精神病状態の治療原則——患者への援助（2）

1

前章は身体的側面をすこしこと細かに書きすぎたかも知れない。しかし、これまであまりに軽視されてきたことではある。また、医学部の訓練を受けた人に比較的なじみやすいということもいえるかもしれない。サリヴァンは、たしか、いくら合理的な、立派な理由が揃っていて、そうすべきだ、と思っても、何かいやーな気がしたら、やめておいた方がいい、と患者にすすめている。私はこれにつけ加えて、その時限が近づくにつれて、そのいやーな気がますます強まるならば、といいたい。むろん、やってみれば案外——つまり「案ずるより産むが易し」ということもある。しかし、この感じが一種の薄氷感あるいは無重力感を伴って——つまりすらすらと行きすぎて自分でもふしぎに思う——、まんざら自分も捨てたものでないという気が次第につのるならば、これはくせものである。思わぬ伏兵に出あう確率が高いからだ。

病気に入り込む時は、こういう心理が働いていることが多い。太平洋にむかって泳ぎ出すような何か途方もないことをしている、という不吉な予感と「なんのこれしき」「なんだ、こんなやさしいことだったのか」という一種あなどる感じと、なにか「ついにその時がきた」という成就感と。

いわば地上につなぎとめてこの一種の無重力状態から救ってくれるのが、身体性のずっしりとした厚味である、と思う。身体的な快不快などぼんやりした感覚が残れば残るほど、あるいはすみやかに再生してくればくるほど、プラスである。このことは、そして、どうやら、治療者が患者の身体にしかるべき注意をむけることによって強化されるようだ。患者はどちらかといえば身体を二の次にして飛び立とうとする。医者までがそうであってはなるまい。

身体といったが、われわれにとって第一義的なのは、緊張し、弛緩し、胸がしめつけられ、手に汗をにぎり、頭が痛くなる、——そういう身体である。こういう身体が、患者からすれば、何科の医者であるかを問わず、「医者に診てもらう身体」なのだが、どうやら、医者の方では、物体として身体をみるか、それともぜんぜん診ないか、どちらかになってしまうようだ。ここに、患者の側の永遠の不満があり、鍼、マッサージその他の、いわゆる民間療法に人の集まる理由の一つがあるのであろう。民間療法にもいろいろあるが、すぐれた民間療法師は、患者の示す身体と同じレベルというか質の身体を受けとめている、ということがいえそうに思う。それが近代医学ではちょうど谷間に置き去られている部分でなければいいのだか。

2

さて、第二の原則は、第一の原則と関連して、「複数のレベル間のズレの認識」の重視を主張するものである。

すでに、家族レベルと個人心理（意識にのぼる症状を主とする）レベルとのズレが、重要な因子であることを述べ、それがマイナスとならないようにどう配慮したらよいかも経験的に述べた。

家族と個人との位相のズレは実に多種多様な形をとる。極端な形の一つは、一人が病気から回復すれば別の一人が病気になる、というもので、このような場合を含めての家族は別にまとめて論じることがあるかもしれない。ここでは、患者の改善に、家族の回復が少しおくれて平行する場合を、いちばん問題のないものとする。他の場合は、患者が安心して治れない条件が伏在している可能性を考えて、それを突きとめることが必要である。

われわれの治療目標は、患者本人の感覚に即していえば「心身の余裕の回復」をめやすにするのがいちばん本人に通じやすいことは、すでに述べたが、こんどは、患者の周囲の人間的環境に即して目標をいえば、「患者が安心して治れるような条件をつくること」である。これがいちばん、簡明で直接的な条件だ、と思う。

患者が安心して治れない条件にはいろいろある。とても枚挙し切れない。臨床経験というものの大きな一つは、患者が安心して治れない条件の種々相に通暁することでなかろうか、とさえ思う。

第三者からみれば非常に他愛ないものが、意外に強く利いている場合もあれば、ほんとうに複雑なものもありうる。

一般に、急性精神病状態になった人に対して、家族（と治療者）以外の人は心理的に距離をとる。多分、物理的にも。家族もまったく距離を変えない人は、まず、いないだろう。遠ざかるとかえって近づく人と、二手に分れる。それだけでも、一般に、急性精神病状態は、家族を分裂させ、引き裂きやすい。

近づく人の心理も、遠ざかる人の心理も、実際は非常に複雑である。どちらにしても、急速に余裕を失いつつ、初めての事態に直面しているわけであるから、醒めた第三者の眼でみれば、あまり美しく立派にみえなくて自然で、その辺りを精神科医があげつらうのはいささか心ないわざであると思う。

このようなことをいうのは、家族といさかいをする精神科医は、実は、患者とやりあう精神科医より多いと思うからである。しかし、家族を敵にまわして治療を完うすることはできない。そうなると家族はいうだろう、「お前が病気になったおかげで、私は医者に恥をかかされたよ」。これは特別意地の悪い家族ではない。「医者」を「教師」に、「病気」を「（学校での子供の）失策」に置きかえれば、ありふれた愚痴だ。しかし、急性精神病状態とそれよりの回復過程においては、患者の心を千々に乱れさせることになりかねない。「安心して治れる」よりも前段階に「安心して治療を受けられる」条件が必要だ、ということがこれでも分かるが、それが大きく損われる。こっそり相談にくる親も少なくないが、こっそり治療にくる患者も結構多い。

むろん、その理由は、今述べたものをはじめいろいろある。たとえば、「精神力で治せ」というオジがいたりする。親戚がみな遠のくとは限らない。その底にある心理はともかく、この際「世話をやく側にまわろう」という動きを示す親戚もけっこうある。（母方の親戚に味方をさがせという示唆をさきに述べた。）

いずれにせよ、近づく人に対しては罪の意識、自責の念をどう無理なく軽減するかが勘どころである。自分の責任でこうなった、と親なら親が思いつめてもみのらない。一心不乱、不眠不休、患者に仕える場合の結果は、ある程度、想像がつくだろう。別に精神科の病に限らない。あまりに思いつめた家族看護は、一つの圧力である。親子でも夫婦でもかわらない。それはいずれも、患者をくつろげない、緊張した状態に傾ける力である。その結果、緊張した患者になるか、萎縮した患者になるか、自責する患者になるか、がまず考えられる。

これらも、「安心して治ってゆく」条件から遠のく状態であるが、もう一段ひねった状態が、――おそらくは対峙しつづけの緊張に耐えかねて――出現しうる。一つは「近づく人」の自責感を対象とし、一つは「近づく人」の努力を対象として、患者の側がそれを「試み」にかける動きである。どこまでほんものかを知ろうとするのかも知れないが、もっと複雑な心理でもありうる。とにかく、前者であれば、患者はその家族を責めはじめる。後者であれば、患者はその家族にいっそうの努力、一段と無私の行為を要求するようになる。これが不毛な悪循環にならないようにする必要があるだろう。

責められた家族は、早晩、患者の詰問を認める。予め「どこかがいけなかったのだ、それはどこだったろう」と思っている場合が多く、患者に指摘されれば、「本人のいうことほど確かなことはない」であろう。しかし、問題が非常に極端な心ない残虐な仕打ちであることは少ない。そうであればその時点ですでに心理的に決裂が起こっているであろう。実際は、一見ささやかだが長つづきする心の傷であることが多い。第三者としては、それくらいが心の傷になるほど、二人の間にはもっと派手なことは何一つ起こらなかったのかと訝《いぶか》られるほどである。たいていはさまざまの家族内摩擦にもかかわらず子供は成長する。

このような心の傷が病いをつくるとすれば、特別に敏感な、傷つきやすい人であるともいえるかもしれないが、おそらく急性精神病状態の中では、おもちゃ箱をひっくり返したように、ふだんは半ば忘れてきたことが出てくるので、そのただ中にあって大いなる困惑に陥っている意識は、何でもよい、「原因」を求めようとし、その中でたまたま網にかかってくることなのであろう。未曽有の事態下でパニックに陥った意識は藁をもつかもうとする。その結果、何かのせいにできれば、かなり困惑は減る。妄想といわれる、人に話しても賛成されない「原因」の発見ですら強力な安定化作用がある。ましてや、相手はそれを認めるのである。

この辺のやりとりは、第三者が介入するために実にややこしくなることが多い。もっともそうしなければすべてうまく行くとは限らない。「近づく人」は、かなり「自分」を曲げない人であることが多いからである。(流されるとおりに生きてゆく、という生活態度の人は「近づく人」になりにくいだろう。)しかし、わるびれずに、そのこと――具体的なそのこと――について謝って双方がほっとすることもないわけでない。ついでにいえば、謝るべきと思ったことは、あれこれ副次的な事情を並べて弁解するよりも、範囲をはっきりさせて、さらりと謝った方がよいようである。

これは一般論であるが、謝った範囲や内容がそのまま通じないというリスクは、論弁に伴って話が紛糾し、傷口に塩をすり込む結果になるリスクより少ないし、また修復可能性が高いと思う。とにかく、どちらにせよ、意地になれば、最後は、余裕の大きな方（一般には患者でないほうであろう、例外も少なくないが——）に局面解決の責任が生じるので、謝らなくてもよいことまで謝らなければならなくなるのはまだしも、何を謝っているのか分からない謝り方になり、結局双方に尽きない不満が残ることになりかねない。

しかし、第三者の介入ははるかに話をややこしくするのがふつうである。決して一段高いところから判定を下す立場に立つべきでないと思う。他の家族や、しばしば医者が、判決者役を買って出るが、しかし、医者も、家族の前で患者が言い分もいえないくらい弱い場合には患者を支持して、具体的な事態を明らかにする助力に焦点を置くべきである。むろん医者は倫理的に格別高い存在ではなく、ただ——希《のぞ》むらくは——関与している割には事態にふりまわされていることの少ない者であるという立場の存在であるから、双方の心理的真実を無視しないことが重要であろう。たとえば「母親にとっては、その時限りのことだったのだが」「本人にとってはその時もそうは思えなかった」、というように。

献身を試すようにみえる場合は、非常にこじれたケースでなければ、回復途中に、親の——必ずしも同性の親とは限らない——フトンの中へもぐり込んでくる、肌をすり寄せてくる、などの多少とも退行的な行動であることが多い。この時、相手が性的に刺激されると話が厄介になる。（悲鳴をあげるとか、つきとばすとか。）私は、これが近親性愛にまで進んだ例を経験していない。いっときのことで、また愛着行動であることを告げる必要がある。それはやがて事実が証明するので相手は納得してくれる。

遠のく人を呼び戻すのはむつかしいのだが、第一に気をつけて観察すべき点は「遠のく人」が「近づく人」に与える間接効果である。つまり、まず「近づく人」に対して孤立無援感を与え、その結果「近づく人」はますます「私がいなければ」と必死になることである。さらには、「近づく人」に対する有形無形の批判者であるかどうか、である。夫婦、同胞にも拮抗的要素はむろんふだんからあるので、患者の破綻に内心「それみろ」と思うことはあってもふしぎでない。ただ、それがこの危急の時に当たって、夫婦なり同胞なりの協力性をしのぐ強さとなって現われるかどうかである。どの医師にかかるかについて延々と議論する夫婦もありうるし、薬をのませる母と、のむな、という父もありうる。いずれも、患者を安心して治る条件から遠ざける力をふるうであろう。デカルトのせりふではないが、森で道に迷った時には一つの方向に歩くほうが森から出られる可能性が高いのである。

年を経るにつれて、ますます私は「患者と家族と医者の呼吸が合うか合わぬかが大幅に予後を左右する」と思うようになった。

3

家族レベルのかかわる問題は、まことに尽きない。しかし、レベル間のズレということは、家族レベルと他レベルとに限らない。ただ、家族レベルが関与する場合比較的、動かせる場合が多いというだけである。

逆に非常に単純な場合を挙げてみよう。

体重と症状との関係である。体重が治療当初からぜんぜん増加しない場合もある。この人が多弁であり、睡眠障害がつづけば、治療がなんらかの点で不徹底であるか、「安心して治る条件」にはじめから欠けるところが露呈しているかであろう。

一般には、体重は治療開始後一週間もすれば次第に増加にむかう。

ところが、それにつれて、症状が軽快してゆく場合と、そうでない場合とがある。

症状が軽快する場合は、食欲の増加も、食物の味がわかる、という心理的な自覚の再生を伴うことが多い。睡眠の改善も、「たっぷりねむった感じ」「ずいぶんねむった感じだが、まだねていたい」となる。そして便通が改善してくる。この場合はズレが少ないわけで、事実、寛解過程に比較的円滑に入るであろう。

体重だけが〝むなしく〟増加する場合は、どうも慢性化に傾きやすいのだが、食事量の増加は「味わい」の再生を伴わず、睡眠は、一般的感覚――漠然とした身体感覚だ――を心地よい方向に変えない。そして、かなりの下剤を用いてもなお頑固な便秘があることが多い。

後者の場合はどうすべきであろうか。薬物治療の工夫による改善はありえないわけではないが、体重がぜんぜん増加しない場合ほどの余地はないだろうと思う。体重がぜんぜん増加しない場合は、発病の時の不安緊張がつづいているとみてよい。これに対して、体重のみがむなしく増加する時とは、家族のところで述べた「安心して治る条件が満されていない」ことに対して、あるいは、それにもかかわらず患者がいろいろな反応を出している場合であるように思われる。

一つの反応は、急性精神病状態に陥った「原因」が「分かった」という形での妄想形成であり、それによる緊張低下である。もう一つの反応は、攻撃的な気持が食物に向う場合である。食物が攻撃の対象になって、がつがつむさぼり食べられる。攻撃的な気持は、はっきり人を名指しうる場合もあるが、漠然とした苛立ちであることも、まったく意識されないこともある。

第三は、薬物による患者の身体反応で、医師の問題であるが、過剰鎮静である。薬物量もさることながら、薬物選択の問題が大きいようで、同じ薬でも、人によって、抗精神病作用はあまり発揮しないのに他の作用がはっきり出たりする。

第四は、こういう場合がありうると思うのだが、抗精神病作用といってもいろいろあるので――薬物によろうと自然回復であろうと――幻覚妄想に比して困惑、恐怖、不安、パニックが早く強く抑制されることが一般にいえると思う（例外もあるが）。その結果、幻覚妄想は、――これに完全に馴れるということはないと思うが――ある程度の苛立ちをたえず起こさせる、という程度のものになり、何としてでも逃れたいという切実さはなくなる。また、常同化するので、一種の予見可能性が成立し、その点でもパニックは軽減する。パニック、恐怖、困惑などは何よりも不意打ちによって惹き起こされるものだろうからである。

また、世界全体が叫び出したようで、しかもはっきりとはとらまえられない、真の急性期の「生れかけの観念ともききとりにくいつぶやき声ともつかぬもの」が心をかきみだす力にくらべ、いつも同じ単純な文章や単語を平板な音調でくり返す幻聴はぐっと苦しさが少なくなるだろう。

幻覚妄想の内容によってもこのような中途半端な状態になりやすさが違うらしいことは古くからいわれてきた。恋愛妄想にはどこか一抹の甘美さがあるのであろう。誇大妄想は、「さめれば唯の人」であろう。いずれも、残りやすい。このような妄想は、かさぶたのように、要らなくなって脱落するのを待つのがよい。一見被害妄想に還元されて消える場合もあるかも知れない。誇大妄想が「かつがれて落される」というように。（誇大妄想が先か被害妄想が先かは、ずいぶん前からある議論である。）ただし、恋愛妄想ほど生々しくない、救済妄想、援助妄想は、（たとえば「近所のあるオジサンが〝しっかりせよ〟とあたたかい目で見送ってくれる」）幻聴を伴っていてさえも、そのまま消失にむかい、しかも全体的治癒につながることが多いようである。人間不信がベースにないからであろうか。人柄もいい意味でシンプルな人が多いような印象がある。

心理レベルが決して単一のレベルでないことはいうまでもないだろう。

4

すでにところどころで述べたが、一般に、次のような関係があり、さしあたり、これはズレではない。

(1) 急性幻覚妄想状態においては、一般に回想夢が報告されない。また、ねている最中に脳波で見当をつけて起こしても夢の内容と幻覚妄想は一般に関係がない。いかに覚醒時の幻覚妄想が強くとも、それは夢に出てこない（消失直前を除けば）。急性状態以後の夢にも出てこない。

(2) 急性幻覚妄想状態のほうが、その前後よりも絵画や夢（もしあるとして）は「悪夢的」でない。しかし、常同的であり、メッセージ性に乏しい。逆も一般に真実である。

(3) 急性幻覚妄想状態にある人と、持続性と相互性のある対人関係の場をつくることは至難である。たとえば、急性幻覚妄想状態の人の話を一方的に聞く、あるいは聞き流すことはむつかしくないが、ともに散歩する、ひなたぼっこする、ベッドに腰かけて並んですわる、など、まったく、原理的には容易というもおろかな相互的対人行為が（患者はこちらがそれをするのを受け容れているという条件でも）非常にむつかしい。どうむつかしいか、というと、緊張と苛立ちが高まって、しかも理由がわからないのでいたたまれなくなるのである。たいていは、こちらが何か用事を思いつく、という形になる。（「しなければならぬ用事」はいうまでもなくいつでも存在する。）かねて、患者のそばに黙ってすわることを精神科医の最初の訓練の一つと私は述べてきた。逆に、急性幻覚妄想状態が終ると、とくに話題はないのに、患者といっしょにいて余裕とくつろぎを覚えるのがふつうである。急性状態が寛解過程でなく慢性妄想状態に傾きかけた感じは、いたたまれない感じに代ってこちらに索漠とした気持の訪れることである。

これらは、ふつうにみられる交代現象である。逆に、これらからのズレは留意する必要がある、と私は思う。

たとえば、急性幻覚妄想状態が終っても、夢をみないとか（もっとも朝二時間くらい覚えていて忘れた、という報告で十分であり、みているようだ、でもよい。内容を聞くことは一般にすすめられず、夢分析は禁忌といってよい。ただ、葛藤解決の大きなチャンネルである夢作業というものが再開されていることを察知すれば足りる）、非常に弱々しい、常同的な絵画をかくとか、あるいは樹木の画でだんだん木が枯れてゆくとか（もっともいったん枯れて新しく茂ることもある）、言語的にはまとまりがあるのに、絵画に大きな歪みや空白があってしかもそれに気付かぬとか。

あるいは、患者とともにいると、急性期と同じ緊張が発生するとか、いたたまれなくなるとか、――これは、その患者との面接をなんとなくあとまわしにしたくなる、という形で意識にのぼってくることが多い。

逆に、次のようなことは、ズレといっても順当なズレである。それは、身体の自律機能や夢や絵画が再生活動をみせている一方、言語活動がとぼしくなったり、間歇的になったり、対人関係の輪がいったん狭くなったり、社会行動がゆっくりしたり、「気がきかぬ」感じを与えたり。

再生は「下」から起こるのが順当である。逆に、対人的には弁舌がさわやかで、いろいろ気を利かすようにみえ、あちこち出歩く、といった行動は、一週間程度、寛解過程の初期にみられることはあって、それはむしろよいが、これが持続するならば、長期的には心配である。

ただ、いくら順当性は保たれている、すなわち、「上」のレベルほど時間的におくれる、といっても、あるレベルから先がずっと足踏みしているのは問題である。たとえば、対人接触がいつまでも始まらない、とか。ただ、それは、あせらずに待つほうがよい場合が多い。絵画を間にはさんで言語的やりとりがゆっくりと増大することはしばしばある。対人接触の再開も、めだたぬ形で始まることが多い。時に、それがおどけの形をとることは、大森、高江洲、町沢三氏の指摘するとおりであろう。転校生が仲間に入れてもらおうとする時、まず、おどけてみせないであろうか。それは、受け容れられなかった時、いつでも引っ込むことのできる行動である。その他、そっと、謎々のようなことばを記した紙片を渡したり、英語で話しかけてみたり——そのようなサインをどう受けとめてゆくかがこれからのわれわれの課題の一つだろう。

また、患者が、恐怖と萎縮による引きこもりでなく、対人的距離をとりもどしたために、一見、対人行動レベルの活動が再開されていないようにみえることもある。粗雑に観察すれば起こりうる誤判断だ。

19 急性精神病状態の治療原則――患者への援助（3）

1

急性精神病状態へのアプローチには、まだまだ、言い残したことがたくさんある。この感じは、しかし現状では、いくらページ数を費しても、減るどころか、かえって増大するようだ。現に私はせいぜい四、五章で終えるつもりであった。

結局、急性期状態への対処にかけがえのない重要性があることと、現状には未知の部分が多いこと、それは、まだ問題意識にのぼっていないほんとうの空白部分すら含むこと、しかし、現状でも、全力投球すれば、かなりのことができるであろうこと、つまり現実は、精神医学の現状が十分活用できていない状態ではなかろうか、ということ――そういったことが伝われば、さしあたり満足すべきではあるまいか。

2

言い残したことを、メモからいくつか採ってみるが、それは、どうやら、医師による医療全体に通じることが多いようである。

わざわざいわなければならないか、といわれそうだが、「治療第一」の原則はやはり忘れてはなるまい。それは、現実には微妙なところで問題になることである。たとえば、もう一言踏み込んでたずねるかどうか、とか、テストを――生理学的検査であろうと心理学的検査であろうと――今やるかどうか、という時に、医者の心にささやく声があるからである。

来週の回診までに報告することを溜めておかなくては、というような単純なものは論外としよう。もっとも、この〝病気〟は存外ひろまっていて、とくに大学で訓練を受けたことの長い医者に多い。どの科にもあるらしく、その科の回診の前日あたりに、精神科への往診依頼が多く、それも、治療でなく診断を――異常なしならそれでもよく――求めていることが多い。精神科でこれが厄介なことになりうるのは、とくに、回診にそなえて症状をあらためて一から根掘り葉掘りきく熱心な医者がいないでもないことで、これでは、一週間周期の堂々めぐりが起こってもふしぎではない。堂々めぐりだけならまだしも、一週間ごとに、いわば、生かわきのかさぶたを剥がされているようなものである。

このような単純な――しかしなかなか根が深いかも知れない――場合ではないが、「できるだけ情報を集めるべきである」とか、「注意義務のために」「○○病を除外するために」といったささやきは、むしろ、職業的良心の現われと自らも受け取り、他も是認するであろう。しかし、一方、その正味の結果として、実に多くの放射線が使用され、採血が行なわれる。

実際は、初期条件をいくら厳密に定めても、それから先がずさんであれば、ものごとはほとんど偶然にしか成功しない。それは、ひところさかんに打ち上げに失敗していた無誘導式のわが国のロケットと同じことである。しかし、医学教育では、まだ、実質的には、その無誘導ロケットと同じ方式が肯定的に――あまりにも素朴にと付言すべきだろうか――肥えられているのだ。緊急性とのかね合いはむろんあるが、こまめに

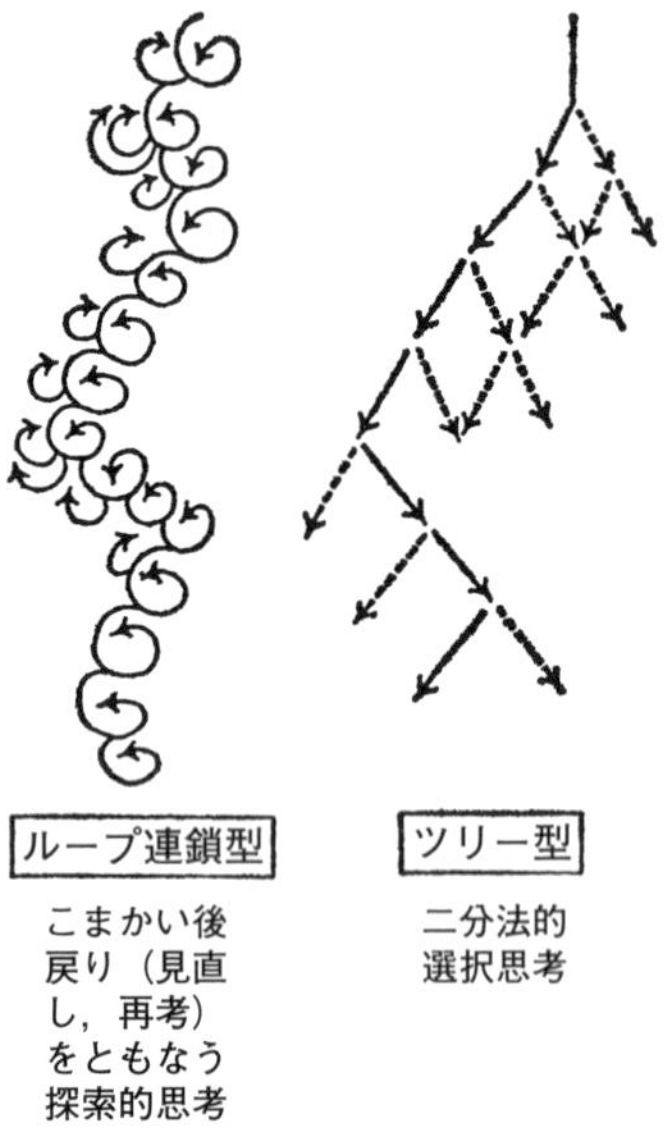

図 10

フィードバックすれば、単位時間当たりのデータ採取量——検査による侵襲密度——はぐっと少なくて済む。侵害度の少ない検査を、と心がけるようにし、また、五官による観察、日常行動の観察を重視すれば、さらに少なくすることができるだろう。

われわれの診断の過程は、ふつう鑑別診断表にみられるツリー型の過程でなく、こまかいループ型のフィードバックの連鎖である。これは、誰かが分析していたところで、出所を失念したのが残念であるが、経験的には誰しも大いに首肯できると思う。かりにおおざっぱに概念化したら図10のようになろうか。（実はツリー型はループ連鎖型の一特殊例——たいへん簡単な形だと思う。）

3

どういうことをフィードバックしてゆくのか。ここであらためて、治療原則の続きに入ることになろう。

第三の原則は、治療の順序は、鎮静→休息→賦活の順序だ、ということである。賦活とは、おおざっぱにいえば元気を出す方向といっておこう。そのあとに、模索的社会行動再開→試行的社会加入ということになろうか。これは、考えてみれば、すべての、ある程度より重症な病気——といっても医療を必要とするほどの病気の過半数だが——にはあてはまる原則であるが、わざわざいうのは、休息がしばしば、精神科の病いの場合は、とばされているからである。

精神科医のしばしばおかすあやまちの一つは——あやまちといってよいと思う——鎮静直後の消耗状態を、病いの結果の「欠陥状態」として、「作業療法」によってこれを改造しようとすることである。急性精神病状態のあと、消耗状態がつづいても、それは自然であり、最小限、急性精神病状態と同期間はあきらかな消耗状態がつづくのが、むしろ普通である。

躁病の場合には、そのあとの消耗期があまりめだたない。どこかで収支が相つぐなっているはずだ、と思うのだが、観察の精密なサリヴァンでさえ、躁病にはそれはない、という。その都度エネルギー的には収支が合っているのであろうか。それはともかく、この躁病の場合を一般化してしまわないほうがよいと思う。たとえ、急性精神病状態の多くには躁的要素が一役買っており、一部は躁病そのものといってよいとしても、である。

急性精神病状態からの心身の回復は予想外に長い。それは、急激に歪力を加えられた物質が、そのひずみを回復するのが徐々であることに似ているだろう。

一般に、ほんの一週間の急性精神病状態であっても、修復には八か月くらいを最低限必要とする、と考えている。この八か月というのは、何人かの精神科医が話していて出てきた数字だが、たまたま、手術後の傷あとが赤味を失って白い線になってしまう期間とほぼ同じであるようだ。何も、外傷と同一視しているわけではない。一か月もたてば忘れてしまう。皮膚のもっとも単純な傷あとでも、有機化の過程はさらに徐々に進行して、一年近くにも及ぶのだ、ということを考え合わせていただきたいのである。〝心に残された傷〟がこれより速く癒えるとは思えない。実際、向井の、絵画を眺めての大観的観察によれば、四年目になっても三年目よりもまとまりが進んでゆくとのことである。その教えるところは、あきらめるな、であり、また、あせるな、であろう。

むろん、休息の段階が終わるまで賦活がいっさい始まってはならない、というわけではない。そのような単純なものでは、あらしめようとしてもありえないので、再社会化すら、急性過程の中ですでに起こっている。つまり図11のように重なり合うということだ。より正確にいえば一つの段階がうまく行きつつある、という見きわめが十分つくまで、次の段階に重点をうつさないほうがよいということである。それ以上の、微妙な重心の移りかわりは、図を眺めて読みとっていただきたい。

重要なことは、まず、一つの時期において、治療の方向性をそろえることである。これは何度くり返しても言い足りないだろう。精神安定剤は、治療全体の方向性と同じ方向で使う時にもっともよく効くのだ。逆の例を考えてみればよく分かるだろう。たとえば、非常に不安を高めるような状況で服薬すれば、極端にいえばほとんど〝麻酔量〟までを必要とするだろう。くり返し、くり返し、私は強調したい。第一回の服薬はなるべく、医師かナースがそばにいて行なってほしい、と。少なくとも、メジャーといわれる向精神薬をある程度以上の量用いる時は、そうなのだ。

あまり気づかれていない向精神薬の逆理は、「効かない時よりも効いた時の方が、おそらく患者を強く動揺させる」ということである。効かない時も些少の失望はあるだろう。しかし、効いた時は――、鎮静的に用いられた向精神薬が「効いた」時に、服薬後一五分かそこらで、それまで、観念とも、その胎児ともつかぬものの乱舞、頭の中の奇妙なざわめきはいったん消える。消えた瞬間は、ほとんど頭の中は空白であり、何を考えようとしても考えられない。これは、予告されていなければ、おそろしい恐怖でありうる。

ここで、その人が永遠に向精神薬の服用を断乎やめる決意をすれば、あとは、患者にとっても医者にとっても不幸で、みのりのない「薬によって思考を止められた」「痴呆にさせられた」「そんなことはない、もう一度のんでみたまえ」「冗談じゃない」という押し問答が永遠につづくだけだ。しかし、予告されていて――向精神薬の量が適切であれば――それはほんの一過性であり、一時間もすれば、水面へ浮かび上ったように、〝固定観念〟の群に悩まされずに、しかも思考が可能になるのがふつうである。そのことをあらかじめ患者に告げねばならない。

患者は、一般には、人生で著実な成功にめぐまれることの少なかった人であろう。悲観的にものを眺めてもふしぎではない。いや誰でも、何も知らされずに地下鉄が駅の中途で止って灯が消えれば三十分でも「永遠にこのままであるかのような」不安を抱くはずである、それまでにパニックにならなければ。口がすっぱくなるほど、多くのことについて「それは一時《いっとき》である」ことを告げる必要がある。そしてそれを告げること自体が幸いに事態の一時性を高める方に働く。

最初の服薬はほんとうに大切だ。それは、患者にとって一種のイニシエーションである。医者にとっても――少なくとも私にとっては――かたずを呑むひとときである。私はそれほど自分の処方に自信がないから。少なくとも入院直後の最初の服薬には、主治医は、そばについていてほしい――患者が安心するまで。もし、君が研修医なら――向精神薬の臨床薬理から患者心理までの、とても幅ひろい領域にわたっての、精神医学的にみのりのある思索の材料をそこに見出すことだろう。

私は抗生物質がまだ粗製品だった時代に、臨床の師とひそかに仰いだ先輩からこれを学んだ。「ショックの可能性がほぼなくなるまで患者さんに待合室にいてもらいたまえ。」実際、私はそのおかげで一人をショックから救ったのだった。

今は、そんな粗製の薬の時代は去ったというだろうか。しかし向精神薬は、別の意味で――いや深いとこ

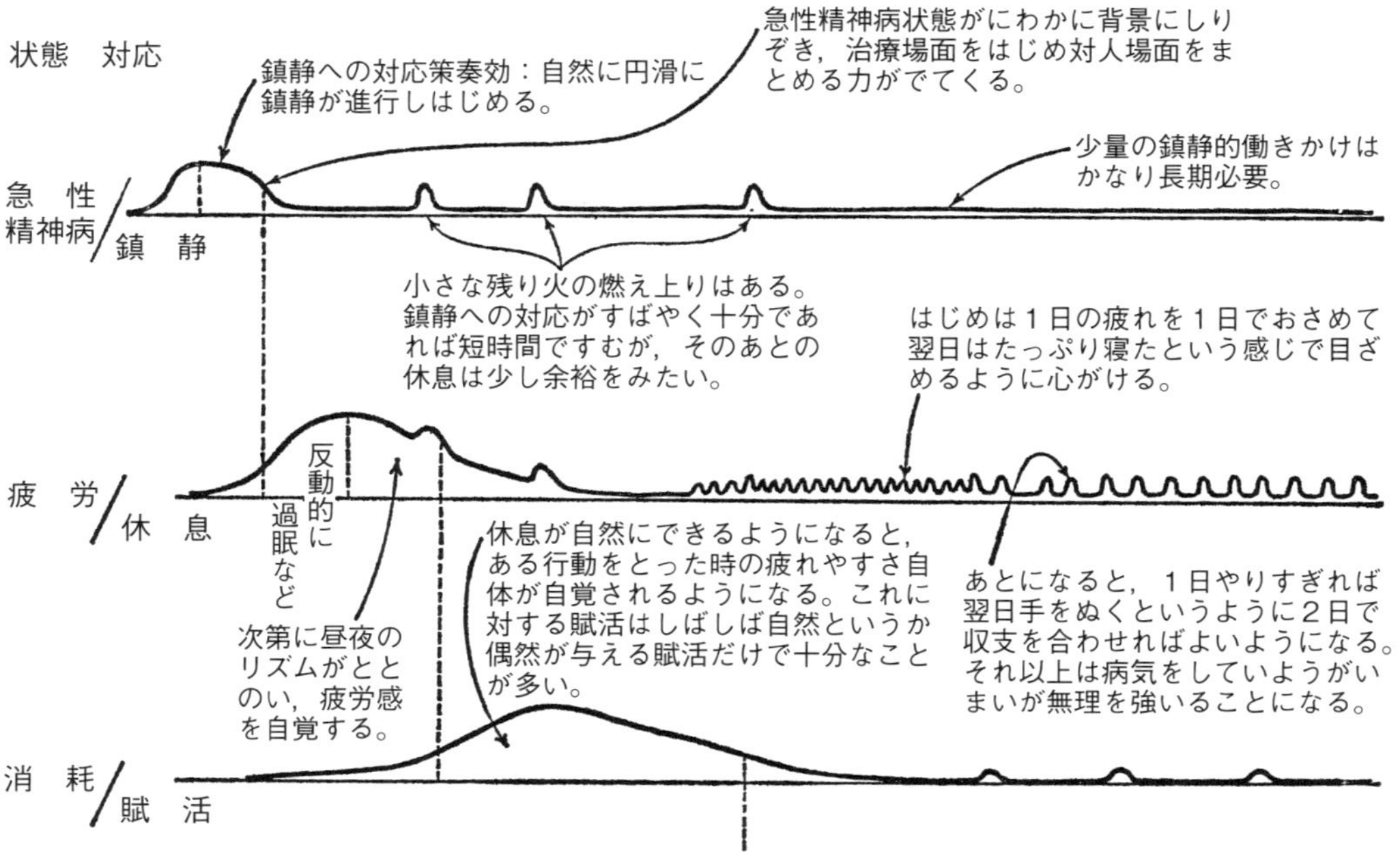
状態　対応
急　性
精神病／鎮　静
鎮静への対応策奏効：自然に円滑に
鎮静が進行しはじめる。
急性精神病状態がにわかに背景にしりぞき，治療場面をはじめ対人場面をまとめる力がでてくる。
少量の鎮静的働きかけはかなり長期必要。
小さな残り火の燃え上りはある。
鎮静への対応がすばやく十分であれば短時間ですむが，そのあとの休息は少し余裕をみたい。
はじめは1日の疲れを1日でおさめて翌日はたっぷり寝たという感じで目ざめるように心がける。
疲　労／休　息
反動的に
過眠など
休息が自然にできるようになると，ある行動をとった時の疲れやすさ自体が自覚されるようになる。これに対する賦活はしばしば自然というか偶然が与える賦活だけで十分なことが多い。
あとになると，1日やりすぎれば翌日手をぬくというように2日で収支を合わせればよいようになる。それ以上は病気をしていようがいまいが無理を強いることになる。
次第に昼夜のリズムがととのい，疲労感を自覚する。
消　耗／賦　活

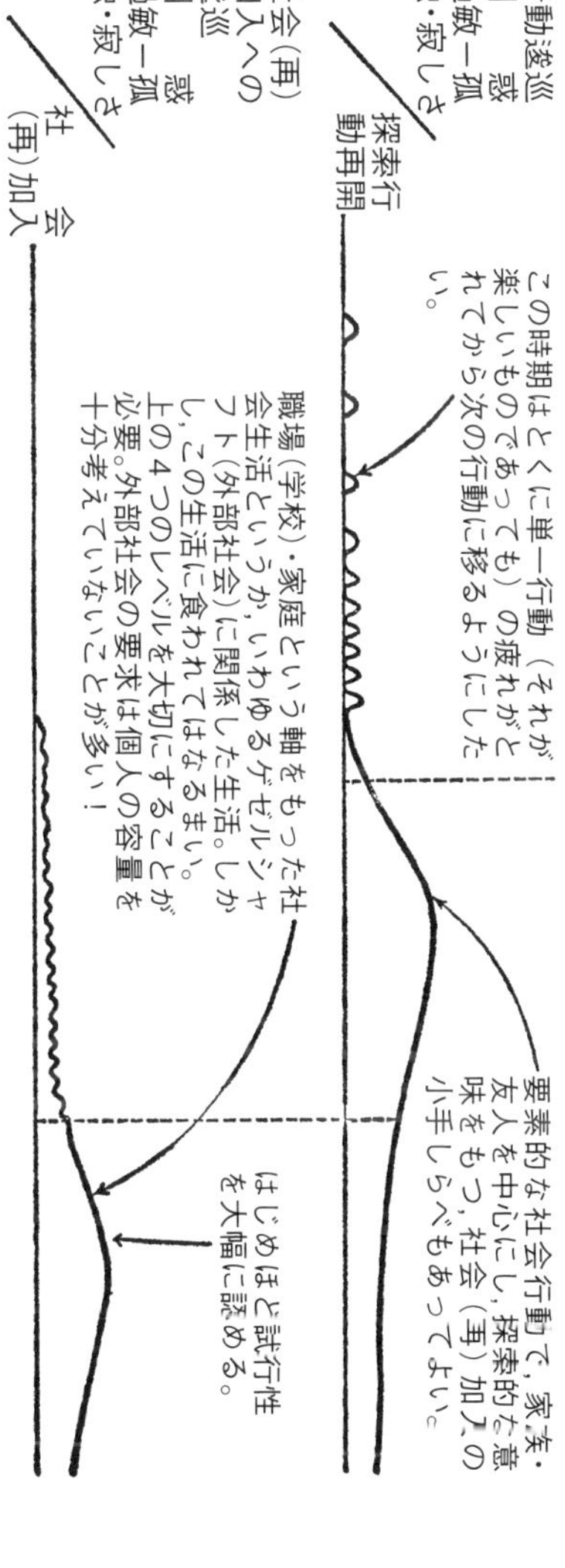
行動逡巡
困　惑
過敏―孤
独・寂しさ
探索行
動再開
この時期はとくに単一行動（それが楽しいものであっても）の疲れがとれてから次の行動に移るようにしたい。
要素的な社会行動で，家族・友人を中心にし，探索的な意味をもつ，社会（再）加入の小手しらべもあってよい。
社会(再)
加入への
逡巡
困　惑
過敏―孤
独・寂しさ
社　会
(再)加入
職場(学校)・家庭という軸をもった社会生活というか，いわゆるゲゼルシャフト(外部社会)に関係した生活。しかし，この生活に食われてはなるまい。
上の４つのレベルを大切にすることが必要。外部社会の要求は個人の容量を十分考えていないことが多い！
はじめほど試行性を大幅に認める。

図11

ろでは同じであろう――医者のアテンダンス（そばにいること）を必要とする薬なのだ。他の薬でもそうだろうが、向精神薬は、とくに、医者を同時に処方しなければならない薬である。

精神科医で、もし、これを、おろかしい、仰々しい話だと思われる方は、レヴォメプロマジン二五mgを試験服用することをおすすめする。（あなたには不要かもしれないが、まず、命にはかかわらないだろう。それに、あなたはその何倍も患者に処方している。）その時、あなたが、誰にも告げずにこっそりのむ場合と、友人に、テストとして服薬することを告げて、定期的に電話してもらう場合とを両方体験してみるとよい。

その差は――いうも愚かだろう。多少なりともレヴォメプロマジンについて知っている精神科医は、孤独でこれを服用しようとは思うまい。しかし、この薬は、恐ろしい薬ではない。信頼する精神科の友人がみていてくれるなら、少なくとも私は安心して服用する。

その差である。その差を分かっていただけたならば、患者がさびしい一人ずまいの下宿で、たくさんの色のついた錠剤を孤独のうちにコップに水を注ぎ、孤独のうちにのみ下すようにはなさらないだろう。すくなくとも第一回は。あるいは、はじめて入った精神病院の中で——医者にこそ馴染みはあれ患者には通常未曽有の体験なのだ——心の準備もそこそこに色とりどりの薬をのみ下すようには。

服薬の際には、向精神薬について、患者の側に少しでも耳を傾ける余裕のある限り、次のことは告げておくべきだろう。

(1) 向精神薬はあなたの苦痛に有効である。(もしそう思えなければ、処方するのは不誠実であろう。うしろめたく思って処方する薬が効けば、それはまったくもうけものとしかいいようがない!)

(2) それは、あなたの人格を変えない。人間改造薬ではない。阿片やLSDとはちがって、あなたの思いがけないものを見せたり、考えさせたりしない。

(3) 考えの幹は残しても枝葉はぼやけさせるかもしれない。しかし、永久的に(ずっと)あなたの思考力を下げることはない。その他の副作用も、すべて、いっとき(一過性)であるという公算が圧倒的である。

(4) しかし、「医者は患者によってうれしがらされることを望んでいない。不具合こそまず教えてほしい。それが、患者としてあなたがしてくれる最良の協力であり、ありがたく思う(評価《アプレシエート》する)。私もできるだけ頻繁にあなたの身体を診察しよう。」(「ところで次はいつあえるだろうね。できるだけ早い日取りを。」)

ここで副作用を話すが、初回の場合、患者は前日ねていないことが多いのを念頭に置いて、「もし寝不足がつづいていたなら、翌日は、一日中さめなくてもふしぎでないし、害はない」こと、周囲もおどろかなくてよいことを話しておいたほうがよいだろう。実際、食事にだけ起きてきてまたねる、といったスタートが二、三日つづくほうがどうも後がよいようである。むろん、それは「眠り」でなければならず、昏睡などでは困るわけだが。

その他の副作用も、一過性であり、可逆的であることは告げておく必要があるだろう。(日本の少ない投薬量では第一回から遅発性ジスキネジアの話はしなくてよいだろう、カリフォルニア州ではいうように義務づけられたらしいが。)

(5) そして、第一回の服薬後一時間は自分がついているとか、そうでなければ連絡のつくところにいる、とか、思わぬ事態に対応するすべを述べておく。

このように、不安鎮静的にすると、薬の量はかなり少なくて済む。逆に、医師なり、医療なり、世の中すべてに不信感を持っている人――それもそう言明している人より押し黙ってそうである人――には、はて? と思うくらい大量の薬が必要である。あるいは、不都合な作用のほうが先に出る。薬の作用の方向性と患者の指向性が、いわば体の中で戦う場合はすべてそうである。たとえば、一日も休めないと思っている人――。

ついでにいえば、強迫症の人の一部が、薬が有効であるから薬を拒む、ということに再三遭遇した。つまり、強迫症とは、安永浩のいうごとく、想像された恐怖に対して意識性を高めて対処しようとして悪循環に陥っているのだが、強迫症に「有効」な薬は、この意識性を下げるように働く。たとえば強迫観念が不鮮明になるために「それを変形して解く」のがむつかしくなるから薬がのめない、とか。強迫症の薬物治療はこういう場合が意外に多く伏在していることを付言しておこう。痙攣的に意識性を高めて対処しようという行き止りの戦略を放棄するように持って行ってはじめて薬は「自然な」効き方を示すのである。

ここまで書けば、治療の代表としての薬物使用の方向性を、(1)患者も看護者も家族もその他の関係者も知っていなくてはならないことが分かる。そして、⑵本人の意向も周囲の接近法も方向が揃っている必要がある。たとえば鎮静量の薬物を使っている患者に、家族が早起きとジョギングをすすめたり、スタッフに病棟のレクで一等になるように鼓舞されては、治るものも治らない、といってさえよいと思う。

4

治療でいちばんむつかしいのは、賦活（元気づけ）であり、分かっていないところが少なくない。しかし、一般に、鎮静や休息の方向性をとるのに比べて、賦活の方向性をとるのは、より慎重でありたい、というのがわれわれの考えである。

休息して心身の余裕が自覚されてから、患者自身が自然に自己賦活してゆくのが望ましく、周囲はむしろ、それをかるく抑え気味に対応するのがよいだろう。

「口車《くちぐるま》にはのっても石車《いしぐるま》には乗るな」と山の人はいう。治ってゆく過程を山をおりることにたとえたが、本人の自己賦活ですら、このような場合は悪循環である。まして周囲がおだて煽《あお》ることは決してよくない。といって周囲の冷淡さが、かえって患者の自己賦活をみだりに高める場合がある。そのような場合、患者は同時あるいはつぎつぎに方向の違う提案を打ち出してくるので、「一度には一つ」（〝ワン・タイム、ワン・シング〟とは小田実の標語である――自戒だろうか）というかるい抑制が必要なこともある。

その際に、たとえば「（そのことは）三週間まって同じ考えなら、そこで実行に移しても遅くはない」と話すのもよいだろう。あまり重大な決定は「もっと回復してからのほうがよく、それは、回復するにつれてもの見方が変わってもふしぎではないからだが、また、それからでも遅くない」ことを話す必要があるだろう。

回復してきたことを示そうと患者は家族に、あれをやりたい、これをやりたい、という時期がある。これは、患者が、家族に見放されまいと気を引いているのだが、家族のほうがいったん真に受けてあとで信用をしなくなったり、あるいは「あの時はああいっていたのにいざとなるとやらない」とおとしめの材料に使ったりすることがある。治療者がその間に立って交通整理をする必要があるのも、そのためでもある。

自己賦活でも、余裕感をいつも残すようなものである必要があるとしたら、外からの賦活は、より慎重である必要があるだろう。

向精神薬のうち、賦活作用の強いものはできるだけ使わずに済ませたい。休息の時期のうちに薬物の減量が行なわれるので、「大量では鎮静、少量では賦活」という向精神薬の一般法則にしたがって減量とともに、自然に、量が賦活量に近づく。それで十分である、と私は思う。破瓜型あるいは単純型といわれるものに対してパーフェナジンとチオリダジンの組み合わせを出す位が、私の賦活的用法の主なものである。

働きかけはどうであろうか。

急性期においては、強い支持や激励は苦痛である。強い安心感を与えるようなことばさえ、「副作用」がひどい。その時はその気になるが、永続しない。この安心と不安心とへの往復運動はそれ自体が新しい苦痛となるようだ。シュヴィングのように、黙ってそばにいるところから始めるのがすすめられるゆえんである。あとは、いくら鎮静、休息をめざすといっても、宇宙線のようにどうしようもなく降り注ぐ賦活因子というものはあり、それに任せてよいだろう。

私は、急性精神病状態の名残りがはっきりみられる人を、レクリエーションや作業はもちろん、ティー・パーティにすら誘う自信がもてない。「あなたは見捨てられていない」というサインさえ確実に送られていれば、患者の「自閉権」は第一に尊重されるべきであるし、それに対応するおだやかな雰囲気の部屋があるとよいと思う。現状では入院した人は、デイルームに「自分のコーナー」を確保できればよいほうであろう。経験では「ひとりになれる部屋」を設置すればつねに頻繁に利用された。通院の場合は、自分の部屋――相談屋でなく、また別の部屋へ行くために人がそこを通過しない部屋――のあることが重要である。一般に急性期の終りごろから、休息の時期において、一人でいる時に感じられる余裕感は他の人が一人その部屋に入ってきてもどこかへ行ってしまいがちなほど脆いものである。

急性期においては退屈という現象はありえないようだが、急性期が終息するころから退屈が生じてくる。順調な治療の進行は「焦慮から余裕へ」という軸の上で動く度合が強いほどよい。退屈という脇道の比重が増すことは慢性化への可能性が強まる。退屈とは、解消されない緊張とフラストレーションの上に乗っかっているものであって、余裕とは全然ちがう。そして、古くパスカルが見抜いていたように、気晴らし《ディヴェルティスマン》では結局解消されないものである。退屈している患者がなかなかレクリエーションに参加しないのもそのためであろう。

退屈を一挙にふきとばすものは上質の陶酔か上質のユーモアであろうが、いずれも質のよい交わりの中で生じるもので、さしあたり願ってもかなわないことが多いだろう。

退屈を健常者はどう解消しているか。男女によって順位は違うが、ひるね、おしゃべり、買い物、酒、タバコ、喫茶、テレビ、ラジオ、散歩、読書、ゲームといったところである。たいした妙薬はない。精神科病棟におけるタバコの需要のはげしさは、向精神薬も退屈をいかんともしがたいことを物語っていよう。*

*タバコが向精神薬の効力を三分の一くらいにまで弱めることを付記する。患者は薬に抗っているのかもしれない、そしてそれは情報と方向性の合意とが欠けているからかもしれない。

結論的にいえば、退屈に対抗する最大のものは精神療法である。逆にいえば、精神療法はそれだけの力を持ちうるし、持つようになってゆく必要がある。

よい精神療法は、時間に不安を伴わない緊張を与える。時間が、機械的に枠づけされたものでも、のっぺらぼうでもなく、メリハリのきいたものになる。そして、その中で、不安が結局は解消するような発見を行なってゆく。一般に、回復の過程は、病気をしたことのない人生には全然みられないほど、思いがけない展開やおどろきに満ちたものである。治療者も、面接のたびごとに、何がしかの驚きを味わう。慢性的治療者というか、退屈した精神科医になることを救ってくれるのは、(少なくとも私にとっては) 回復期における患者との面接である。ただ、ベッドのそばでそそくさと済ませたり、何週間かに一回では——そもそも精神療法といえるかどうか分からない場合が多いと思うが——そうは行かないだろう。そういう場合、最上の看護もレクリエーションも、患者を退屈から救わないだろう。

5

あと、少し駆け足で、残された原則の一つを述べよう。

すべての治療行為は患者に対する負荷試験の意味を持っている。*患者がいかに好ましいと思っても、その意味は変わらない。たとえば第一回の外泊は、その目的が誰にとってもはっきりしている——たとえば「病院づかれをいやすために」——必要があると同時に、その直後の本人や家族の状態とそれの時間による変化とを知ることが重要である。面会も、電話も、そうである。私は、しばしば、退院の前に、家族旅行をしてもらう。これほど、退院後の家族のまとまりと柔軟性と包容性とを判らせてくれるものはないからでもある。治療者だけでなく、家族も本人もさとるところがあるのがふつうである。

*向井のつねに強調するところ。「向井の原則」といってよいと私は思う。

すべての治療行為といった。薬も出さず、自宅での休息のみ、という場合も例外ではなく、これも負荷テスト性を持っていることはちょっと考えれば判っていただけるだろう。面接をすることも、しないことも負荷試験という面をもつ。治療行為はすべて、患者への負荷テストであることを避けられない（逆は真ではないこと、いうまでもなかろう。しかし、まったく見かけないわけでもないのだ。）そうみるところから、きめ細かなフィードバックも可能になり、患者の過去と将来に関係する信頼性のあるデータも次第に集積してくる。

まだまだ述べたいことはあるが、ここで原則という形で述べるのは打ち切って、次は、外来でやるか入院でやるか、を決める問題に移りたいと思う。

20　外来の工夫・入院の工夫

1

外来でやるか、入院でやるか、何でもないといって帰ってもらうか、――これをまず念頭に置いて、病気の正確な診断はその次だと別の科の多忙な友人が語ったことがあるが、これも一面の真理である。初診でみおとせば生命にかかわってくる病気を頭に叩き込んでおいた上で、この姿勢で診ることのほうが、衒学的なまでの診断に凝るよりも臨床的であろう。

精神科では実は「何でもない」といって帰ってもらうことはあまりない。それは、精神科にくるということが、本人なり家族なりの何らかの、時にはかすかな、ほとんど無意識的というか本能的な、危機の予感にもとづくものでありうるからである。なぜ来院したかはっきりしない単独来院で一見すこし元気のない人とか、あるいは些細にみえる身体的な訴えを告げる人などを精神科医はむしろ大事にすべきであろう。何らかの不吉な予感に動かされていることが少なくないからである。

実情は、精神科以外の医者を訪れていることが多いはずである。精神科へくるまでのいきさつを聞いてみると実によくあることだ。不吉な予感が行動につながる時は、自己の意識的吟味を受ける。この関所で「まず精神科以外へ」という結論になってもふしぎではない。

逆にいえば、精神科へくる人はかなり思い切ったところがあるはずである。「判定によっては人生の岐路になりかねない」というまでの覚悟がどこか頭のすみにあるのは、ガンの疑いで病院へ行く人と同じであろうと思う。その上に、（実はガンの場合でも機械よりも人間なのだが）「診断が大きく精神科医との問答によ る」と聞けば、どんな医者に当たるか分からない、という気持がためらいを起こさせるだろう。それを越えてくるからには、何か重大なものが彼を動かしていると考えるべきである。

こういう場合に、そそくさと抗不安剤を出して帰すことが精神科医にも意外に多い。それならば家庭医が処方して専門医へ行くように、とすすめるのと同じ対応で、一段階おくれている。いや、専門医へ行くように、といわないだけ、なおわるい。といって「これは分裂病の寡症状型だ」と判定して過大な対応をするのもどうかと思われる。（この判定はいちばん困難で慎重を要するものの一つである）。おそらく、恐怖を起こさないようにしつつ、丹念に心身を診察し、睡眠障害と便秘があれば十分に対処しつつ、最大のポイントは「いつでもこちらの窓を開けておく」旨を伝えることだと思う。そして「何でもなければそれよりよいことはないのだから、それを教えに（たとえば）一週間後またきて下さい」ということも忘れないようにしたい。これは「マイルドな危機管理」であり、少なくとも孤独感の軽減に力があると思う。

ついでにいえば、短期の危機の一つの尺度は睡眠障害であり、やや長期的に続く危機の尺度は体重変動である。そして前者は、急性に不眠に至ることが多いが、やや急性の度が低くて悪夢と長くつづく浅い眠りの夜が続くこともある。これは、危機に対抗して必死にもがき戦っている姿とみえる。青年時代の危機回避の方法の一つに、一日一四、五時間も浅い眠りを続けて時には数年にも及ぶことがありうるのをサリヴァンが記述していて「女性に多い」とあるが、わが国の臨床でもときどき出あうことだ。女性に多かったのは、アメリカでも、多分、そのころは青年男性がそんな生活を送るのは承認されにくかったからだろうか。体重のほうは主に、ある時期から始まる減量であるが、まれに攻撃的な（〝ガツガツ〟）食事による増加もあると思う（しかしこれは主に回復期のことで、とがめだてするべきでないことのようだ）。

2

一般に、外来と入院の治療のどちらがむつかしいか、と問われれば、それは一般には外来がむつかしい。精神科の研修ではたいてい、外来診療の研修は二年目以後になっているだろう。そうでなくても、受持患者の退院後を外来で診ることから始めているはずだ。昔は——今でもそういうところがあると思うが——外来はシニアー・ドクターに限っていたところが多かったと記憶する。

それは、外来には想像力がとくに必要であるからだ、と思う。処方一つにしても、その効果を予見しなければならぬ程度がはるかに大きい。

だから、外来では処方はどうしても保守的になってしまう。たとえば、もうこの薬は抜いても大丈夫だろう、と思っても、なかなか処方から外せない。まちがえば、かなりの治療期間を無駄にするだけでなく、患者との信頼関係もとたんに怪しくなるからだ。

実は処方の保守性には二つの意味がある。第一は、やはり、手馴れた、効果の予見しやすい、どちらかといえば古典的な処方になってしまうということだ。むろん、量的にも天井は低くなる。

第二の保守性は、さきに触れた変えにくさである。退院後の患者の外来では、退院時の処方からなかなか変らぬものだ。だからこそ、入院中に、病状をいちばんよくコントロールする処方を見つけておかねばならない。再発にそなえて、一種か二種の薬の有効性を余分に調べておくくらいの心がけが望ましい場合もあるくらいだ。
とにかく、入院中は、何といってもモニタリングがきめ細かにできるから——そうでなくては困る——薬物については「慎重（すなわち周到な注意と考察）かつ大胆」が可能である。外来ではそうはゆかぬ。だから、退院の決定には、「退院後の患者の生活が治療者の眼に見えてくること」が一つの条件であるが、これを薬物治療的にいい直せば「退院時処方」（退院後しばらくの外来処方）が治療者の頭の中に浮んでいるという条件となるだろう。一般にこれが見えてきて、それに向って徐々に——病状改善に一歩おくれつつ——減量し、また一部を省略してゆくのが入院後期の薬物治療であるだろう。付言すれば、外来における薬物治療の保守性を大幅に補うものは、その人の薬理学的履歴をよく知っておくことであると思う。使われた薬と量だけでなく、患者にどのような心身の変化を生んだかが大事な知識である。

さて、治療とはむろん薬物治療に限らない。この保守性は外来治療全体にみられがちである。つまり、患者も「外来につないでおく」といった表現にあらわれているような形になってしまう。

むろん、これはまったく否定さるべきものではない。患者にとって外来通院は一つの社会とのつながりでもある。医者にあうだけでなく、顔なじみのナースにあうことも意味がある。待合室にいることも意味がある。（逆にいえば少なくとも待合室はそういうふうに設計され配慮されていることが望ましい。）そこは患者にとって完全ではないが社会の一縮図でもあり、時には出会いの場でもある。それから、外来通院の日は、しばしばただ一つ公認の骨休めの日でありうる。（そのようなきびしい現実に生きている患者が決して少なくないことも念頭に置くべきだろう。）

といっても、こういう外来は、患者の多大の努力によって維持されているといってよいので、慢性的に満たされない思いが患者に起こるかもしれない。「自分はほんとうは問題にされていないのだ」という思いは、患者の足をふっとある時、病院から遠のかせる。

あまりに保守的で平板な外来をつくりやすいのが、どちらかといえば精神病院あるいは主に精神病患者で訓練を受けた医者（あるいはその〝弟子〟）に多いと思う。逆に神経症圏の患者で訓練を受けた医者（あるいはその〝弟子〟）は、時には、一見無意味な軽い面接では〝悪いような気がして〟、毎回ヤマ場をつくらねば済まない強迫観念にとらわれる。こういういわゆる熱心な医者が時には、永久に動揺して止まないような不安定な患者をつくる。この患者が思い切った（時には悲惨な）行動に出ても、それを「説明」する術語が「精神医学」にはちゃんと用意されているので医者の歯止めにならない。

両者は対極的にみえるが、結局は、外来ホスピタリズムとでもいうべき状態において一つになりかねない。

3

精神科外来を比較的生き生きと維持しようとするには、いくつかの基本的な工夫が要る。

第一は、患者の日常生活がだいたい想像できることである。そのために具体的なデータを頭に入れておくのがよい。それは家族、親戚、友人の性格にはじまる。といっても〝分裂気質〟とか何とかいう精神医学の眼鏡ばかりでなくて、職人肌の人とか、押しは強いがふっと気弱になるとか、やりすぎてあとでくよくよする、とか患者と語りあえるふつうのことばで捉えたものがいい。

「うーん、また君のお母さんの凝り性が出たね」などというコメントのほうが漢語まじりよりまさること数等であろう。ついでにいえば、私にとって性格とはその人の問題のたて方と解き方の比較的変らないパターンである。それが危機の特に尖鋭化して現われるのは、危機の時には手許にいつもある手馴れた道具に訴えがちだからである。

このような面は精神科関係者の関心領域であるから、比較的とりやすいデータ、いつの間にか頭に入っているデータといえるだろう。

しかし、両親の年齢とその差、いつ結婚したか、本人が生れた時、両親は何歳と何歳、兄姉は何歳と何歳だったか、その時の家の状況、弟妹が生れた時の本人の年齢、幼い時に同じ屋根の下にいたり、よく出入りした他の家族、たとえば祖父母、父親の弟。それらの人の間の変転する人間模様――この辺のこととなると、現実に完全には知りにくいと言い訳は立つが、「忙しい」とつい省略しがちである。とくに初診の時に聞き忘れると、そのままになりやすいが、実際は、治療者を信用するようになってから「実は……」ということが少なくない。

このような人間的環境をまとめる要素として、宗教、おのおのの趣味のほかに、住居、居住地の雰囲気、両親の出身地も利《き》いてくる。住居は、とくに家の見取り図を教えてもらうとよい。そして、誰と誰とが同じ部屋で寝るかも。(むろんことわる権利はあることも告げた上でだが。)時には思いがけない組み合わせで寝ているのが家族というものである。母と次男が同室でねて、父親は娘の二段ベッドの上段にねていたり(長男は下宿)。家族は国家よりも都市よりも古いだけに、どの家族にも何か奥底の知れないものを感じる。居住地の雰囲気とは、たとえば昼間でも蚊柱の立ちそうな露地裏だとか(今でもそういう所はある!)、超高層アパートとか、いった感覚で。ついでに地図で同定しておくとよい。家から外来までの経路と時間も知っておくと、患者に無理な朝起きを知らずに強いているということはなくなるだろう。

とにかく、このようなデータが次第に頭に入ってくると、家族は全体として、家系図のようなものでなく、〝おみこし〟のような、格子状の柔構造として頭の中に像をむすぶようになる。実際、家族は〝おみこし〟のようなもので、重荷を荷いながら前進している。力は一見平均しているようだが、一人が力を抜くと他の人たちの肩にかかる力がふえる。力を入れているようでぶら下っている者もいれば、逆に「お荷物」といわれながら実は、心理的にはほとんど全体を荷っていて（つまり家族のまとめ役、調整役を引きうけていて）、日本大学家族研究グループの長年の結果に照らせば、患者は後者であることが多い。

もう一つは家族の歴史で、これは年表の形に書くと便利である。家族自身ぜんぜん思ってもみなかった関係がみえることが多い。たとえば患者にとっての重要人物の死と初潮と新築とが同じ年に起こっていること、この近接性自体がたいへん重要なデータであるけれども、家族というものに、おかかえの記録係がいるわけでないし、治療者も、この種の近接性は話をきいただけでは気がつかぬものである。時には夫婦、親子などの年表を平行させて書いたところ、実に教えられるところが多かった。

これは私の偏った態度かもしれないが、精神科でも、もう少しグラフ用紙を使ってもいいような気がする。私の偏りは、「行き詰ればとにかくグラフにプロットしてみる」という実験科学の少しの経験と、「年表さえ書ければしめたもの」という歴史学のほうの友人のことばに、なるほどと思ったことからきている。

しかし、年表を書いた上で、あらためて患者の現在から過去を眺めるようにし直す必要があるだろう。今の患者にとって過去がどう見えているか、という「眺め」――パースペクチヴである。

4

以上のことは、診療録の表紙近くのページに書いておいて、面接が進むにつれて日付を入れて書きたしてゆくのがよい。診察中の患者の変化も、年表のつづきとして加えるとよい。こうしておくと、診療記録の連続性を高めることにもなり、紹介の時に患者の許可を得てコピーすれば非常に有用である。日本の精神医療に連続性が乏しいとは林宗義氏の指摘だが、実際、大学病院にずっと通っている人ですら、これまでの診断、病状、治療が茫洋とした過去の中に消えてしまって分からない患者が決して少なくない。患者紹介の作法と技術は医者の仕事の非常に本質的な部分であるのにもかかわらず、それ以前に治療に活用性の高い過去の有用なデータがしばしば空白のままに診療がつづけられ、次から次へと別の医者に、治療機関に、引きつがれていることが少なくないのである。

しかし何よりもまず、さきの要約は進行中の外来治療において有用である。表紙に近い三、四ページと、前回の診療記録を、患者を呼び入れる前の二、三〇秒間にさっと眺めるのと眺めないのとでは面接が大違いである。患者がつめかけて忙しいからそういうことはできない、といわれるかも知れない。忙しいからこそ、この「ちらり」が必要なのである。それは不毛な時間を大幅に節約できる。どんなに忙しくても前回の診療のページを必ず見よ、とは故ヴァルター・シュルテの教えであった。私はそれを守って、「表紙に近い三、四ページ」という追加を、このついに未見の師の教えに言い足しただけである。

5

見識のある人たちには今さら何をといわれそうだが、重要なのは、面接間隔（スペーシング）の問題である。面接間隔を個々の患者についてどのように決めるか、変えてゆくか、は、その患者についてこちらがおぼろげに「見える」範囲ということでまず期間を設定し、長すぎたと思えばちぢめ、短いと思えば少し延ばし、して行くのがふつうであろう。

しかし患者の如何にかかわらず、ある目安があるようだ。一か月の間隔は、その間に起こった体験あるいは事件の量が一回の面接の持つ力をこえてしまっており、とりあげるべき事態も、たとえば三週間前のことならば、患者自身がどうにか解決していることが多く（解決していなければそれはそれでたいへん）、面接は後向きになりがちである。一般に進展は期待されず、高度に改善したのちの患者の現状維持および人生相談が主になる。（こういう時は事件の内容と並んで彼がどう処理したかを聞くことが重要で、これは精神療法的価値をもちうる。）

一般には二週間に一度がもっともよく用いられているだろう。しかし、私の狭い経験では二週間に一度だと患者は次第にふえてゆく。週に一度だとそうふえない。一週間の初診の患者数はだいたい同じで、初診の患者はひきつづいて自分で診るのが私の原則だから、週一度と二週一度ではどうも差がありそうである。週一度だとかえって一人一人の面接時間がゆっくりとれている感触さえある。二週に一度に早期にしてしまうと、外来患者がふえ、そのために診察時間がさらに短くなるか、さらに間隔をのばさねばならなくなってくる。（後者は患者が〝勝手〟にしてしまうことが多い。二週間以上は健康保険で処分できないから、のみのこしの薬がふえている証拠で、これもうれしくない兆候である。）

といっても、遠距離の人、復職復学した人には週一度はむつかしい、といわれるだろう。しかし、復職復学したあとでは、治療が重要関心事、いわばその人の主な「仕事」でなくなるから、それまでの、休んでいる期間を大事にしたい。この期間ではかなり遠い人でも、自分の「仕事」として下さい、といえば、週一回通院してくれる。

なお、私は緊急患者か、よほどの外的事情がない限り、特別の時間を予約する患者をつくらないことを原則としている。これには異論もあると思うが、特別患者という意識は患者に過剰期待を生みがちであり、治療者にも余計な力《りき》みをもたらしがちのように思う。

一日に診察できる患者には自然的限界がありそうである。私についていえば、三人目から五人目の患者をピークとして、どうも一〇人をこえると、一人一人との波長合わせができにくくなるようだ。実際はそこでやめるというわけには行かないので、私の側にもよい仕事をしていないというフラストレーションが残る。患者の側にはなおさらであろう。実際には二〇人以上になるが。

極端な波長の切り替えが必要な時、たとえばアルコール中毒患者から分裂病圏の患者、いわゆるヒステリー患者から強迫症患者への切り替えは、一過性だがほとんど肉体的なはげしい苦痛を伴う。（入院患者の場合は、診察の順序を治療者が決めることができるので、この苦痛は回避できる。）

6

外来ベッドや連日通院、それに時には往診、これらの方法を組み合わせれば、急性精神病も外来でやりとおせる。なかには、難症すぎて入院が適当でないという、ちょっと奇妙な場合さえある。

精神病院は一つの小社会として他科の病院よりも患者の相互作用が多い。その中でどうしても強い者と弱い者とができてしまい、時にはスケープゴートされる者も生まれる。これは部屋割りの工夫である程度防げはする。たとえば、同じ部屋あるいは近くの部屋に難症の強迫症患者同士を置かない。奇妙に、強い方はますます強くなって時には治ってしまうが、弱い方は症状が強まるだけでなく心身ともに弱ってきて、極端な場合は生命を早めてしまう。これを見ると「富める者はますます富み、貧しい者はますます貧しくなる」という言葉が浮び上ってくる。また、中毒の患者はあまり同情されないのだが、いつの間にか中毒患者によくみられる人当りのよさ（ヒロポンについて――立津政順）や才覚頓智（アルコール中毒）のために病院のレクリエーションなどで企画者、立案者になっている。短期的に職員はたすかるが、長期的にはたえず交渉と妥協を強いるボスをつくることになる。とくにアルコール症だが、中毒患者は「一貫してヒラを体験してもらうこと」が治癒につながる。また、何度も言うが、躁病の人が繊細な破瓜病者にとっていかに有害かをサリヴァンは説いている。

といっても、いわゆる健常者を、もし精神病院と同じ条件で生活させれば修羅場が現出するだろう。いわゆる健常者のあくの強さとでもいうべきものが集約して出るだろう。親友同士が山でキャンプをしても雨に三日も降りこめられれば小用に立つ回数の多少で争いが起こる。私は某観測探検隊の隊内新聞を持っているが、派閥化と心理的暗闘は、全国から選りすぐった隊員をもってしても相当なものである。それに比べれば精神病院の不協和音はほとんどとるに足らないくらいだ。精神病院が一つの小社会として成り立っているのは、患者の側の余儀ない「協力」があってのことであると思う。結果的にだ、といわれるかも知れないが、病院内でトラブルを起こす人と目されがちな人が、ようやく、同じ状況におけるいわゆる健常者のレベルにいるといえるとさえ思う。

といっても、これらの人々、たとえばアルコールをはじめとする中毒者、難症のうつ病者、躁病者、強迫症者などは、逆に、「病棟内少数者」としての不利をまぬがれない。精神病院は、とにかく、分裂病圏の人、それも慢性化した人中心に運営されているからである。

こうみてくると、急性精神病者も病棟内少数者といえそうである。急性患者を慢性難症の患者と同居させるところが実に多い。くり返し強調したいが、不吉な予感に満ちた急性患者は、さながら自分の未来を慢性患者の上に見てしまう。これは、そうでなくても絶望しやすい患者に強烈な刻印を残す。

現在の精神科医は、すでに大量に発生してしまった慢性入院患者の治療に対するとともに、新たに発生する患者を慢性化させないようにする、という二重の任務を世代的に負わされている。そう考えると、あらためて救急病棟の設置が急務と思われてくる。

7

現実の問題として、初診の時、外来の待合室で順番を持てる患者は、外来でやるのがよいといちおう仮定して治療を始める。例外は、環境から一度離れることが望ましい場合だが、これは初診では速断にすぎることがあって、翌日の来診を約束して帰ってもらうことのほうが多いだろう。一般に、初診の次は、翌々日くらいを約束し、「もし何か具合のわるいことがあれば明日でもどうぞ」「明日こられなかったらすべり出しはひとまず良いと思っています」と告げておく。明後日、というのは、初診の夜の睡眠が深く長くなることにかけがえない治療的意義があって、翌朝早く病院へ行くために叩き起こされることのマイナスのほうが大きいと判断するからである。

家族をはじめとする支援組織《サポーティヴ・システム》が弱い場合も例外とされるだろうが、これも速断は禁物で、話をよくきけば、一族や時には友人によって補強すれば、外来治療を維持できるほどの支援組織がつくれることが決して少なくない。

待合室では落ち着かない場合も、診察中に次第に落ち着いてきて、時にユーモアを解するならば、外来で服薬あるいは注射して鎮静効果をみてから考えても遅くないだろう。この努力が結局は外来での維持に至らず入院となったとしても、その間に起こった、患者と家族と医師との相互関係は、一般に好ましい方向のものであって、決して無駄でも不毛でもない、と私は思う。また「入院の一時性」というものはこのような努力の間におのずと示されうるものである。

8

日本の地理は一般に外来診療の発展に有利である。外来診療は公共交通機関の発達に大きく依存しているからで、米国中西部のように航空機で患者を往診治療しなければならないところでは、デポー剤にたよらざるを得なくなる。そもそもデポー剤の発達の理由はそういう事情であったらしい。

退院すればただちにGP（家庭医）の所へ戻さなければならぬイギリスのナショナル・ヘルス・サービスのギャップを埋める工夫として治療共同体などは発足したという。こういう点でも、わが国の国情は決してわるくなく、事実、外来の治療の発展はヨーロッパ諸国の多くよりも早く大きい。

朝七時からはじめて午後二時まで殺到する患者に処方箋を書きつづけているインドネシアの精神科医同僚をみていると、わが国との共通性を強く感じる。彼らとともに、われわれは、せめて、欧米とちがい、一病院数千から二万人に及ぶ巨大精神病院を発達させなかったことを喜ぶべきであろうか。

外来のほうがむつかしいと先に書いた。しかし、これは狭義の医療上のむつかしさである。入院治療には、複数の治療者の共同作業のむつかしさがある。また外来は時代とともに敏感に変化し対応できるけれども、病院は建物も組織も、いったんできたものを変えることはたいへんむつかしい。そのうえ、依然としてひどいアンダースタッフ（定員以下の職員）で運営されている病院が少なくない。見学に行った外来者に患者が口々に訴えるならば、何を訴えても、それはだいたい治療不飽和の病院である。治療的に飽和している病院では、外来者は遠巻きにうさんくさい奴としてみられる。（これを「村田（友部病院医師）の定理」と呼びたい。）それが自然なのだが現実はきびしい。しかも、それに馴れて、スタッフ不足感を持たなくなってしまっている場合もなくはない。

といっても、外来治療が入院治療に比べてすぐれているとするのは単純であろう。精神科に限らず、一般に入院とは「止むなくするもの」であるが、それは別にしても、よい入院治療の場合には、過去と一線を引いて新しく再生した、という感じが強く、外来治療は、どこか表面的な感じが残る。さきに述べた保守性もそのことを強めるだろう。しかし入院治療についての最近の改善は重点がリハビリテーションとケースワークにあるようにみられるが、これらは狭義の医療を代替するものでない。それはサーバンらが、ニューヨークにおける精神病患者大解放後の一〇年の追跡調査の中できびしく指摘するとおりである。狭義の、あるいは本来の治療——個別的治療——は、おそらく集団療法によってさえも代替できない、核心的なものであって、逆にこの進歩あって、初めてリハビリテーションもケースワークもたやすく確実に結実するようになるはずである。そうでなければ、それは不安定な患者を何とかうまく社会の中にはめ込む器用仕事になりかねない。個別的治療は現状でもかなり推進しうるのである。隘路はおそらくまず卒前卒後の教育にあるだろう。

21　精神科医についての断章

1

精神科医についてもう少し記さねば不公平だ、とはもう少しで思いそうになるところだが、やはり思わないことにする。

なぜ思わないことにしたか、といえば、理由はひとつではないが、まず、患者は治ることができるが、精神科医はそうではない、ということである。

ということは、何も、精神科医のほうが業が深いということではない。実はそういう考えがちらりと頭の隅をかすめることがないわけではないが、それは一種の傲慢の裏返しだろうと思う。

理由は、まず第一に、ごく単純なことで、患者であることは一つの職業ではないからである。これに反して精神科医は——むろん——一つの職業である。少し気障《きざ》だが職業《メチエ》と仮名を振りたいところだ。

逆にいえば、前にも触れたとおり、患者であることを恒久的な「職業」のようにしないのも、医者の心がけるべきことだろう。病気であることは一過性の地位《アイデンティティ》であり、治療は——あそびでなく仕事だと私は患者によくいう。少なくとも君の身体は一生懸命働いているようにみえる、それは一時《いっとき》の仕事であるよ、と。すこし、いやかなり長びいてもそういう気持を患者に持ちつづけてもらうようにしたいものである。

むかしは結核病棟（今も少しは）、むかしも今も精神科病棟には、医学的には治っているし、行動的にはある程度の障害者であるにとどまっているのに、心理的、社会的に退院できない人が決して少なくない。そういう人たちを再生産しないことが、残り少ない二十世紀に生きる精神科医の一つの課題だろう。

職業《メチエ》と仮名を振りたいのはいくぶん職人的な意味合いのこのフランス語のひびきがわりと好ましいからだけでない。天職《ベルーフ》、聖職《コーリング》ではたまらないし、専門職《プロフェッション》というのも、ちょっとはばかるような気がする。なにも精神科はプロ的なところが少ない、あるいはアマ的なところが大いにあってよろしいというのではない。

しかし、どうも、同じ医者でも他科の医師はひそかに精神科医はプロ的なところが少ないと思っているのではないか、というフシがある。それも理由がないわけではない。基礎医学の人――つまり研究者だ――が宿直のアルバイトに精神科を選ぶのは（「うーむ」と唸りたいが）まず精神科であるし、精神科へと中途で転向する医者のほうが精神科から他へ行く医者より多い。これは、エントロピーの法則を持ち出さなくとも、水の高きが低きにつくがごとくといえば、なるほどといえそうである。（もっとも、私は、この理由は何も精神科のほうがやりやすいからでなく、何か、精神科には蟻地獄のような構造があって、抜けにくいのではなかろうかという気がする。ある匿名精神科医による、精神科研修医のその後十年間を追った研究（『兵庫精神医療』第二号、一九八一年）によると、精神科をやめた少数の人は、とくに精神的に健康な人と判定されるという。かなり強い意志が入用だということであろうか。）

2

私自身は、精神科医はやはりプロ的なところがなくては、第一、危っかしいと思うのである。当人にもだが、まず患者に、である。危っかしいだけでなく、端的な危険が双方にあると思う。端的な危険といった。それはこういうことの中にある。精神科医から精神科医をめぐり歩く患者がいる。昔もあったと思うが、今や精神科の用語で精神科医を論破したりしながら、何年、十何年とすごしている患者が出てきた。これは精神科医にとっては頂門の一針かもしれない。しかし、患者にとってはどうであろうか。

こういう事態もある程度は止むを得ないのかもしれない。どうしてか、どんな精神科医も、ある程度の甲羅を経れば、このような患者を引きずっているからである。十年間、患者が治らなければ、医者も患者に対して少なくともひそかに済まないと思う。しかし自分の腕の至らなさの証拠が目の前にそびえているようなもので、うっとうしくもある。十年つき合っているんだぞ、といってやりたい衝動もときどき動くだろう。こういうふうに医者がもやもやしてくると、対人関係の法則によって、相手である患者も、同じ位、あるいはもっともやもやしてきているのがふつうである。患者の側からみれば、医者のまさに裏返しで、十年診てくれているという感謝の気持と、十年診ていっこうに治らないではないかという思いとがあるだろう。さらに、自分はこの医者の面《つら》ばかりみて、あたら青春を送ってしまった、などという考えが頭をかすめるだろう。

このように相対立する考えが頭の中で衝突したり、組んずほぐれつしているのは、あまりいい状態ではない。実は十年一ふしなので、十年たっても患者が治らず、病気をうまくコントロール（うまく乗りこなすということだ）していない場合は、医者を代るほうが一般的にはよいとさえ思う。だいたいは、医者の転勤などでそれまでに治療がドロンゲームになっていることのほうが多い。だから医者は、一人の患者を三年以上は見るほうがよいと強調するほうが大事かもしれないが、それを下限とすれば上限は十年あたりにありそうに思う。十年たって医者の方で離れがたい思いがあるとすれば、それ自身が問題であるかもしれなくて、あるいはそれまでにも、医者のほうで、患者を自分のほうにひきつけておく信号《キュー》をそっと出してきたかも知れないのである。そういうキューの中では開業医が営利的な意味で出すキューがまだしもいちばん健康ではないか、と思う。少なくとも陰湿ではないからである。

3

結局、十年もたつと、医者と患者との距離があいまいになり、医者患者関係の輪郭がぼやけがちになる。医者は患者に許容的となる。たとえば、緊急でなくとも、自宅への電話を大幅に許すようになる。医者が金を患者に払うことはないようにみえるが、これは、一種の贖罪金を時間の形で患者に支払っていることだ。時は金である。(逆に診療費の安さを待ち時間で患者が支払ってきたのが日本の医療の形である。)患者のほうも妙に時間を医者からねだりとりたくなる。この事態の不健康な点は、医者も患者も、そこで消費される——患者も時間を消費していることを医者は忘れがちであるが——時間が死物であることがあらかじめ承知だからだ。緊急ベッドおよびその側で過ごされる時間のようには生きないのである。患者のほうでも、甘えるでもなく恨むでもない時間を医者のところで空費して帰ることが日課の中に組み入れられる。これは「本職患者」への不幸な第一歩だ。

どうしても何人かはそうなってしまうのかも知れない、と書いたが、そういう人をとくに多く抱えている医者とそうでない医者があることをみれば――そして同じところに長くいる医者ほどそうだというわけでは必ずしもないと知れば、――もう少しわけがありそうである。

多くの精神科医たちが二の足を踏む「患者のヴェテラン」もいるが、患者のヴェテランになってもそれは医者のヴェテランとちがって社会的承認がなく経済的源泉にもならないので、それはぜんぜんうれしいことではない。憂鬱な楽しみであればまだしもである。ところがこういう場合のそもそもの始めまでたどってみると、決してすべての場合ではないが医者の一種の勇み足が存在することがなかなか多いのである。

4

一つの極は、患者を甘くみた場合あるいは病気にたかをくくる場合である。ああ、こういう患者は前にもみた誰それにそっくりだ。あの通りやればよい、とか。典型的な何病さ、とか。こういう場合は、治療関係に入るための初歩的な合意が大幅に省かれがちである。私は、省かれたものが、精神科医の本領ではないとされがちな身体診察であっても、どうも長期的にはよくないような気がしている。

一般に患者を甘くみることはたいへん高くつくと思っておかねばならない。請求書がもし廻ってこなければそれは――たいていそうなるのだが――他の医者が代りに払っているのである。少しぐちりながら……。

もう一つの極は、患者に医者が、ふつう以上の熱意と関心を抱く場合である。いろいろな場合がある。いちばん単純なのは、何か論文か著書の種にしようと思う場合である。これがまだしもいちばん害が少ないと思うが、それでも無傷ではとうてい済まないので、〝みごとな〟症例報告の種になった患者のその後は、一般に、他の患者より良くないといってさえよいと思う。一つの治療法を発見するきっかけになった患者となると、さらにもう少し危いのではないだろうか。こういうことの対象になるのは、少なくともかなりの被曝量の注意を余分に受けることである。私は「データを揃えるために何かをすることを自分に禁じる」という戒律を、この職業に入るごくはじめに樹《た》てた。（おそらく、ウィルスという極微の虫から人間相手の仕事に移ったからであろう。）たとえ、そのために、いろいろな欠陥が生じても、である。（ロールシャッハ・テスト一つでも、不適切な時期に行なわれれば、一個の精神を破壊するほどの力を持つことを、ぜひいっておきたい。）

これがいちばん単純な場合である、というのは、表裏のない医者のエゴイズムだからである。もう少し陰微なのは、医者が患者個人に寄せる関心である。勇み足の中には、医者が患者の知的魅力や創造力の可能性、美貌、魅惑あるいは人となりとしかいいようのないものにうかうかと参った場合が決して少なくない。

5

患者が医者の関心を引こうとするのは、一般には無理のないことだ。多くは、症状を訴える、という形でなされる。これは医者の匿名的な医者性――医者の個性や私生活は度外視されているということだ――に訴えていることである。その限り、一般に患者医者双方にとって安全である。だからこそ医者のほうも白衣を着て科学者的中立性を相手に示そうとするのだろう。（白衣は消毒されていないので白衣を着る科学的理由はまったくない。）

だが、一般に、それだけでは十分に医者が注意をむけてくれないかも知れない、という不安が公衆に存在する。私は、一般に思われているほど医者の側ではそうでないといいたいのだが、いってよいものであろうか。とにかくいちばん単純な方法は名刺と贈り物である。

しかし、少なくとも精神科においては、有力者の名刺の数が多いほど治り方はすっきりしないといってよいと思う。贈り物も同じである。いずれも、とくに治療の初期の害がいちじるしい。医者の公平な判断をにぶらせ、ひいきのひき倒しにしがちであるからであろう。また、患者が、誰それの紹介であるからには、あるいはかくかくの物をあげてあるからには、と、肝腎の、ぜひしてもらわねばならないがあまり楽しくはないことを、省いたり、そっと手を抜いてもふしぎではないからであろう。

医者は名刺をもらったら直ちに忘れるのがよいと思う。贈り物は、返せなければ、寄付するか、ひとにあげてしまうのがいちばんであろう。それを何かの形で患者の家族に告げておく。（ほぼ決定的な治療終了の時は例外で、これは終結儀式の意義がある場合があるが。）まあ、一般にもらい物をいろいろと身につけて歩くのはいい趣味ではないだろう。

このことの延長として、まことに気の毒だが、有名人や医者は、病気が治りにくいということがある。とくに医者同士は、医者役のほうも、患者役のほうもかなりのストレスになるようで、ほんとうは、自分の勤めていない、自分をあまり個人的に知らない病院に行くのがよいだろう。もっとも、精神科以外では、この気づかいは、自分の勤めている病院の治療を信頼していないと誤解される恐れがある。精神科では、個人的事情を他の科よりも多く聞くためもあり、できるだけ他系列の病院にゆくという原則にしたがっている（精神科医が精神科の病気になった場合はとくに）ようだが、精神科医である年数が増えるにつれて、名が知れてきてだんだんこれがむつかしくなる。（一般に一部の患者を特別視しないことがよいので、外的な事情以外の理由で、特別の診察時間を設けたりすると治りがわるくなる。アポイントメント方式にするなら、受持患者全員をそうするのがいちばんよい。）

6

精神科では、これもまだまだ単純な場合というべきであろう。〝ヴェテラン患者〟ということばはあまりいい感じがしないが、とにかくそういわれがちな患者の一部は、精神医学にかなり精通していて、そのこと自体は、精神科の一般向きの本の多くは何となく脅迫じみた表現が少なくなくて、患者が読んで役に立つ精神医学の本がめったにないという（このごろ少しは改善された）事情を除けば、別にとりあげるほどの問題ではなさそうに見えるが、ややこしくなった例は、よく聞いてみると、医者と患者が一種の知恵くらべをした形跡があることである。

それも、医者が三次方程式を解いたり、詩をひけらかしたりするのはまだ罪のないほうで、これが患者を恐れ入らせようとしてなされるのは、医者自身にどこか劣等感があるからだろうが——精神科医にはこういうものにあこがれながら自分の才能の乏しさをさとって医者になった者がわりと多いのではないだろうか——、患者がしばしば試みる、自分の当面している行きづまりを知的に超脱してしまうことで乗り越えようとする幻想を刺激しなければ、あるいは患者の隠れた痛手に塩をすりこまなければよく、まあ稚気に属するかもしれない。決しておすすめできるわけではないが——。

しかし、話題が精神医学の知識や現在使っている方法の妥当性になると、かなりの医者がむきになる。この点では精妙な学説を中途半端に知っている医者が患者をもっともひどく誘惑する。医者への挑戦に向って誘惑するのだ。一般に、日本の精神科医は、欧米よりも術語を使わず、ふつうのことばで患者に話そうとする、よい習慣を持っているように思う。ますますその方向にわれわれの精神医学を磨いてゆくのがよいと私は思っている。さもなくば医者と患者が一種の隠語で話し合っている特殊な世界ができあがってしまう。

このような二人の世界がいつまでも調和的に、外界と無関係に漂ってゆけば好都合だろうが、そうは問屋がおろさなくて、医者は専門家の看板をむき出しにし、患者は医者のことばの不整合性やあいまい性を鋭く突いたり、診断名の定義を突然求めたりして、うやむやになるか、話別れに終るか、半ばペダンティックな、半ば剣闘士のような関係がつづいてから（この関係はまったく治療的でないので）患者の病状が悪化したりする。すると、医者は一般にもっとむき出しの手段に訴えるので、それに訴えないわけにゆかなくとも、患者のほうでは、医者はいよいよ柔和な紳士の仮面を脱いで本性を現わしたなと思う。思われてもしかたないであろう。

7

患者が創造性を示すようにみえたり、優雅、美貌その他何であっても同じである。慢性的にきわめて憎悪的になっている関係の源をさぐると、当初は、きらめくばかりの〝美しい〟医者患者関係だったことが少なくない。「ヒューマニズムに溢れた」医者が「やりがいのある」患者を「自分こそ助けられるのだ」と意気込んでいることが多い。それは残念ながら、ひいきのひき倒しに終りがちだ。倒された方は二重に医師をうらむか憎む。むろん、すべてではない。こういうことにもかかわらず、というべきか、成功する例があって、そのあとの患者がとくに気の毒だというべきだろう。

これらを逆転移というのはやさしいが、このことばも、単なるレッテルに終ったり、医者が一種の居直りを行なう道具に使われたりするので控えたい。神田橋條治によると、「逆転移分析が念頭にのぼるだけで、その治療は危《あや》うい」という。山口隆によると「アメリカ（具体的には、氏の学んだマサチューセッツ精神衛生センターだろう）では患者のことを病院を出てからも考えているようなら、別の医者と交代せよと教える」という。これなど、日本では美風とされないだろうか、――「四六時中患者のことが頭から離れない医者」という像は。しかし、それは医者の視野を狭め、歪め、（くり返しいうが）ひいきのひき倒しに終るのだ。

8

人はなぜ精神科医になるのだろうか。おおむねは他の職業以上に深刻に考えてなるわけではないだろう。少しぐらい考えても、現実は、なる前に想像したようではぜんぜんない。これはどの職業についてもいえることかも知れない。

あまりの使命感はかえって困りものかも知れない。余分に無償の努力をすることは決して好ましい結果をもたらさない。第一、それは一種の圧力である。患者の側は債務感をもつ。また、無償の努力には異議苦情はいいにくい。かつての無給医に患者は文句をいいにくかった。給料が支払われていると知っていると、患者はいろいろなことを訴えやすくなるだろう。

何ごとにでもつきものかも知れないが、精神科医であることにはリスクがある。患者に対するリスクと自分に対するリスクである。

患者に対する端的なリスクは、和歌山の精神科医津本一郎氏の唱える「カリスマ症状群」に医者が罹ることだろう。

津本氏は卓抜にもクルト・シュナイダーのいわゆる「分裂病の一級症状」を裏返しにした。たとえばこうなるだろうか。患者は「思考が吹き込まれる」という。カリスマ者は「自分の思考を人に押し込む」。患者は「自分の思考を抜き取られる」。カリスマ者は「他者の思考を奪う」。患者は「自分をとがめる声を聞く」。

カリスマ者は「他人をとがめる声を放つ」。患者は「外部から自分が操られる」。カリスマ者は「自分が他者を操る」。患者は「幻影を抱く」。カリスマ者は「他人に幻影を抱かせる」。患者は「被影響体験をもつ」。カリスマ者は「他人に影響を与える快適な体験を自覚する」。等々。

患者とカリスマ者とは鏡像関係にある。あるいは符合が逆といおうか。津本氏は三島由紀夫を挙げておられるが、うかうかしていると患者の鏡像になりやすいのは第一に精神科医ではなかろうか。患者の家族の一部にもあるかもしれないが。とにかく、こうなると、いわば「入れ子」の関係であるから進展は起こらないだろう。そして、残酷なことだが、入れ子関係にあると、一般に強い方はますます強く、弱いはうはますます弱くなる。

もしも、精神科医が患者にある観念を注入しようとしたり、患者の観念を奪おうとしたり、内面を全部分かろうとしたり、患者の前で他責的になったり、患者を操ろうとしたり、幻想を抱かせようとしたり、人格的影響を与えようとしたりするのが、いくらかでも正当であるかのように思っているとしたら、それは、公衆であろうと精神科医であろうと、誤りであり、よいことであると思っているとすれば、とんでもない錯覚である。

治療は、むしろ、この「入れ子」関係をくずすように、あるいは「入れ子」関係におちいらぬように、と布石し、話をすすめることだとさえ思う。誰それの患者であった痕跡が、ほとんど体臭のように直覚的に明らかな患者がいるが、この刻印は決して幸福な刻印ではない。この体臭あるいは持ち味には「甘えるような恨むような」ニュアンスが混っているはずである。それはカリスマ的な医者が患者を通過した証拠のようなものだ。

われわれが、患者のもつ観念にちょっと小首をかしげることはあってもよい。それは否定よりも「ふしぎだね」「ぼくは経験したことないが、さて」という留保であり、結果的には、絶対性を和らげる一種の相対化作用であり、それはそうわるい結果を生まない。しかし、自分の信念や人生訓を説いたり、逆に患者の妄想や夢を奪おうとすれば、患者は錯乱するか、いっそう妄想にしがみつくか、どちらかであろう。錯乱のほうが、まだ、治癒への道が開けているが、残念ながら、こっちのほうになるのは稀である。

患者の前で誰かの、あるいは患者自身の、責任追求を強迫的にやるならば、そこで生れる〝軍隊の内務班〟的雰囲気は患者を妄想型の方に押しやるか、萎縮させるだろう。

操作したり、幻想を与えようとしたりすることは、――一般にカリスマ者はそうだが――現実を動かして妄想に合わさせることなので、医者が妄想の中にとり込まれる可能性が高くなりそうである。影響を与えようとする場合も含めて、妄想の中でそういう医者はあまりいい役を割り当てられないだろう。一般に、患者のかたわらに静かに坐ることによる〝シュヴィング的〟影響、いわば「存在」としての、鎮静的な影響に近づくほど好ましい結果になるだろう。

9

医者自身のリスクがあることも、いわねばならないだろう。

医者が、自分はまったく自分の自由裁量のできる高みから患者に対しておれるように考えるのは錯覚である。これはいうまでもないことで、たしかに、精神科医の能力は、相手に波長を合わせて、話を聞き、筋をたどり、何が問題であり、何が決め手なのかを知ろうとするところにあるだろう。

しかし、この能力は、ひどく磨耗しやすいようである。とくに、児童の診察には、瞬発的な――まったなしの――応答能力のようなものが必要とされるので、ある年齢以上になるとたいへん苦しくなる。自然に親との面談に重点が移ったり、若い治療者の相談にのる方が主になったりする。

ある曜日は私が帰宅後どうも子供、とくに男の子に対して機械的に対応してしまうように思ったが、それは児童面接の曜日だった。男子の治療者と男子患者の組み合わせがとくにいけないようだ。このようなことは学校の先生にも起こるかもしれない。偶然かもしれないが、私の知っている指導的児童精神科医で中年に達してなお現場を踏んでいる人には、お子さんが女の子ばかりの人が目につく。

一方で、実に頻繁に波長をきりかえる能力をもった患者がいる。こういう患者には、ふしぎに医者を魅惑する力まであって、医者はふらふらになる。相手に合わせて波長をしょっちゅうきりかえていると、どうしても、相手にふりまわされる。医者をふりまわしていては、患者もよくならないので、結局、この堂々めぐりの環をどう破るかが問題になる。それは医者がしなければならないことだけれども、患者のどれか一つの波長に合わせ、それに踏みとどまることであろう。これもかなりエネルギーを要することだが、無駄な消費ではないことが慰めである。どの波長をえらぶかは、ことばの音調によるのがいちばん頼りになると思う。むろん、ブリキのように薄いものでなく、びろうどかじゅうたんのように厚く深々した音調のほうを選ぶのである。そういう波長が一つもない時は、待つか、他の補助手段たとえばアートセラピーのたすけをかりるかすることになるだろう。

10

こういうことはややこしい、として、いっさい考えないことにして行けばどうなるだろうか。一種の慢性精神科医状態とでもいうものが生じるようだ。

患者の慢性状態が区々であるように、医者の慢性状態もいろいろである。厚い粘液のむこうにいて、こちらからのコミュニケーションの手が届かない人もあるが、ふつう人間のもっている防備の皮までなくなって、緊張のふるえがこちらに伝わってきそうな人もいる。その他いろいろある。いずれにせよ、前に患者について述べたように、医者も「心の生ぶ毛」のようなものがすり切れないようにすることが肝要である。

といっても、患者からの影響が破壊的なものだけであるというのは間違いである。患者が現状から脱出したい、治りたいという意向は、受け手がいたたまれなくなる焦燥感として伝わってくることもあるが、逆に、医者への目にみえぬ建設的な刺激がおくられつづけていることが多いと思う。これは、患者の側からのキューに支えられて、そのつど、医者がやる気をとり戻しているという事態で、存外多い。いや、このキューをぜんぜん発信しない患者は、医者が気を抜くせいか、発信しないこと自体が問題なのか、順調な経過をたどりにくい。逆に、医者がとにかくある張りをもって日々の仕事をやってゆくのは、この患者のキューに負うところが大であろう。患者に支えられて仕事をしている面である。これがまったくないところでは、医者は迅速に参ってしまうだろう。あるいは、これを患者から引き出せない医者は。というのは、この私がいうキューとは、どうも、患者の精神的健康への自己賦活の示す徴候《サイン》であると思われるからである。

精神科では、他の科の患者より、あからさまにこのキューをみせられることが少ないのは多分事実である。いや、より正確には、少ないというより、低音なのであろう。

11

医者の側にも自己賦活が必要である。それはどこからくるのだろうか。

一つは、病気の起承転結がみえていることである。まったくの目鼻のない病気に対していると医者は参ってくる。私は、自分で寛解過程について目を開いてゆくようにつとめ、自分なりに段階づけをし、各段階の標徴を求めた（『分裂病の精神病理』シリーズ、東京大学出版会、第二、三、五、八、九巻の小論参照）。この方向の努力はずいぶん私に精神科の仕事をやりやすいものにしたと改めて思う。アメリカの医者の自殺率は、長く見通しのはっきりしない病気を扱っているものほど高く、精神科医を最高とし小児科医を最低とする。

もう一つの源泉は、同僚との相互作用であろう。おそらく日本の精神科医はアメリカより自殺率が少ないのではないかと思うが、そうだとしたら、日本独特の、医者のダッグアウトである「医局」という部屋の存在に負うことが多いだろう。一人一人オフィスをあてがわれる代り、そこで研究も診療も何もかもすることの多い欧米の多くの医者ははるかに孤独である。同僚と酒をのむ習性もない。

最後に、家族というものがあるだろう。牧師、教師、医師といった、ちょっと無理をしなければ、ふつうの人間の分際ではやれない仕事は、その配偶者と二人で仕事をしているようなものだ、という説をとなえる人が西ドイツにいるが、もっともだと思う。家族はいくぶん、その無理を分担していて、精神科医の間でさえかれているように、かれらの家庭から出た患者は皮一枚分くらいは治療にむつかしさが加わるようである。

あとがき

本書は、雑誌『からだの科学』に一九七八年から八一年まで連載したものに、私が八〇年まで在職した名古屋市立大学の若い友人たちの批判と協力を得て、加筆・修正を加えたものである。

「経験の書」として、江戸時代の農民たちが書き残した『農書』をたえず念頭に置いて筆を進めたが、むろん、彼らに遠く及ばないことは自ら認めるところである。「土着性」というところに多少共通性があろうか。

精神科医療を主題におし出してはいるが、それよりも少し広く、一般医療を背後に意識しながら書きすすめたつもりである。治療は患者とともにする「仕事《ワーク》」である。精神科医がよく口にする「かかわり合い」だけではいささか「おっかなびっくり」だと思う。

『からだの科学』前編集長清水長明氏は、連載回数、ページ数、内容の三つながらに大幅な自由を与えられ、また、絶えず激励された。氏なくしてはもとより本書はありえなかった。現編集長の辻佑公氏も清水氏の意向を継承して多くのわがままを許容して下さった。まず感謝したいのはこのお二人である。

協力者の滝川、中里、向井の三医師は、はじめ読者であったが、次第に、私の書いているところを補完するような内容の感想や刺激的批評を与えてくれ、ついには、とくに後半の一時期において、一部共同執筆者となった。三氏なくしては、本書は、その射程と奥行きとが、とくに後半において、格段に浅いものになったであろう。私個人としては「共著」とさえ言いたい心情であり、事情がそうならなかったのにいささかの心残りを感じる。協力者の見解によった部分は、その旨明記した。

その他、多くの方々からの支持と批判を頂いたが、ことに、連載中いかなる方かの御希望によって埼玉県下の公立二図書館が点訳あるいはテープ吹き込みの労をとられたことは、私にとって無言の励みとなった。

本書には、まだ、寛解過程から社会復帰への道を書いていないし、さまざまな病態にしたがっての接近の違いも、記していない。これを一本にまとめるには、若干のためらいがあったが、「すでに一冊の本となる分量を越えつつある」との編集者のご注意もあり、このようなものは、いずれにせよ、永久に完結しないであろう、との思いもあって、単行本にすることに踏み切った。くり返しの部分が目につくかも知れないが、続き具合を乱さずに外すことはできなかった。

この本の中に若干の新しいものがかりにあるとしても、それは付随的に生じたものである。むしろ、これは、ある人がいみじくも言われた通り、「精神医学のＡＢＣ」であって、ただ、私の努力は、語るに適しても書くに必ずしも適していないものを何とか文字にすることにあった。常識、常識以下（あるいは端的な誤り）としてできるだけ速やかに本書の内容が不要となり忘却されることこそ、むしろ著者のひそかな希いである。

最後に一言、このごろ、医学生の方々などから、精神科医になるには、どのようなコースを歩めばよいか、とよく尋ねられる。それはさまざまなコースがあるのだが、結局、精神科医は何よりもまず患者との相互作用によってつくられるのだ、ということを言いたい。このことばの含蓄を文章にするのは、また別の一冊分を必要とするであろうから、ここでは単に、この一見平凡な事柄を記すにとどめ、その相互作用がいくらかでも不幸な面を減じ、逆の面が増大することに、この本が何らかの形で有用であり、ひどくは無害でなければ、著者の望外の幸せである。

一九八二年元旦

神戸にて　中井久夫

文献・人物の覚書――編集部

1 精神病院とダムの話
中谷宇吉郎「ダムの埋没―これは日本の埋没にも成り得る」『文藝春秋』一九五一年一一月号、三二一―四七頁。

ピネル（Philippe Pinel 1745–1826）フランスの精神医学者。

エスキロール（Jean Etienne Dominique Esquirol 1772–1840）フランスの精神医学者。

サリヴァン（Harry Stack Sullivan 1892–1949）アメリカの精神科医。

林 宗義（一九二〇―二〇一〇）中華民国の精神科医。ブリティッシュ・コロンビア大学教授、東京大学特別招聘教授、東京大学名誉教授。『精神医学への道―東西文化に跨って』東京大学出版会、一九七九年。

大熊一夫「ルポ精神病棟」一九七〇年朝日新聞社会面連載、大熊一夫『ルポ・精神病棟』朝日新聞社、一九七三年（朝日文庫、一九八七年）。

2 身体のリズムと睡眠のリズム
大熊輝雄（一九二六―二〇一〇）精神科医。東北大学名誉教授、国立精神・神経医療研究センター名誉総長。大熊輝雄他「精神医学領域における睡眠および夢の精神生理学的研究―夢の縦断的研究を中心に」『精神医学』一三巻一〇号、一〇二一―一〇三〇頁、一九七一年。

遠藤四郎他「健康成人の昼間睡眠と入眠時刻の影響」『臨床脳波』一八巻一―一〇頁、一九七六年（『遠藤四郎睡眠研究論集』一一八―一二〇八頁、星和書店、一九八六年所収）。
諸治隆嗣：生化学者。
サリヴァン：前出。
中井久夫『分裂病と人類』東京大学出版会、一九八二年、新版、二〇一三年。
臺　弘（一九一三―二〇一四）精神科医。群馬大学教授、東京大学教授。坂本医院。

3

回復のリズムと治療のリズム

ウィーナー（Norbert Wiener 1894–1964）アメリカの数学者。鎮目恭夫訳『サイバネティックスはいかにして生まれたか』みすず書房、一九五六年、新装版、一九八三年。

ヴァイスゲルバー（Leo Weisgerber 1899–1985）ドイツの言語学者。

バリント（Michael Balint 1896–1970）マイクル・バリント、中井久夫訳『治療論からみた退行―基底欠損の精神分析』金剛出版、一九七八年。

アショッフ（Karl Albert Ludwig Aschoff 1866–1942）ドイツの病理学者。

ラボリ（Henri Laborit 1914–1995）フランスの外科医。Réaction organique à lágression et choc. Masson & Cie. 1952.

ロバート・ワーテンバーグ（Robert Wartenberg 1887–1956）アメリカの神経学者。佐野圭司訳『反射の検査』医学書院、一九五六年。

中井久夫「描画をとおしてみた精神障害者―とくに精神分裂病者における心理的空間の構造」『芸術療法』三号、三七頁、日本芸術療法学会、一九七二年。

中井久夫「精神分裂病状態からの寛解過程―描画を併用せる精神療法をとおしてみた縦断的観察」（宮本忠雄編）『分裂病の精神病理2』一五七―二一七頁、東京大学出版会、一九七四年。

清田一民「薬物療法下における分裂病者の異常体験の消褪過程と心身不全感」『精神医学』一八巻五号、五〇一—五〇八頁、一九七六年。

清田一民「分裂病の原発症状—感性と知性の相補性の喪失」『分裂病の精神病理8』三一—六四頁、東京大学出版会、一九七九年。

永田俊彦「精神分裂病の急性期症状消褪直後の寛解後疲弊病相について」『精神医学』二三巻二号、一二三—一三二頁、一九八一年。

高茶屋病院中国精神病院訪問記：詳細不明。

岩瀬正次他「新入院患者のための開放個室病棟」『病院精神医学』一一巻、一二三—一三〇頁、一九六五年。

4

治療の滑り出しと治療的合意
中井久夫「分裂病の発病過程とその転導」（木村　敏編）『分裂病の精神病理3』一—六〇頁、東京大学出版会、一九七四年。

中井久夫「奇妙な静けさとざわめきとひしめき—臨床的発病に直接先駆する一時期について」（中井久夫編）『分裂病の精神病理8』二六一—二九七頁、東京大学出版会、一九七九年。

ヘッカー（Ewald Hecker 1845-1906）ドイツの精神医学者。「Die Hebephrenie Ein Beitrag zur klinischen Psychiatrie (Virchows Archiv, 52: 394-429,1871) 赤田豊治訳・解説（古典紹介）」『精神医学』一六巻五号、五〇五—五二四頁、一九七四年。渡辺哲夫訳『破瓜病』星和書店、一九七八年。

サリヴァン：前出。

神田橋條治（一九三七—　）精神科医。伊敷病院。

近藤廉治（一九二八—　）精神科医。南信病院院長。『あなたはどこまで正常か』（共著）三一新書、一九六四年、『開放病棟—精神科医の苦闘』合同出版、一九七五年。

土居健郎（一九二〇―二〇〇九）精神科医。東京大学名誉教授。『精神療法と精神分析』金子書房、一九六一年。

5

服薬の心理と合意

星野　弘（一九四五―　）精神科医。星野メンタルクリニック院長。『分裂病を耕す』星和書店、一九九六年。

セント・ジェルジ（服部　勉訳）『生体とエネルギー』みすず書房、一九五八年。

飯田清二：麻酔科医。

ルリーシュ（René Leriche 1879-1955）フランスの外科医。La philosophie de la ch.rurgie Flammarion, Paris, 1951.

6

発病の論理と寛解の論理

井村恒郎（一九〇六―一九八一）精神科医。国立精神衛生研究所心理学部長、日本大学名誉教授。

オイゲン・ブロイラー（Eugen Bleuler 1857-1939）スイスの精神医学者。

サリヴァン：前出。

ファン・ヘルモント（Jan Baptista van Helmont 1579-1644）フランドルの医師・化学者・錬金術師。

イェッシング父子（Rolv Gjessing, Leiv Gjessing）ノルウェーの精神科医。

ビェルクネス父子（Vilhelm Bjerknes, Jacob Bjerknes）ノルウェーの気象学者。

ウィーナー：前出。

クラウゼヴィッツ（Karl Von Clausewitz 1780-1831）プロイセンの軍人、軍事学者。清水多吉訳『戦争論　上・下』現代思潮社、一九六六年（中公文庫、二〇〇一年）。

7
治療のテンポと律速過程
木村　敏（一九三一―　　　）精神科医。京都大学名誉教授、河合文化教育研究所所長。
土居健郎：前出。

8
急性精神病状態――心理的なことから
サリヴァン：前出。

リュムケ（Henricus Cornelius Rümke 1893-1967）オランダの精神医学者。

シュルテ（Walter Schulte 1910-1972）ドイツの精神医学者。飯田　眞、中井久夫訳『精神療法研究』医学書院、一九六九年（改訳版、岩崎学術出版社、一九九五年）。

神田橋條治：前出。

ジョン・E・リード（小中信幸訳）『尋問の技術と自白』日本評論社、一九六六年。

河合隼雄（一九二八―二〇〇七）心理学者・心理療法家、文化庁長官、京都大学名誉教授、国際日本文化研究センター名誉教授。文化功労者。

「分裂病のはじまりの解説映画」詳細不明。

『詩人と一角獣』詳細不明。

カフカ「孤独の三部作」『失踪者』『審判』『城』。

オーソン・ウェルズ『審判』一九六三年。

クレー（Paul Klee 1879-1940）パウル・クレー『まだ手さぐりの天使』。

岸本英夫『死をを見つめる心―ガンとたたかった十年間』講談社、一九六四年（講談社文庫、一九七三年）。

サリヴァン（中井久夫、山口直彦訳）『精神医学の臨床研究』みすず書房、一九八三年。

時実利彦（一九〇九―一九七三）生理学者、東京大学名誉教授。『人間のからくり』毎日新聞社、一九五九年。

サールズ（Harold Frederic Searles 1918–　）アメリカの精神分析家。

中井久夫「リュムケとプレコックス感」『季刊精神療法』三巻一号、八一―九二頁、一九七七年。

シュヴィング（Gertrud Schwing 1905–1993）スイス生まれ、オーストリアの看護師。小川信男、船渡川佐知子訳『精神病者の魂への道』みすず書房、一九六六年。

中井久夫「アメリカにおけるサリヴァン追認（2）」『みすず』一九七九年六月号、二九―四四頁。

中井久夫「アメリカにおけるサリヴァン追認（1）」『みすず』一九七九年五月号、一六―三〇頁。

神津善行「会話の中の音程（連載・神津善行の音楽の落とし物）」『週刊朝日』一九七九年七月一三日号、四七頁。

中井久夫『分裂病と人類』東京大学出版会、一九八二年、新版、二〇一三年。

9　急性精神病状態――生理的なことから

ブランケンブルク（Wolfgang Blankenburg 1928–2002）ドイツの精神医学者。

中井久夫「奇妙な静けさとざわめきとひしめき―臨床的発病に直接先駆する一時期について」前出。

10　診断・分類・初期治療

笠原　嘉（一九二八―　）精神科医。名古屋大学名誉教授、桜クリニック名誉院長。『精神科医のノート』みすず書房、一九七六年。

木村　敏：前出。

中井久夫「分裂病と人類―一つの試論」（安永　浩編）『分裂病の精神病理6』二四三―二七六頁、東京大学出版会、一九七七年。

山村　靖：精神科医。

安永　浩（一九二九―二〇一一）精神科医。東京大学医学部附属病院分院神経科助教授。

臺　弘「解説」（臺　弘編）『分裂病の生活臨床』一―七頁、創造出版、一九七八年（新装版、二〇〇四年）。

中井久夫「リュムケとプレコックス感」前出。

ヘルマン・ジーモン（栗秋　要他訳）『精神病院における積極的治療法』医学書院、一九七八年。

コンラート（Kraus Conrad 1905-1961）クラウス・コンラート、西園昌久監修、吉永五郎訳『精神分裂病―その発動過程』医学書院、一九七三年（新訳、山口直彦、安　克昌、中井久夫訳『分裂病のはじまり』岩崎学術出版社、一九九四年）。

バリント：前出。

ヴィトゲンシュタイン（Ludwig Josef Johann Wittgenstein 1889-1951）オーストリア生まれの哲学者。

ドブジャンスキ（Theodosius Grygorovych Dobzhansky 1900-1975）ロシア生まれ、アメリカの遺伝学・進化生物学者。

冲中重雄（一九〇二―一九九二）内科医。東京大学医学部第三内科教授。一九六三年三月四日最終講義「内科臨床と剖検による批判」にて教授在任中の誤診率を一四・二％と発表。

11

治療を決めるもの

加藤正明（一九一三―二〇〇三）精神科医。東京医科大学教授、国立精神衛生研究所所長。『競争社会の心理学』講談社現代新書、一九六九年。
安永　浩：前出。
土居健郎：前出。
小倉　清（一九三五―　　　）精神科医。クリニックおぐら院長「治療的視点から」『精神医学』一九巻一二号、一二七七―一二八三頁、一九七七年。

12

入院治療を決めるもの

サリヴァン：前出。

コーディル（William Caudill 1920-1972）ウィリアム・コーディル、アメリカの医療人類学者。The Psychiatric Ward as a Small Society." Cambridge : Harvard University Press, 1958.

パーキンソン（Cyril Northcote Parkinson 1909-1993）英国の歴史学者、政治学者。森永晴彦訳『パーキンソンの法則』至誠堂、一九六一年。

中根千枝（一九二六―　）社会人類学者。東京大学名誉教授。『タテ社会の人間関係―単一社会の理論』講談社現代新書、一九六七年。

林　宗義：前出。

神田橋條治：前出。

『ミクロスコピア』藤原一枝：詳細不明。

13

往診のすすめ

青木典太、遠藤四郎、中井久夫「往診マニュアル」『治療の聲』一巻一号、一一九―一二三頁、一九九八年。

シャルコー（Jean-Martin Charcot 1825-1893）フランスの神経病学者。

ブランシュ・ヴィトマン（Blanche Wittman 1859-1913）ヒステリーの「本職患者」。

エランベルジェ（Henri Frédéric Ellenberger 1905-1993）カナダの精神医学者。エレンベルガー（木村　敏、中井久夫監訳）『無意識の発見―力動精神医学発達史（上・下）』弘文堂、一九八〇年。

14

精神病院開放化の視点変換

中井久夫「分裂病の慢性化問題と慢性分裂病状態からの離脱可能性」（笠原　嘉編）『分裂病の精神病理5』

三三―六六頁、東京大学出版会、一九七六年。

中井久夫『分裂病と人類』前出。

ジュリアン・ハクスリ（Sir Julian Sorell Huxley 1887–1975）イギリスの進化生物学者。Huxley, J., Mayr, E., Osmond, H. & Hoffer, A.：Schizophrenia as a Genetic Morphism. Nature 204: 220–221, 1964.

15 気働き文化の力
河合隼雄：前出。
土居健郎：前出。
木村　敏：前出。
アレクシス・カレル（Alexis Carrel 1873–1944）フランスの外科医、物理学者。杉　靖三郎、大竹健介訳『生命の知恵』日本教文社、一九五七年。

16 急性精神病状態の治療原則――家族への援助
本書は『からだの科学』八二号（一九七八年七月号）から一〇二号（一九八一年一一月号）まで三年半、二一号にわたって連載された「社会と精神医学の接点」を単行本化したもの。

山中康裕編『中井久夫著作集・別巻1　風景構成法』岩崎学術出版社、一九八四年。

森　鷗外『阿部一族・舞姫』新潮文庫、一九六八年。

クラインマン、林『中国社会における正常と異常』ライデル社、一九八〇年。

フロム‐ライヒマン（Frieda Fromm-Reichmann 1889-1957）ドイツ生まれ、アメリカの精神科医。

テレンバッハ（Hubertus Tellenbach 1914–1994）ドイツの精神医学者。

17

急性精神病状態の治療原則——患者への援助（1）

神田橋條治：前出。

土居健郎：前出。

中井久夫「リュムケとプレコックス感」前出。

シュルテ：前出。

イワン・イリッチ（Ivan Illich, 1926-2002）は、オーストリアの哲学者。金子嗣郎訳『脱病院化社会—医療の限界』晶文社、一九七九年。

安永　浩：前出。

原田憲一（一九二九—）精神科医。信州大学教授、東京大学教授。慶神会武田病院。

18

急性精神病状態の治療原則——患者への援助（2）

サリヴァン：前出。

大森健一（一九三五—）精神科医。獨協医科大学名誉教授。

高江洲義英（一九四七—）精神科医。いずみ病院院長。

町沢静夫（一九四五—）精神科医。町沢メンタルクリニック院長。

19

急性精神病状態の治療原則——患者への援助（3）

サリヴァン：前出。

安永　浩：前出。

シュヴィング：前出。

20

外来の工夫・入院の工夫

サリヴァン：前出。

シュルテ：前出。

立津政順他「中毒による神経精神障害の脳波について―水俣病・一酸化炭素中毒・サイクロセリン中毒・ヒロポン中毒の脳波の比較」『熊本医学会雑誌』四二巻三号、三七一―三七八頁、一九六八年。

「村田の定理」：詳細不明。

21

精神科医についての断章

『兵庫精神医療』二号、一九八一年：詳細不明。

神田橋條治：前出。

山口　隆（一九三〇―　　）

津本一郎『天才と狂気―学としての病跡学のために』金剛出版、一九八二年。

クルト・シュナイダー（Kurt Schneider 1887-1967）ドイツの精神医学研究者。

三島由紀夫（一九二五―一九七〇）小説家・劇作家。

シュヴィング：前出。

以上、文献参照の手がかりとして、各章登場順に文献および人物名等を列記した。また全編をとおして、東京大学出版会『分裂病の精神病理』シリーズ所収の中井論文（とりわけ前出の五論文）、および中井訳サリヴァン邦訳書、みすず書房を参照のこと（編集部）。

協力者たちの断章

三〇年後のあとがき

本書の『からだの科学』誌への連載は、わたしが大学での研修を終え、単科精神病院に勤めていたその期間とちょうど重なりあっている。駆け出しの病院勤務医にとって、この連載は大きな支えとも力ともなった。

統合失調症をはじめ精神病者を、脳が障害された個体、それゆえ通常の人間のもつ理性や感情や意志の彼岸にある了解不能な存在とみなして、人間的な扱いを軽んじていた旧来の精神医学への反省と批判が強く燃え上がったのが六〇年代半ばから七〇年代はじめで、その余熱が残っていた時代だった。この反精神医学運動は、おりしも大学紛争と共振して混乱も多々生んだとはいえ、精神医学の世界に自由でヴィヴィッドな空気を残した。その空気のなかでわたしは臨床の第一歩を踏み出していた。

病者である前にひとりの人間、病院収容ではなく地域の中で、治療的配慮を第一に。こうした理念や理想と、二〇万人を越す慢性長期入院患者という現実とのギャップをどう埋めてゆくのか、それが精神病院勤務医のまずぶつかった課題だった。本書が、「ダムの話」から始まっているのは偶然ではない。

この課題を前に、米国の精神病院の入院期間の短さと日本のそれの長さ、米国での精神科病床数の急速な削減と日本におけるその立ち後れが強調され、米国モデルの脱病院化キャンペーンが張られた時代だった。けれども、大学紛争世代のわたしは、どんなよき理念であれ、強力な理念が一方ではらむ欺瞞や破壊性を目にしてきた。理想視された米国の病院解放も、受け皿なしに患者を病院の外に押し出して大量の自殺者やホームレスを生み出した「改革」で、医療コスト削減こそ真の動機だった事実がやがて見えてきた。いまやグローバル化の道を歩む米国精神医学の先進性や臨床性を、わたしは密かに深く疑っていた。

もちろん、理念や理想にまったく欠けた世界がよい世界とは思えない。「精神医学はかくありたい」という理念や理想が、欺瞞や破壊に陥ることなく、現実の患者ひとりひとりに実際に役立つ内容性をもちうるためには何が必要か。本書はその問いに答えるもので、「覚書」という表現のかたちがそれを可能としている。本書が多くの人々に読み継がれてきた理由は、ここにあると思う。

本書中にわずかながら拙文も混ざっている（その縁でこのあとがきを執筆したわけだ）。勤務先の病院で病棟開放化の動きが生まれて、具体的にどう手をつけるか、職員めいめいが自分なりの考えやプランを提出しようという話になった。そのときのレポートが、たまたま中井先生の目にとまり、それを元に執筆することになったのが「病院開放化の視点変換」だった。雑誌連載時に書かせていただいたのはこの部分だけで、それ以外は本にまとめられる段階での書き込みである。読み返せば青臭い文章もあるけれども、当時の自分、当時の時代を映し出しているものとして、新版に際して加筆修正はしなかった。

（滝川一廣）

精神医学を治療本位に変えた医者

中井久夫氏はわが国の精神医療を変えてしまった。それまでは、精神医学に限らず内科学にせよ眼科学にせよ、すべての科目の教科書は、国内外を問わず疾患の成因や病理の記述に厚く、治療については付け足しのように書かれているに過ぎなかった。

中井氏は常々それを嘆いておられた。だから氏の記述の最重要論点は常に治療論であり、成因論や精神病理学的論考は、治療論を導くための助走に過ぎない。

これまでの治療論は「こういう経験をしました」という素朴な記述が多く、理論的考察に薄いため、それらが大変な努力の産物だったとしても、他の治療者の行動パターンを変えてしまうほどのインパクトはなかった。

治療論と精神病理学をバランスよく展開したのが中井氏である。先行者がいるとすれば、中井氏が私淑したH・S・サリヴァンくらいだろう。氏は翻訳不能といわれたサリヴァンの悪文の邦訳をなしとげた。また、詩的ともいえる言語センスでもって「心のうぶ毛」、「本職患者」、「医者を処方する」といった表現を精神病理学にもちこんだ。これらは精神科臨床にたずさわっている者には一撃で理解できる言いまわしだった。

今でもそうだが中井氏は雑談を好まれる。私たちは医者になったハナから、中井氏との雑談をとおして「精神医療とは微に入り細を穿って患者をサポートするものだ」と思い込んだ。幸せなインプリンティングだったかもしれない。氏の言行一致の態度が説得力を増幅した。中井氏以前の精神科治療の多くがもっと大雑把なものだと知ったのは、あとになってからである。

私が中井氏の論文で初期に感銘を受けたのは、じつは寛解過程論ではなく、「世に棲む患者」(『分裂病の精神病理9』東京大学出版会、一九八〇年所収)である。世間で統合失調症者がどのように生きているかが考察されている。患者はべつに病院だけにいるわけではないのだと、目から鱗が落ちる思いがした。

現在は名著といわれ、外国語訳も予定されている『分裂病と人類』(一九八二年、二〇一三年新版化)は、壮大な構想に驚嘆したけれども、当初は一流の学者にさえ理解されなかった(できなかった)。とはいえ、本書『精神科治療の覚書』が雑誌『からだの科学』に連載されていたころ（八二〜一〇二号、一九七八年七月〜一九八一年一一月）、私が本書をきちんと理解できていたかどうかは疑わしい。それは私のコメントが微妙に的を外していることからもわかる（コメントはあえて修正していない）。

近年、中井氏の臨床手法が精神医療の「作法」といわれるようになってきた。だが自論だけが精神医療界全体を覆うことは、決して中井氏の本意ではないだろう。氏はあらゆる臨床手法に寛容な人である。

（中里　均）

寛解過程論を支えにした三八年間

中井先生に教えを受け、そののち大学病院を離れて三〇年以上が経過した。愛知県内の総合病院で一〇〇病床以上を有する精神科は最後に二つ残ったが、私はそのうちの一つを担当し、平成二四年まで二九年間勤め上げることができた。この間、統合失調症の治療と一般科の協力を得た合併症患者の治療に明け暮れたが、なんとか統合失調症の治療にそれなりの結果を出し一〇〇病床を維持できたのは、ひとえに臨界期を越えるための治療戦略に支えられたものと考えている。

現在も心理的寛解過程の多くが心に残っているというか、そのことを反芻している。

患者が急性状態から臨界期を迎え、寛解前期に至り社会に棲む人になった後も、医療スタッフ・家族は同じスタンスでありたいと考えている。シュヴィング的というか、母性的でしかも押しつけがましくなく、自我圧力的でなく見守ることである。急性の自我破綻状態の人に接するには、言語が届く信頼性は極めて不完全であることを十分に弁え、母性的雰囲気が大切である。幻覚や妄想に対しては〝私には不思議だね〟と粘り強く小声でゆっくり繰り返すことである。

思い起こせば、意を同じくし、女性患者に添い寝をしてくれるスタッフにも恵まれた。

自明性の喪失について、アンネは母親が後ろだてになってくれると自明性が現われてくると述べている。実際、半年にわたり虚空に向かって叫び続けた思春期の女性を、母親が古い薄暗い隔離部屋を個室として使用し付き添ってくれた例がある。私の退職時、その人は三〇代半ばになり統合失調症の特徴を残していたが、再燃入院はなく社会参加していた。当時の尾西病院の精神科病棟では付き添い入院が可能であり、家族はベッドサイドの面会も可能であった。平成一四年改築後には、閉鎖、開放それぞれ五〇床の男女混合病棟で個室も増え、さらに自由になった。ただ、幼い子供の同伴は遠慮願った。

ここからのことは、このエビデンス精神医学の時代、個人的感想と前置きしておく必要がある。当時から、門前の小僧習わぬ経を読むだったが、木村先生の臨床診断治療学に強い関心を持っていた。イントラフェストゥム・非定型精神病概念と抗てんかん薬（カルバマゼピン・バルプロ酸）の使用から学び、統合失調症に多用し大きな効果があった。もちろん寛解過程論に結びつけての使用である。このことは、二九年間の基本戦略であった。

この一〇年余り、精神薬理学は大きく展開されている。とりわけ、S・M・STAHLの『精神薬理学エセンシャルズ第2・3版』は、臨床上極めて用いる価値がある。私は次のような感想を持っている。薬理学的に統合失調症治療にはドパミン経路だけでなくグルタミン酸経路を考慮すべきであり、さらに大風呂敷を広げることが許されるなら、それらを動物実験の結果ではあるが寛解過程に則して心理的経路と並行し考慮することが大切である。STAHLの説から受容体地図を作成してみると考え易いところがある。セロトニン系・ノルアドレナリン系・ドパミン系・グルタミン酸系・GABA神経・ヒスタミン神経等の受容体親和性を考慮しながら、症状の改善・副作用症状の出現を常に分析し、寛解過程論の指標と照らし合わせながら治療を行うことが好ましい。良い臨床経験を得ることができたと思っている。

全くエビデンスのない治療を二九年間行ってきたが、エビデンスをしっかりと身につけた多くの俊英の医師たちが、尾西病院を初期赴任地として派遣されて来た。数年の間に寛解過程論、精神薬理学的考察、精神病理的思考に基づく治療の結果を評価する人も多かった。

スタッフの中で、看護師・臨床心理士・精神保健福祉士・作業療法士・デイケア担当者は皆、寛解過程論に協力的であった。その結果、総合病院の精神科が次々と閉鎖された中で、採算性を含めて、平成二四年くらいまでは耐えることができたと思っている。

(向井　巧)

新版・あとがき

いったい、この本はどういう役目を担ったのだろう。学会に行くと、精神科医になった時に最初に読んだ本だと私に挨拶をする人が結構いたから、そういうお役に多少は立ったかもしれない。

連載以前、『分裂病の精神病理』シリーズ（東京大学出版会）で、統合失調症の「回復過程」を取り上げた。まるで本人が経験したかのように書いていると、当時は言われた。『からだの科学』の編集長だった清水長明さんはそれを読んで、声をかけてこられたのだと思う。私の書いた「寛解過程」というものは非常に新しいことだったらしい。京大のウィルス研究所にいたころから、病気の始まりとか回復というのはどういう順序を追っていくかという研究に興味があった。特に結核。私も軽いながら結核をやっているし、亡くなった親友が重症の結核だったから。やはり病気の過程――発病していく過程と、回復していく過程を具体的に知るということは、私の大きな関心事だった。

初めての雑誌連載で、みんなそういうことを書くだろうと思われていたので、ダムの話に持っていったのは、ちょっとはぐらかしたところがある。でもあの頃は精神病院に慢性の患者さんがいることが当たり前だと思われていたし、これを少しでも動かすことを考えるということで、ダムの話で始めてみた。ああいうことを病院に勤めていたときに感じたものだから。ダムというのは本来水が円滑に流れてしかるべきもので、ダムモデルで精神病院を考えるというのは、当時の精神科志望のドクターが（病院勤めを始めると、その現状に）みんなショックを受けるようなことだった。事実、私もショックを受けた。

回復過程に注目したのは、コンラートの影響からだろう。青木病院には、コンラートの原書（『分裂病のはじまり』）だけを読んで赴任した。要するこの本にはどういうふうに展開していくかということが書かれていた。

もう一つは生態学。シャラーという人の『ゴリラの季節』（早川書房、一九六六）。シャラーという人は初めてゴリラのいる森に入っていった時にゴリラは見えないのに視線をすごく感じたらしい。よく見たらゴリラの糞がそのへんに転がっている。やはりゴリラはいる。でもどうして出て来ないのだろうと考えた。それで森の一部になったらゴリラは出て来るだろうと考えて、何か森の中にぼーっと立っていたり、枝に腰掛けていたらしい。そして森の一部になれたかなと思った時にゴリラが出て来る。最後は壮大な夕陽をゴリラと並んで見たとか、ゴリラと背中合わせになって眠ったとか。もう一度読み返してみたら、そんな箇所はないかもしれないけれども。

私が東大分院神経科に入って何をしたかというと、患者さんと、仲間というわけではないけれど一日中病棟にいた。青木病院では病棟の中を走り回っていて、魚が水の中を泳いでいるような感じだった。少しはダムをかきまわすことができたかな。また東大分院時代の患者さんというのは、僕をあまり医者扱いしなかったような気がする。だから多少は森になっていたのかな、と思う。一緒に森を共にしているというか。

その後、精神病院ダムの沈殿率がどうなったか、くわしくは知らないけれど、ひとつは病棟のデザインに関心をずっと持ってきたので、ダムの形を変えようとか、ダムでなくするということを考えてきたように思う。それをなくそうという試みというのは、当時の、精神科の運動の人たち——病棟を占拠した人たちのテーマだったけれども、彼らはイエスかノーかの一元論的に考えていたような気がする。

精神医学の伝統から言うと、私も時々統合失調症の物神化という表現を使っているけれど、何か特別な、統合失調症こそ精神科が問題にすべき病気だという意識とはちょっと違うだろうと思っていた。だから、統合失調症を特に重大視するということはない。それは最初から精神科に入って精神科医になろうとした人とは少し違うかもしれない。

今から思えば、他のいろいろな病気が発病して回復して行くまでのコースというもの、私が考えるところの病理学のようなものの中に精神科の病気も入れるということがあった。そういう意味では統合失調症を普通の病気として見るという権利を認めたというか、そういうことがひとつあったと思う。それから生態学に注目していたということだろうか。

本というものにはみんなそれぞれ運命がある。この本は早く世に出たわけだが、早く出たことによって日本の精神科（医療）にいくらか作用した面があるとも思っている。

二〇一三年一二月二八日

神戸にて　中井久夫

滝川一廣（たきかわ　かずひろ）

1947年　名古屋市に生まれる
1975年　名古屋市立大学医学部卒
1981年　同大学神経精神科助手
　　　　名古屋市児童福祉センター、愛知教育大学、大正大学、学習院大学を経て、
現　在　あなはクリニック

中里　均（なかざと　ひとし）

1949年　東京に生まれる
1975年　名古屋市立大学医学部卒
1980年　同大学神経精神科助手
　　　　名古屋市精神衛生指導センター、豊橋市民病院を経て、
2005年　中里医院院長
2018年　逝　去

向井　巧（むかい　たくみ）

1948年　福井市に生まれる
1975年　名古屋市立大学医学部卒
1981年　同大学神経精神科助手
　　　　愛知県厚生農業組合連合会尾西病院を経て、
現　在　医療法人和合会好生館病院院長

中井久夫（なかい　ひさお）

1934年　奈良県に生まれ兵庫県（宝塚市，伊丹市）に育つ
1959年　京都大学医学部医学科卒
1960年　京都大学ウイルス研究所助手
1966年　東京大学病院分院神経科
1967年　東京都・青木病院
1971年　東京大学講師（分院神経科病棟医長）
1975年　名古屋市立大学医学部神経精神科助教授
1980年　神戸大学医学部精神神経科教授
1997年　甲南大学文学部教授
2004年　兵庫県こころのケアセンター長（2007年3月まで）
2013年　文化功労者
現　在　神戸大学名誉教授、甲南大学名誉教授

著　書　『天才の精神病理』（共著，1972，中央公論社）
『分裂病と人類』（1982，東京大学出版会．新版，2013）
『徴候・記憶・外傷』（2004，みすず書房）
『こんなとき私はどうしてきたか』（2007，医学書院）
『日本の医者』（2010，日本評論社）
『統合失調症の有為転変』（2013，みすず書房）
訳　書　サリヴァン『現代精神医学の概念』（共訳，1976，みすず書房）
エレンベルガー『無意識の発見』上，下（監訳，1980，弘文堂）
ハーマン『心的外傷と回復』（1996，みすず書房．増補版，1999）

NBS Nippyo Basic Series　日本評論社ベーシック・シリーズ＝NBS

［新版］精神科治療の覚書
（せいしんかちりょうのおぼえがき）

1982年4月20日第1版・第1刷
2011年9月30日第1版・第24刷
2014年3月21日新　版・第1刷
2020年5月30日新　版・第3刷

著　者――――中井久夫
発行所――――株式会社　日本評論社
〒170-8474　東京都豊島区南大塚3-12-4
電　話――――03-3987-8621（販売）-8598（編集）
振　替――――00100-3-16
印　刷――――精文堂印刷株式会社
製　本――――井上製本所
装　幀――――図工ファイブ

検印省略　©Hisao Nakai　ISBN 978-4-535-80651-1